国家卫生健康委员会“十三五”规划教材配套教材
全国高等学校配套教材
供本科应用心理学及相关专业用

心理治疗学习指导与习题集

第2版

主　审　胡佩诚
主　编　郭　丽
编　者（以姓氏笔画为序）

马　云（首都医科大学附属北京安定医院）
马希权（同济大学附属东方医院）
王　琳（哈尔滨医科大学）
孔令玲（滨州医学院）
冯　坤（清华大学玉泉医院）
朱　凯（北京理工大学）
刘兴来（齐齐哈尔医学院）
苏　英（北京大学医学部）
杜玉凤（首都医科大学附属北京安定医院）
李　英（吉林医药学院）
李占江（首都医科大学附属北京安定医院）
李献云（北京大学回龙观临床医学院）
张红静（山东大学齐鲁医学部）
赵旭东（同济大学医学院）
赵希武（哈尔滨医科大学大庆市第三医院）
赵静波（南方医科大学）
郝树伟（北京大学医学部）
胡远超（吉林大学）
胡佩诚（北京大学医学部）
高　玥（南京中医药大学心理学院）
郭　丽（中山大学）
黄慧兰（皖南医学院弋矶山医院）
梁　红（北京大学回龙观临床医学院）

人民卫生出版社

图书在版编目（CIP）数据

心理治疗学习指导与习题集 / 郭丽主编. -- 2版. -- 北京：人民卫生出版社，2018

全国高等学校应用心理学专业第三轮规划教材配套教材

ISBN 978-7-117-27749-5

Ⅰ. ①心… Ⅱ. ①郭… Ⅲ. ①精神疗法－高等学校－教学参考资料 Ⅳ. ①R749.055

中国版本图书馆CIP数据核字（2018）第255178号

心理治疗学习指导与习题集
第2版

主　　编：郭　丽
出版发行：人民卫生出版社（中继线 010-59780011）
地　　址：北京市朝阳区潘家园南里19号
邮　　编：100021
E - mail：pmph @ pmph.com
购书热线：010-59787592　010-59787584　010-65264830
印　　刷：保定市中画美凯印刷有限公司
经　　销：新华书店
开　　本：787×1092　1/16　　**印张：**15
字　　数：374千字
版　　次：2013年9月第1版　　2018年12月第2版
2018年12月第2版第1次印刷（总第2次印刷）
标准书号：ISBN 978-7-117-27749-5
定　　价：39.00元

前　言

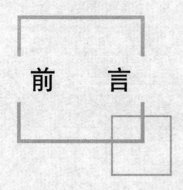

本书是全国高等学校本科应用心理学专业第三轮国家卫生健康委员会“十三五”规划教材《心理治疗》的配套用书。此次《心理治疗学习指导与习题集》第二轮修订是以2018年第3版《心理治疗》教材内容为前提，结合心理治疗医师资格考试大纲，致力我国本科应用心理学专业教育培养目标。本书适合本科应用心理学和临床心理治疗相关专业的学习指导，也是心理治疗师资格考试的辅导教材。

全书共二十章，每章配有学习指导、习题集和参考答案。每个单元的学习指导均以《心理治疗》中相应章节的目的与要求、主要内容与相关难点、注意点与疑点等形式呈现。目的要求高度概括该章节主要内容，明确列出本章需要掌握、熟悉和了解的内容，遵循第3版《心理治疗》教材各章节主要内容，根据各心理治疗流派的发展和应用研究，收录与原教材该章内容有关的难点和疑点。本教材习题集皆由选择题、名词解释、简答题和论述题四种型题组成。其中选择题涉及《心理治疗》教材的全部内容，侧重重要章节的内容，并以资格考试要求为依据设计型题。选择题包括A型题和B型题，并附有标准答案，部分难度较大的选择题提供了解析。名词解释包含原教材各章的主要名词或主要概念。简答题涉及各章的主要知识要点和基本应用知识的理解，该类题占总题量的15%。论述题围绕各章节的重要主题，加强学习者理解归纳和应用所学知识的综合分析以及解决问题的能力，以培养学生综合分析和整合运用心理治疗知识的能力。

《心理治疗学习指导与习题集》第二轮修订凝聚了2018年第3版《心理治疗》教材修编人员的辛勤工作和汗水，他们除参与本教材的修编工作之外，还承担了《心理治疗》教材各自章节的修改和新章节的编写任务。感谢第3版《心理治疗》主编，北京大学医学部胡佩诚教授予以该教材修编工作的具体指导，感谢张秀等中山大学心理治疗专业的研究人员对该教材每个章节内容艰辛而精细地校对。

郭　丽

2018年9月

目　录

第一章　绪　论

学 习 纲 要

【本章学习目的与要求】

目的：通过本章的学习，了解心理治疗的宏观情况，特别是从国内外的发展状况来了解心理治疗的发展趋势与可能的走向。从实际出发，了解心理治疗在我国实施的办法。把握全书的精神与实质性问题。

掌握：

1. 什么是心理治疗。
2. 心理治疗的性质。
3. 心理治疗与心理咨询的相同点与不同点。

熟悉：

1. 心理治疗基本的治愈机制。
2. 心理治疗体系从理论上如何划分。
3. 心理治疗原则。

了解：

1. 心理治疗的发展前景。
2. 心理治疗对治疗师的要求。
3. 心理疗法整合折中的现状与趋势。
4. 心理治疗病历的书写规范。

【本章主要内容】

第一节　心理治疗概述

什么是心理治疗；艾森克提出的心理治疗的 6 个标准；国外心理治疗的现状；心理治疗的发展前景；我国第一本医书的心理学观点；悟践心理疗法的代表学者。

第二节　心理治疗的性质与应用

心理治疗的性质；心理治疗与思想政治工作的相同点与不同点；心理治疗与心理咨询的相同点与不同点；心理学治疗或干预的医患互动方式；心理治疗共有的作用机制；影响患者接受治疗的可能性。

第三节 心理治疗的体系

从理解上如何分；从形式上如何分；从意识上如何分；从学派上如何分；从理论上如何分；从实施时间上如何分。

第四节 心理治疗的机制与原则

心理治疗基本的治愈机制；特殊的治愈机制；心理治疗关系的建立原则；心理治疗原则；心理治疗对治疗师的要求。

第五节 心理治疗发展趋势

心理疗法整合折中的现状；心理疗法形成折中发展趋势的原因；理论与技术方法的整合趋势。

第六节 心理治疗的病历书写

心理治疗病历书写的目的与要求；心理治疗病历的一般规范；在书写心理治疗病历中应注意的事项。

【难点与注意点】

1. 心理治疗的发展前景。
2. 心理治疗的性质。
3. 心理治疗的特殊治愈机制。
4. 心理治疗关系的建立原则。
5. 理论与技术方法的整合趋势。

习 题

一、单项选择题

【A1 型题】

1. 心理治疗关系建立的原则包括
   A. 时限性　B. 个别性　C. 持久性
   D. 回避性　E. 稳定性
2. “关键是帮助患者自己改变自己”，其所符合的心理治疗的性质是
   A. 实效性　B. 学习性　C. 稳定性
   D. 自主性　E. 持续性
3. 我国精神卫生法生效的时间为
   A. 2012 年 12 月　B. 2013 年 5 月　C. 2013 年 8 月
   D. 2013 年 10 月　E. 2013 年 12 月
4. 广义与狭义的心理治疗的区分角度是
   A. 理论　B. 学派　C. 意识
   D. 形式　E. 理解

5. 创立悟践心理疗法的代表学者为

A. 钟友彬　B. 陈学诗　C. 李心天
D. 伍正谊　E. 丁瓒

6. 心理治疗的原则包括

A. 有限原则　B. 中立原则　C. 稳定原则
D. 优先原则　E. 大众原则

7. 心理治疗师在提供心理治疗时，应建立的医患关系的原则包括

A. 正式性　B. 持久性　C. 开放性
D. 对等性　E. 互利性

8. 心理治疗的发展趋势为

A. 单一　B. 整合　C. 科学化
D. 信息化　E. 多样化

9. 20世纪60年代认知领悟疗法的代表学者为

A. 李心天　B. 龚耀先　C. 张厚灿
D. 许又新　E. 钟友彬

10. 讲述了心理治疗思想的第一本医书是

A.《易经》　B.《道德经》　C.《伤寒论》
D.《黄帝内经》　E.《金匮概要》

11. 心理治疗的原则**不包括**

A. 保密原则　B. 中立原则　C. 稳定原则
D. 真诚原则　E. 回避原则

12. 心理治疗师在治疗中应该遵循的原则**不包括**

A. 耐心原则　B. 中立原则　C. 稳定原则
D. 真诚原则　E. 回避原则

13. 心理治疗关系的建立原则**不包括**

A. 单向性　B. 时限性　C. 稳定性
D. 系统性　E. 正式性

【A2型题】

14. 某心理治疗师妹妹有了心理上的问题，妈妈要求该治疗师给其妹妹看病，但是该心理治疗师拒绝了，转给了另一位治疗师。因为他遵循的一个原则是

A. 保密原则　B. 中立原则　C. 整体原则
D. 真诚原则　E. 回避原则

15. 在商场中，某治疗师遇到他的一位患者与其朋友在一起，但是他故意不去首先打招呼，因为他想到的心理治疗中的一个重要原则是

A. 保密原则　B. 中立原则　C. 灵活原则
D. 真诚原则　E. 回避原则

16. 女性，55岁。来到心理治疗室，叙述其30年来的婚姻痛苦，不知该不该离婚。心理治疗师没有给出具体的答案，因为他遵循的一个重要原则是

A. 保密原则　B. 中立原则　C. 自愿原则
D. 真诚原则　E. 回避原则

17. 女性，30 多岁。刚刚因为车祸而失去了一个年轻有为的丈夫，痛不欲生。心理治疗师此时要遵循的心理治疗特点是

A. 实效性　　B. 学习性　　C. 自主性
D. 保密性　　E. 正式性

18. 某女性患者，家在偏远山区，患有神经症，听说北京某医院的心理科能解决该问题，一直筹划着进京治疗。在其见到该医院的心理治疗师后，病情有了较大的好转。这其中可能的原因是符合了心理治疗的基本治愈机制，该机制为

A. 安全　　B. 模仿　　C. 倾诉
D. 期待　　E. 调整

19. 某家长发现其 1 岁的孩子身上有一系列心理问题，随之到心理门诊来咨询。医生希望把孩子带来才好判断。但家长说带不来孩子，而希望医生到家里去咨询与治疗。心理医生给予拒绝。其原因是孩子的就诊要遵循我国《精神卫生法》中的原则，该原则是

A. 自愿原则　　B. 监督原则　　C. 独立原则
D. 强制原则　　E. 非自愿原则

20. 某女大学生来到心理门诊，谈及目前的烦恼是结交了三个男朋友，不知与谁继续交往下去更好。心理治疗师并未直接回答她的问题。因为他知道，心理治疗应遵循的原则是

A. 保密原则　　B. 中立原则　　C. 稳定原则
D. 真诚原则　　E. 回避原则

21. 某男青年近三个月来精神不振，时常迟到或早退，自己去寻求了心理治疗。该单位领导发现了该种情况，随之去该门诊了解该员工的就诊情况，而心理治疗师未告知该员工的病情。因为他遵循的心理治疗的原则是

A. 保密原则　　B. 中立原则　　C. 稳定原则
D. 真诚原则　　E. 回避原则

22. 某心理治疗师在假期遇到了一位老同学，该同学邀请她到他们单位为某员工做心理治疗，因为该员工上上下下的关系十分紧张。治疗师问及该员工能否自愿就诊？老同学认为根本不可能，随即该治疗师回绝了去治疗的请求。因为治疗师遵循的心理治疗的特点是

A. 实效　　B. 自主　　C. 学习
D. 强制　　E. 劝慰

【A3/A4 型题】

（23～25 题共用题干）

男性，28 岁。多年来，不敢与陌生人交谈，甚至眼神也不能相对。工作任务完成得不大理想，来到心理治疗室就诊。心理治疗师对其进行处理，首先进行了与其诊断相关的问诊，并做了心理测验。

23. 该心理治疗师最好首先选择的心理测验量表为

A. SDS　　B. EPQ　　C. SAS
D. 16PF　　E. TAT

24. 该心理治疗师考虑该患者的问题可能是

A. 抑郁症　　B. 紧张症　　C. 疑病症
D. 社交恐怖　　E. 精神分裂

25. 心理治疗师最好优先选取的治疗方法为
A. 精神分析 B. 完型疗法 C. 催眠疗法
D. 团体治疗 E. 系统脱敏

【B1 型题】

（26～29 题共用备选答案）
A. 精神分析 B. 行为治疗 C. 催眠治疗
D. 认知治疗 E. 人本治疗

26. 厌恶治疗属于
27. 梦的解析属于
28. 无条件积极关注属于
29. 纠正不合理信念属于

二、多项选择题

1. 心理治疗对心理治疗师的要求包括
A. 要有热心 B. 技术高超 C. 生活乐观
D. 智力超群 E. 善于观察
2. 心理治疗治愈的原理包括
A. 获得倾诉 B. 修复创伤 C. 纠正认知
D. 处理阻抗 E. 解决困难
3. 心理治疗的原则包括
A. 稳定原则 B. 中立原则 C. 保密原则
D. 真诚原则 E. 特殊原则
4. 心理治疗治愈的基本机制包括
A. 适当的疏泄 B. 对治疗的期望 C. 对治疗者的信任
D. 对治疗者的模仿 E. 认知的纠正
5. 心理治疗能够有较好发展前景的原因可能为
A. 社区保健的发展需要 B. 健康观念转变的需要
C. 脑科学的发展需要 D. 社会环境改善的需要
E. 人类文明发展的需要
6. 心理治疗与心理咨询的主要区别包括
A. 工作对象 B. 基本理论 C. 工作方式
D. 工作任务 E. 基本学派
7. 根据实施的时间，心理治疗包括
A. 长期 B. 短期 C. 限期
D. 无期 E. 中期
8. 心理治疗特殊的治愈机制包括
A. 治疗期望 B. 了解病情 C. 获得倾诉
D. 纠正认知 E. 治疗信任
9. 心理治疗的性质包括
A. 持久性 B. 稳定性 C. 自主性
D. 学习性 E. 实效性

三、名词解释

1. 心理治疗
2. 心理咨询
3. 中立原则
4. 保密原则
5. 回避原则
6. 真诚原则
7. 时限性
8. 自主性
9. 支持性心理治疗
10. 认知性心理治疗

四、简答题

1. 心理治疗发展的有利因素是什么？
2. 心理治疗的基本原则是什么？
3. 心理治疗的性质是什么？
4. 艾森克对于心理治疗的6点理解是什么？
5. 心理治疗整合趋势的原因是什么？
6. 国外心理治疗现状的特点有哪些？
7. 心理治疗基本的治愈机制有哪些？
8. 心理治疗特殊的治愈机制有哪些？
9. 心理学医患互动的方式有哪些？
10. 心理治疗病历书写中应注意些什么问题？

五、论述题

1. 心理治疗取得效果的原因是什么？
2. 心理咨询与心理治疗的区别与联系。

参 考 答 案

一、单项选择题

【A1 型题】

1. A　2. D　3. B　4. E　5. C　6. B　7. A　8. B　9. E　10. D
11. C　12. C　13. C

1. 解析：心理治疗在实施中，重要的是建立关系，而且建立关系的原则要认真把握。时限性的问题不能忽视。

【A2 型题】

14. E　15. A　16. B　17. C　18. D　19. D　20. B　21. A　22. B

14. 解析：心理治疗不能给亲戚、朋友、熟人看病，这是重要的原则。

15. 解析：心理治疗要注意保密，在公共场合，也要为患者保密。这是重要的原则。

20. 解析：心理治疗的原则非常重要，应该认真掌握。稳定性不是其原则。

22. 解析：自主性是心理治疗最重要的性质，应贯穿在心理治疗的相关问题中。

【A3/A4 型题】

23. C 24. D 25. C

【B1 型题】

26. B 27. A 28. E 29. D

二、多项选择题

1. ACE 2. ABCD 3. BCD 4. BCD 5. ABC 6. ACD 7. ABC 8. BCD 9. CDE

三、名词解释

1. 心理治疗：心理治疗又称精神治疗，是以一定的理论体系为指导，以良好的医患关系为桥梁，应用心理学的方法，影响或改变患者的感受、认识、情绪及行为，调整个体与环境之间的平衡，从而达到治疗目的。

2. 心理咨询：给来访者以心理上帮助的过程。

3. 中立原则：在心理治疗过程中，不能替患者做非原则问题上的任何选择，而应保持某种程度的“中立”。

4. 保密原则：医生不得将患者的具体材料公布于众，或让患者不希望知道的人知道该病情。

5. 回避原则：亲人与熟人均应在心理治疗中回避。

6. 真诚原则：医生对患者要有真心的关注。

7. 时限性：治疗关系要以目标达到为终结。

8. 自主性：心理治疗的关键是帮助患者自己改变自己。

9. 支持性心理治疗：运用治疗者与患者间建立的良好关系，积极地应用治疗者的权威、知识与关心来支持患者，使患者能发挥其潜在能力，处理问题，渡过心情上的危机，或避免精神崩溃的治疗。

10. 认知性心理治疗：凡是情绪或行为反应，均与其认知有连带关系，经过对认知上的纠正或更改，便可连带改善其情绪与行为的心理治疗。

四、简答题

1. 答题要点：健康与医学模式的转变、社区医疗的发展需要、脑科学的发展需要。

2. 答题要点：真诚原则、保密原则、耐心原则、中立原则、回避原则。

3. 答题要点：自主性、学习性、实效性。

4. 答题要点：①这是一种在两人或多个人之间的一种持续的人际关系；②其中参与者之一具有特殊的经验并受过专门训练；③其中的另一个或多个参与者是由于对自己的情绪或人际适应感到不满意才加入这种关系；④所应用的方法实际上是心理学的原则，包括解释、暗示以及说明等；⑤治疗的程序是根据心理障碍和一般理论以及某一患者的障碍的特殊起因而建立起来的；⑥治疗过程的目的就是改善患者的问题，他们也正是因为有问题才前来寻求帮助的。

5. 答题要点：①不同心理疗法各具疗效；②不同疗法各有治疗特色；③寻求影响治疗成效的共同因素；④现实社会的要求。

6. 答题要点：①从业人员多且规范；②机构设置多且合理；③专业化程度高且合作多。

7. 答题要点：①对治疗的期待；②对治疗者的信任；③可依赖的安全感；④希望的力量；⑤改善的动机；⑥向治疗者模仿。

8. 答题要点：①了解病情，获得诊断；②获得吐诉倾泄；③修复早期心理创伤；④纠正非功能性的“认知”；⑤处理心理上的“阻抗”；⑥促进“自我”功能的成熟；⑦善用“自我防御机制”；⑧新行为的训练与养成；⑨改善人际关系；⑩人生态度的改变。

9. 答题要点：①医学咨询；②医生谈话；③健康教育；④心理咨询；⑤专门心理治疗。

10. 答题要点：①心理治疗真实性与个人隐私保护；②心理治疗病历目的的不同要求；③心理治疗流派和治疗形式对记录内容的不同要求。

五、论述题

1. 答题要点：

基本治愈机制：对治疗的期待；对治疗者的信任；可依赖的安全感；希望的力量；改善的动机；对治疗者的模仿。

特殊治愈机制：了解病情，获得诊断；获得倾诉；修复早期心理创伤；纠正“非功能性”的认知；处理心理上的“阻抗”；促进自我功能的成熟；善用“自我防御机制”；新行为的训练养成；改善人际关系；人生态度的转变。

2. 答题要点

联系：对象均为人；过程难以区分；无本质差异。

区别：目标；内容；理论；方法；对象；工作方式；人员要求；效果评估；治疗时限。

（胡佩诚　郭　丽　赵旭东　李占江）

第二章　精神分析与心理动力学治疗

学习纲要

【本章学习目的与要求】

目的：掌握精神分析的基本理论、经典的精神分析治疗和心理动力学治疗的基本技术，能够从心理动力学的视角去理解个案，将心理动力学、客体关系及自体心理学理论应用于临床实践；充分认识精神分析治疗的历史及发展趋势。

掌握：

1. 精神分析的概念。
2. 弗洛伊德的精神分析学说。
3. 经典的精神分析治疗的基本技术。
4. 心理动力学治疗的概念及治疗模式。
5. 心理动力学治疗的过程。
6. 短程心理动力学治疗。

熟悉：

1. 科胡特的自体心理学理论。
2. 客体关系心理治疗的治疗过程。
3. 自体心理学治疗的技术和过程。
4. 精神分析和心理动力学治疗的区别和联系。

了解：

1. 荣格的分析性心理学理论。
2. 阿德勒的个体心理学理论。
3. 拉康理论。

【本章主要内容】

第一节　经典精神分析概述

1. 精神分析　亦称心理分析。它有两个方面的含义，一方面是指一种心理治疗的技术和方法，另一方面指的是有关潜意识的理论。

2. 1905年，弗洛伊德出版《性学三论》一书。1908年，第一次国际精神分析大会召开，会议决定出版精神分析年鉴；同年，弗洛伊德建立的“心理学星期三讨论会”改为“维也纳精神分析学会”。这些标志着精神分析学派的正式成立。

第二节　精神分析的基本理论

1. **驱力理论**　弗洛伊德认为，人的行为的基本动力都源于生物本能或性的驱力，他称之为“力比多”，后来又将“力比多”分为生本能与死本能。

2. **无意识理论**　指人们在清醒的意识下面还有一个潜在的心理活动在进行着，不为人们所意识到，却“暗中”在影响着人的外部行为。弗洛伊德又将意识结构作了划分，分为意识、前意识和潜意识三个层面。

3. **人格结构学说**　弗洛伊德认为一个人的心理分别由“本我”“自我”及“超我”三个部分组成。人格结构中这三个部分，以不同角色相互协调而发生作用，同时也可发生矛盾和冲突。

4. **力比多**　弗洛伊德认为个体性心理的发展主要是“力比多”(libido，性力)的投注和转移，需要经历口欲期、肛欲期、俄狄浦斯期、潜伏期和生殖期几个阶段。

5. **心理防御机制**　是一个人直接的、习惯性的心理保持机制，即当个体潜意识中本我的欲望与现实或超我之间出现矛盾造成心理冲突时，会出现焦虑反应。此时自我通过心理防御机制来控制本我的欲望和冲动，从而起到减轻焦虑的作用。

6. **心理防御机制的分类**　根据发展过程中出现的早晚可分为“精神病性”防御机制、幼稚的防御机制、神经症性防御机制、成熟的防御机制四大类。常见的心理防御机制有：潜抑、否认、反向形成、外射、内向投射、退行、转换、转移、补偿、合理化、幽默、升华等。

第三节　精神分析治疗的基本技术

1. **基本技术**　具体的技术手段主要包括：自由联想、移情和反移情的处理、阻抗的处理、梦的分析、解释、领悟和修通等。

2. **自由联想**　是让患者打消一切顾虑，想到什么就讲什么，最终目的是发掘患者压抑在潜意识内的致病情结或矛盾冲突，把它带到意识领域，使患者对此有所领悟，并重新建立起现实性的健康心理。

3. **移情**　指患者将过去的情感转移到治疗师身上，可分为正移情和负移情。反移情是指治疗师将自己过去的情感转移到患者身上，反映了治疗师潜意识中的问题，可分为正反移情和负反移情。

4. **阻抗**　是指患者心理内部(潜意识)对治疗过程的抗拒力，以防止治疗将痛苦在意识中重现。精神分析中，治疗师也需要对阻抗进行工作和处理，要向患者进行澄清和解释。

5. **梦的分析**　弗洛伊德认为“梦乃是做梦者潜意识冲突欲望的象征”，通过对梦的内容加以分析，以期发现患者潜意识中的冲突。

6. **精神分析治疗的过程**　精神分析治疗的过程可以分为三个阶段：开始阶段、治疗阶段和结束阶段。开始阶段为1～4次的诊断性会谈，并进行动力性的评估。治疗阶段是通过自由联想、移情和反移情的处理、阻抗的处理、梦的分析、解释、修通等手段使潜意识的冲突意识化；结束阶段即当患者在治疗过程中逐步达到了领悟、修通、“自我”得以成长后，进入治疗的结束阶段。

第四节　精神分析的发展

1. **荣格及分析性心理治疗**　荣格把人格的总体称为“心灵”，它有三个层次：意识、个体潜意识、集体潜意识。集体潜意识主要组成部分是原型。分析性心理治疗的过程可分为四个阶段：意识化治疗阶段、分析治疗阶段、社会意义教育治疗阶段和个性化治疗阶段。

2. **阿德勒及个体心理治疗** 个体心理学治疗注重个体的整体性以及对个体主观想法的了解。患者不被看作是有病的，需要治疗的，而被看作受到了挫折，需要用鼓励来改正错误的自我感知。治疗由四部分组成：建立关系、调查患者的生活方式、向患者做出解释及重建生活目标。

3. **自我心理学** 安娜·弗洛伊德强调"自我"的发展及"防御机制"的作用，初步提出"自我心理学"的理论，最终由哈特曼创建了自我心理学的理论体系。被认为是"自我心理学之父"。1939 年，哈特曼《自我心理学与适应问题》一书的出版，标志着自我心理学的建立。在哈特曼建立自我心理学体系后的数十年间，西方涌现了许多自我心理学家，如斯皮茨（A. Spitz）、马勒（S.Mahler）、雅可布森（Edith Jacobson）、艾里克森（Erikson）等。

4. **客体关系学派** 客体关系学派产生于英国，最初由克莱因（M.Klein）创立。20 世纪 60 年代，以科恩伯格为代表的美国客体关系心理学家对客体关系的发展作出了重要贡献。20 世纪 70 年代，客体关系学派与自我心理学派由对立走向了融合。代表人物有克莱因（M.Klein）、温尼科特（D.Winnicott）、马勒（M.Mahler）、科恩伯格（O.Kernberg）等。探讨的内容主要集中在四个方面，即客体、心理结构、内部世界、内化及外化的心理过程。

5. **自体心理学** 由科胡特（Heinz Kohut）和他的追随者建立。自体心理学理论来源于自我心理学与客体关系理论，关注的是自体的发展及自体客体转移关系。

6. **拉康理论** 起源于法国精神分析学家雅克·拉康（Jacques Lacan）的研究工作。拉康以结构主义哲学为哲学基础和方法论工具，对弗洛伊德的精神分析进行了语言学的解读和重建。

第五节 心理动力学治疗

1. **心理动力学治疗** 心理动力学的基本观点是假设无意识的心理活动可以影响有意识的思想、情感和行为；心理动力学治疗是指以心理动力学的观点为基础的心理治疗方法。

2. **心理动力学治疗的特点** 治疗的目的为改善症状及人际关系；治疗对象为神经症、有治疗动机和明确目的的人；不使用躺椅，在面对面的情境中进行；治疗的频度更灵活，每周 1～4 次皆可，但不少于每周 1 次，每次 50 分钟；治疗的长度是开放式的，可以是短程，也可以是长程，一般在 50～200 小时之间；较少选择自由联想，更多是治疗师通过询问、重述、对质和快速处理移情的手段等。

3. **心理动力学治疗作用原理** 使无意识有意识化；支持薄弱的自我功能；使心理和情绪的发展再现生机。

4. **心理动力学治疗的两种治疗模式** 表达性心理动力学心理治疗和支持性心理动力学心理治疗。

5. **心理动力学治疗与经典的精神分析治疗的区别** 在治疗对象、疗程、治疗频率、设置、操作模式、治疗目标和技术方面均有所不同。

6. **心理动力学治疗的过程** 包括评估阶段、开始治疗阶段、治疗阶段和结束阶段四个阶段。治疗阶段的主要工作是阻抗和防御的处理以及对移情和反移情进行工作。

7. **短程心理动力学治疗要点** 患者有一个焦点冲突；有能力从情感层面进行思考；有强烈的治疗动机；至少有一个有意义的关系；能够对治疗师尝试性的解释反应良好；疗程一

般应限制在10～20次访谈，通常是每周1次；心理动力学治疗的所有常见技术都可以用于短程心理动力学治疗。

【难点和注意点】

1. **精神分析的基本概念** "精神分析"有两个方面的含义，一方面是指一种心理治疗的技术和方法，即精神分析治疗；另一方面指的是有关潜意识的理论。

2. **驱力理论** 弗洛伊德认为，人的行为的基本动力都源于生物本能，或性的驱力，他称之为"力比多"，后来又将"力比多"分为生本能与死本能。

3. **无意识理论** 指人们在清醒的意识下面还有一个潜在的心理活动在进行着，不为人们所意识到，却"暗中"影响着人的外部行为。弗洛伊德又将意识结构作了划分，分为意识、前意识和潜意识三个层面。

4. **心理防御机制的概念** 是一个人直接的、习惯性的心理保持机制，即当个体潜意识中本我的欲望与现实或超我之间出现矛盾造成心理冲突时，会出现焦虑反应。此时自我通过心理防御机制来控制本我的欲望和冲动，从而起到减轻焦虑的作用。

5. **心理防御机制的分类** 根据发展过程中出现的早晚可分为"精神病性"防御机制、幼稚的防御机制、神经症性防御机制、成熟的防御机制四大类。

6. **荣格的分析性心理学理论** 包括人格结构理论、性格类型理论、情结理论和心理发展阶段理论。

7. **荣格的分析性心理治疗的过程** 可分为四个阶段：意识化治疗阶段、分析治疗阶段、社会意义教育治疗阶段和个性化治疗阶段。

8. **客体关系理论与传统的精神分析理论的区别** 关注的重点从本能内驱力转变到关系，对心理结构的性质和形成有不同的看法，从不同角度看待发展阶段，对心理冲突和治疗结果存在不同的观点。客体关系理论探讨的内容主要集中在四个方面，即客体、心理结构、内部世界、内化及外化的心理过程。

9. **自体心理学理论的几个关键概念** 自体：科胡特在他的自体心理学中所用的界定是广义的，即指一个人精神世界的核心；自体客体：是被自体体验为其自体的一部分，或为自体提供某些重要心理功能而被用于为自体服务的人或客体；自恋：科胡特认为自恋是一种借着以往的经验而产生的真正的自我价值感，是一种认为自己值得珍惜、保护的真实感觉；移情：自体心理学的移情包括三种移情：镜像移情、理想化移情、另我移情。

10. **弗洛伊德的精神病理学说** 包括精神因果决定律、创伤与挫折反应学说、病理心理的形成、各种精神病理观点等。

11. **投射性认同的概念** 是一个诱导他人以一种限定的方式来作出反应的人及行为模式。临床上常见的投射性认同有依赖型投射性认同、权力型投射性认同、迎合型投射性认同、情欲型投射性认同。

12. **投射性认同的识别与处理** 首先要判断投射性认同的产生。在客体关系中识别投射性认同的方法就是通过治疗师的反移情来实现。其次是理解投射性认同的发生过程并识别主要的投射性认同类型。不管是何种投射性认同，治疗师的任务都是将与投射性认同相关的元信息传递转为公开。接下来是面质患者的投射性认同，最后是向患者提供一个让其审视其投射性认同对他人影响的机会，使患者对自己与他人建立不当模式的原因有深入的认识，对早期客体关系如何影响这一模式有所了解。此外还涉及结束与分离的议题。

13. **自体心理治疗的技术** 包括共情、理解和解释等技术。自体心理治疗的核心技术是同理，或称之为共情。理解就是分析师以神入的态度设身处地地把握患者的心理状态和内心体验，并以各种形式同患者进行交流。在理解的基础上，分析师必须对患者的内心体验进行动力学解释和发生学解释。

14. **心理动力学治疗的两种模式** 表达性心理动力学治疗和支持性心理动力学治疗。

15. **心理动力学治疗与经典的精神分析治疗的区别** 在治疗对象、疗程、治疗频率、设置、操作模式、治疗目标和技术方面均有所不同。

习 题

一、单项选择题

【A1 型题】

1. 一般认为，精神分析诞生的标志是出版了下列著作中的
   A.《梦的解析》 B.《日常生活的心理分析》
   C.《精神分析引论》 D.《癔症研究》
   E.《自我和防御机制》
2. "阉割焦虑"和"阴茎嫉妒"出现的性心理发展阶段是
   A. 口欲期 B. 肛欲期 C. 俄狄浦斯期
   D. 潜伏期 E. 生殖期
3. 荣格的集体无意识理论中，最重要的原型是
   A. 人格面具 B. 阴影 C. 阿妮玛和阿妮姆斯
   D. 集体潜意识 E. 自身
4. 荣格最关注的时期是
   A. 童年时期 B. 青年时期 C. 中年时期
   D. 老年时期 E. 婴儿期
5. 在阿德勒个体心理学中，对人本主义观点产生重大影响的概念是
   A. 社会兴趣 B. 生活风格 C. 创造性自我
   D. 自卑情结 E. 自我实现
6. "自我心理学之父"是
   A. 安娜·弗洛伊德 B. 哈特曼 C. 雅可布森
   D. 艾里克森 E. 科胡特
7. 客体关系学派最初的创立者是
   A. 科恩伯格 B. 温尼科特 C. 马勒
   D. 科胡特 E. 克莱因
8. 自体心理的创始人是
   A. 科恩伯格 B. 雅可布森 C. 科胡特
   D. 艾里克森 E. 温尼科特
9. 弗洛伊德将内驱力指向特定客体这一现象叫作心理能量的
   A. 移情 B. 宣泄 C. 节制
   D. 修通 E. 投注

10. 心理防御机制中最基本的防御机制是
A. 潜抑 B. 投射 C. 合理化
D. 反向形成 E. 否认

11. 否认、歪曲、外射等心理防御机制属于
A. 自恋性防御机制 B. 不成熟防御机制 C. 神经症性防御机制
D. 成熟的防御机制 E. 潜意识的防御机制

12. 反向形成、合理化等心理防御机制属于
A. 自恋性防御机制 B. 不成熟防御机制 C. 神经症性防御机制
D. 成熟的防御机制 E. 错误的防御机制

13. 正接受精神分析治疗的患者，突然要求停止治疗，最有可能表明患者出现了
A. 移情 B. 宣泄 C. 阻抗
D. 压抑 E. 联想障碍

14. 由领悟导致行为、态度和结构改变的精神分析技术称为
A. 解释 B. 自由联想 C. 移情
D. 修通 E. 领悟

15. 精神分析治疗中，患者把治疗师当成怨恨等情感发泄的对象，这是
A. 反移情 B. 负移情 C. 正移情
D. 阻抗 E. 无理取闹

16. 精神分析治疗中，治疗师通过语言表达使患者潜意识中的事件意识化，此技术称之为
A. 倾听 B. 自由联想 C. 移情
D. 解释 E. 领悟

17. 客体关系心理治疗中，为了能够成功结束治疗，患者需要使自己从病态的客体关系中解脱出来，称之为
A. 解放 B. 反馈 C. 解释
D. 分离 E. 结束

18. 不属于修通工作的内容的是
A. 重复地解释 B. 重塑患者的个性
C. 打破情感与经验和记忆之间的隔离 D. 重建过去
E. 促进反应和行为的变化

19. 下列选项中，不属于客体关系心理治疗的治疗阶段的是
A. 允诺参与 B. 处理投射性认同 C. 评估
D. 面质 E. 结束

20. 下列选项中，不属于临床上常见的投射性认同的类型的是
A. 依赖型投射性认同 B. 权力型投射性认同
C. 迎合型投射性认同 D. 强迫型投射性认同
E. 情欲型投射性认同

21. 下列选项中，不属于心理动力学治疗特点的是
A. 治疗的目的在于改变人格
B. 治疗对象可以是神经症、有治疗动机和明确目的的人

C. 治疗的频度更灵活
D. 治疗的长度是开放式的，可以是短程，也可以是长程
E. 较少选择自由联想

22. 下列选项中，**不属于**心理动力学治疗特点的是
A. 治疗师利用询问、重述、对质和快速处理移情的手段
B. 治疗师的行为较灵活，其治疗导向的目的性明确
C. 治疗师中立态度不再是节制性的“无动于衷”
D. 分析治疗师的反移情可对治疗起帮助作用
E. 只可以采用短程治疗

23. 下列选项中，**不属于**支持性的心理动力学心理治疗技术的是
A. 宣泄疏导　B. 建议　C. 鼓励退行
D. 澄清　E. 解释

24. 短程心理动力学治疗要点**不包括**
A. 患者有能力从情感层面进行思考　B. 有强烈的治疗动机
C. 至少有一个有意义的关系　D. 通常需要排除神经症的患者
E. 能够对治疗师尝试性的解释反应良好

25. 下面关于短程心理动力学治疗的描述中，**错误**的是
A. 患者有一个焦点冲突
B. 一般应限制在40～50次访谈
C. 能够对治疗师尝试性的解释反应良好
D. 心理动力学治疗的所有常见技术都可以用于短程心理动力学治疗
E. 有强烈的治疗动机

【A3/A4型题】

（26～29题共用题干）

女性，28岁。因强迫洗手、害怕碰到垃圾七八年而就诊。经治疗师和患者双方协商后，采用心理动力学治疗方法。在第10～15次的治疗时段，患者经常提前到治疗室，慢慢对治疗师的衣着打扮很感兴趣，说治疗师长得像自己的妈妈，还经常带一些小礼物给治疗师。治疗师委婉地拒绝了患者的礼物。治疗的第20次，患者强迫洗手症状减轻，但以后每次治疗时患者都要迟到10～20分钟不等，甚至有一次没去进行心理治疗，患者自己解释是忘记了。

26. “患者今天早上到了后，对治疗师的衣着打扮感兴趣，说治疗师长得像自己的妈妈，带小礼物给治疗师”，这些在治疗过程中出现的现象说明患者对治疗师产生了
A. 反移情　B. 正移情　C. 负移情
D. 阻抗　E. 自由联想

27. 关于移情和反移情，下面观点**错误**的是
A. 移情是指患者将过去的情感转移到治疗师身上
B. 反移情指治疗师将过去的情感转移到患者身上
C. 在精神分析治疗过程中，移情是必然会发生的
D. 移情是治疗师了解患者潜意识的重要线索
E. 移情是在意识领域发生的

28. 患者经常迟到，说明有可能在治疗过程中患者出现了阻抗，阻抗产生的原因**不包括**

A. 患者安于现状，惧怕任何形式的变化

B. 不肯放弃那些形成疾病的幼稚冲动

C. 继发性获益

D. 移情阻抗

E. 自由联想

29. 当治疗过程中出现了阻抗，治疗师应该做的工作**不包括**

A. 治疗师已充分识别阻抗　B. 帮助患者能够充分体验阻抗

C. 探讨阻抗产生的原因　D. 阻抗不影响治疗，可以忽略

E. 向患者进行澄清和解释

【B1 型题】

（30～33 题共用备选答案）

A. 俄狄浦斯期　B. 口欲期　C. 生殖期

D. 潜伏期　E. 肛欲期

30. 弗洛伊德将 0～1 岁的婴儿期称为

31. 弗洛伊德将 2～4 岁的幼儿期称为

32. 弗洛伊德将 4～6 岁的儿童期称为

33. 弗洛伊德将 6～12 岁的儿童期称为

二、多项选择题

1. 属于神经症性防御机制的是

A. 压抑　B. 转移　C. 合理化

D. 升华　E. 妄想性投射

2. 属于潜意识活动的产品是

A. 口误　B. 力比多　C. 笔误

D. 梦　E. 本我

3. 自我心理学的代表人物有

A. 安娜·弗洛伊德　B. 哈特曼　C. 雅可布森

D. 艾里克森　E. 科胡特

4. 随着现代科学的发展，精神分析理论的演变主要包括

A. 经典的精神分析理论向客体关系和自体心理学方向发展

B. 彻底抛弃潜意识的研究

C. 将关注的重点从“本我”转向“自我”

D. 将幼儿期的发展论修正为“终身发展论”

E. 抛弃移情和反移情的概念

5. 下列说法中符合弗洛伊德关于“人格结构”的表述的是

A. 人格结构由意识、潜意识、前意识构成

B. “超我”遵循理想原则

C. “本我”遵循快乐原则

D. “自我”遵循现实原则

E. “超我”遵循道德原则

6. 下列选项中，人们“梦的工作”的形式是
A. 象征　B. 移置　C. 凝缩
D. 投射　E. 二次加工
7. 临床中常见的投射性认同有
A. 依赖性投射性认同　B. 权力性投射性认同　C. 迎合性投射性认同
D. 压抑性投射性认同　E. 情欲性投射性认同
8. 在客体关系心理治疗的结束阶段要完成的工作包括
A. 反馈　B. 解放　C. 允诺参与
D. 面质　E. 分离
9. 心理动力学治疗的评估包括
A. 一般的医学评估　B. 心理动力学倾听　C. 心理动力学评估
D. 阻抗和防御的处理　E. 对移情和反移情进行工作
10. 心理动力学治疗支持性模式的特点是
A. 不使用自由联想　B. 聚焦于意识层面外在事件
C. 不鼓励退行　D. 面对面，不使用躺椅
E. 每周固定4～5次，每次50分钟

三、名词解释

1. 精神分析
2. 自体
3. 自体客体
4. 投射性认同
5. 移情
6. 反移情
7. 无意识
8. 前意识
9. 潜意识
10. 本我
11. 自我
12. 超我
13. 心理防御机制
14. 潜抑
15. 阻抗

四、简答题

1. 弗洛伊德认为个体性心理的发展要经历哪几个阶段？
2. 根据在发展过程中出现的早晚，心理防御机制可分为几类？
3. 常见的心理防御机制有哪些？
4. 经典的精神分析技术有哪些？
5. 阻抗产生的主要原因有哪些？
6. 精神分析治疗的过程分为几个阶段？
7. 客体关系心理治疗的治疗过程有哪几个阶段？

8. 自体心理学治疗的过程分为哪几步？
9. 自体心理治疗的常用技术包括哪些？
10. 心理动力学治疗的重要特点有哪些？
11. 短程心理动力学的治疗要点是什么？

五、论述题

1. 试论述经典的精神分析治疗与心理动力学治疗的关系。
2. 试评价精神分析的贡献和局限性。

参考答案

一、单项选择题

【A1 型题】

1. D　2. C　3. E　4. C　5. C　6. B　7. E　8. C　9. E　10. A
11. A　12. C　13. C　14. D　15. B　16. D　17. A　18. B　19. C　20. D
21. A　22. E　23. C　24. D　25. B

【A3/A4 型题】

26. B　27. E　28. E　29. D

26. 解析：此题是基本概念题，考查学生对移情和反移情概念的理解。

正性移情是患者对治疗师产生的正性情感，如依赖、喜欢、爱恋等；负性移情是患者对治疗师产生的负性情感，如气愤、憎恨、攻击、不信任等。案例中患者开始对治疗师的情感是正性的情感，所以正移情（B）是正确答案，反移情（A）是治疗师对患者产生的情感，D 和 E 是干扰项。

【B1 型题】

30. B　31. E　32. A　33. D

二、多项选择题

1. ABC　2. ACD　3. ABCD　4. ACD　5. CDE　6. ABCDE　7. ABCE
8. ABE　9. ABC　10. ABCD

5. 解析：此题是基础知识理解题，考查学生对弗洛伊德"人格结构"学说的理解。意识、潜意识、前意识是意识的结构，不属于"人格结构"，人格结构由"本我""自我"及"超我"三个部分组成，所以 A 是错误的。"本我"遵循快乐原则（C），"自我"遵循现实原则（D），"超我"遵循道德原则（E），所以 A 也是错误的，只有 CDE 正确。

三、名词解释

1. 精神分析：亦称心理分析。它有两个方面的含义，一方面是指一种心理治疗的技术和方法，另一方面指的是有关潜意识的理论。

2. 自体：科胡特对自体的界定有狭义及广义之分，狭义的自体传统意义上对自体的界定，是指一个特定的心灵或人格结构。科胡特在他的自体心理学中所用的界定是广义的，即指一个人精神世界的核心。

3. 自体客体：是被自体体验为其自体的一部分，或为自体提供某些重要心理功能而被用于为自体服务的人或客体。"自体客体"一词只有当和体验中的人有关联时才具意义。

4. 投射性认同：是一个诱导他人以一种限定的方式来作出反应的人及行为模式。它源于一个人的内部关系模式，即当事人早年与重要抚养人之间的互动模式，这种模式的内化成为自体的一部分，并将之置于现实的人际关系的领域中。

5. 移情：移情是指患者将过去的情感转移到医生身上，在对现实进行反映时总是不可避免地夹杂有过去的经验和情感。一般可分为正性移情和负性移情两种。

6. 反移情：是指治疗师将自己过去的情感转移到患者身上，反映了治疗师潜意识中的问题。

7. 无意识：又称“潜意识”。人们在清醒的意识下面还有一个潜在的心理活动在进行着，不为人们所意识到，却“暗中”在影响着人的外部行为。也可理解为人们对自己内在心理动力（动机、欲望和压抑等）的无意识。

8. 前意识：处在意识下面，平时并不为人所知，但集中注意或加以提醒可进入意识。

9. 潜意识：处在意识的最深层，被压抑着，平时很难觉察到，但通过分析可被揭示出来。主要是那些与性和攻击性有关的内容，当被觉察到时会引起难堪和焦虑，所以常常被意识所排斥，但也常常在不经意中流露出来。

10. 本我：又称原我，是与生俱来的、具有生物的基本属性。本我充满原始的活力和本能，遵循趋利避害原则，或“快乐原则”，即追求个体的舒适、逃避痛苦并维持生存及繁殖。

11. 自我：在人格结构中代表理性和审慎，是自己可意识到的执行思考、感觉、判断或记忆的部分。

12. 超我：是理想的“自我”，代表一个人的良知、良心，是心灵的道德知觉和我们的理想抱负。超我是人格中的监控机构，遵循“道德原则”，是道德的坚定维护者。

13. 心理防御机制：是一个人直接的、习惯性的心理保持机制，即当个体潜意识中本我的欲望与现实或超我之间出现矛盾造成心理冲突时，会出现焦虑反应。此时自我通过心理防御机制来控制本我的欲望和冲动，从而起到减轻焦虑的作用。

14. 潜抑：潜抑是指把不能被意识接受的念头、感情和冲动不知不觉抑制到潜意识中去的一种心理防御作用，它是各种心理防御机制中最基本的方法。

15. 阻抗：是指患者心理内部（潜意识）对治疗过程的抗拒力，以防止治疗将痛苦在意识中重现。

四、简答题

1. 答题要点：弗洛伊德认为个体性心理的发展要经历以下几个阶段：口欲期、肛欲期、性蕾（俄狄浦斯）期、潜伏期、生殖期。

2. 答题要点：根据在发展过程中出现的早晚，心理防御机制可分为“精神病性”防御机制、幼稚的防御机制、神经症性防御机制、成熟的防御机制四大类。

3. 答题要点：常见的心理防御机制有潜抑、否认、反向形成、外射、内向投射、退行、转换、转移、补偿、合理化、幽默、升华等。

4. 答题要点：经典的精神分析技术有：自由联想、移情和反移情的处理、阻抗的识别和处理、梦的分析等。

5. 答题要点：阻抗产生的主要原因有①患者安于现状，惧怕任何形式的变化；②害怕引起良心上的谴责；③不肯放弃那些形成疾病的幼稚冲动，往往见于色情的或怨恨的移情；④潜意识的冲突以行为和语言的方式表现出来，并由此产生愉快的感觉，如各种瘾、癖、性变态等；⑤继发性获益；⑥移情阻抗。

6. 答题要点：精神分析治疗的过程可以分为开始阶段、治疗阶段和结束阶段三个阶段。

开始阶段为1～4次的诊断性会谈，并进行动力性的评估。治疗阶段是通过自由联想、移情和反移情的处理、阻抗的处理、梦的分析、解释、修通等手段使潜意识的冲突意识化；结束阶段即当患者在治疗过程中逐步达到了领悟、修通、“自我”得以成长后，进入治疗的结束阶段。

7. 答题要点：客体关系心理治疗的治疗过程可分为四个阶段。第一阶段是允诺参与阶段，通过建立治疗关系和建立治疗联结，来使患者积极参与到治疗中。第二阶段是处理投射性认同阶段。第三阶段为面质患者的投射性认同。第四阶段为结束阶段。

8. 答题要点：自体心理学治疗的过程：第一步是分析当新的自体客体移情出现时，所遇到的防御和阻抗。第二步是展开各种自体客体移情并修通它们。第三步是在更成熟的成人层次上，在自体和自体客体之间建立一种共情性的谐调。

9. 答题要点：自体心理治疗的常用技术包括共情、理解和解释等。自体心理治疗的核心技术是同理，或称之为共情。理解就是分析师以神入的态度设身处地地把握患者的心理状态和内心体验，并以各种形式同患者进行交流。在理解的基础上，分析师必须对患者的内心体验进行动力学解释和发生学解释。

10. 答题要点：心理动力学治疗的重要特点有：治疗的目的为改善症状及人际关系；治疗对象为神经症、有治疗动机和明确目的的人；不使用躺椅，在面对面的情境中进行；治疗的频度更灵活；治疗的长度是开放式的，可以是短程，也可以是长程，较少选择自由联想。

11. 答题要点：短程心理动力学的治疗要点：患者有一个焦点冲突；有能力从情感层面进行思考；有强烈的治疗动机；至少有一个有意义的关系；能够对治疗师尝试性的解释反应良好；疗程一般应限制在10～20次访谈，通常是每周1次；心理动力学治疗的所有常见技术都可以用于短程心理动力学治疗。

五、论述题

1. 答题要点：

经典的精神分析治疗与心理动力学治疗的联系：移情、反移情和潜意识是所有精神分析性治疗的特点。心理动力学治疗保留了经典的精神分析治疗中对潜意识的处理，对移情和反移情和阻抗的处理。

经典的精神分析治疗与心理动力学治疗的区别：

（1）经典的精神分析治疗的目的在于改变患者的人格；心理动力学治疗的目的不在改变人格，而是将重点放在对人格的冲突 / 结构的了解上，达到改善症状、改善社会范畴的交互模式及现实的人际关系的目的。

（2）经典的精神分析治疗对象为神经症和轻度病理性人格的患者；心理动力学治疗对象为神经症、有治疗动机和明确目的的人。

（3）经典的精神分析治疗需要患者躺在躺椅上进行；心理动力学治疗不使用躺椅，是在面对面的情境中进行。

（4）经典的精神分析治疗为长程治疗，一般3年以上，每周固定4～5次，每次50分钟；心理动力学治疗的频度更灵活，每周1～4次皆可，但不少于每周1次，每次50分钟。治疗的长度是开放式的，可以是短程，也可以是长程，一般在50～200小时之间。

（5）经典的精神分析治疗的技术有自由联想、移情和反移情、阻抗的处理、梦的解析等；心理动力学治疗设置有“自由的空间”，自由联想、行为、愿望及幻想、梦及其他内容均可成为话题。但一般较少选择自由联想，而更多是治疗师通过询问、重述、对质和快速处理移情的手段。

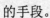

（6）经典的精神分析治疗聚焦于早年的经历对当前的影响，鼓励退行。心理动力学治疗的治疗师的行为较灵活，其治疗导向的目的性明确；对生活事件的回顾与现实结合；只鼓励有限的退行或不鼓励退行。

（7）经典的精神分析治疗提倡“节制”和“中立”，心理动力学治疗的治疗师的态度不再是节制性的“无动于衷”，分析治疗师的反移情可对治疗起帮助作用。

2. 答题要点：

（1）经典的精神分析的贡献：弗洛伊德经典的精神分析开辟了无意识的研究领域，开辟了新的心理学学科领域—动力性心理学，首创了治疗精神疾病的一种心理治疗方法—精神分析疗法。荣格的分析性心理学扩展了人格研究的领域。其集体潜意识理论，为探索人类意识的起源提供了理论依据。在他的人格类型理论基础上发展而来的人格类型问卷至今仍在教育、管理等领域发挥着重要作用。阿德勒的个体心理学是当代许多心理学的思想来源。他注重社会因素和个体的主观选择性和创造性，对精神分析社会文化学派、自我心理学以及人本主义思想都产生了重大影响。

（2）经典的精神分析局限性：弗洛伊德的精神分析理论具有非理性主义倾向，具有生物化倾向，研究对象与研究方法缺乏科学性。

精神分析治疗的局限性在于它的疗效并不很肯定，疗程太长，花费太大。而荣格分析性心理学则充满了神秘主义色彩，且缺乏严密的逻辑体系和科学依据；阿德勒的理论基调仍有非理性的倾向，许多理论缺乏明确的操作性定义，可行性不强，缺乏系统性。

（3）客体关系和自体心理学的贡献：客体关系和自体心理学促使精神分析运动由驱力模式向关系模式发展；促进精神分析运动向儿童精神分析的发展；推动了心理治疗技术的发展。

（4）客体关系和自体心理学的局限性：客体关系和自体心理学中的许多概念不够确切，不具备操作性定义；治疗心理疾病的种类和形式比较单一；理论建构的推测缺少有力的证据。

（黄慧兰　杜玉凤）

第三章　人本心理治疗

学习纲要

【本章学习目的与要求】

目的：通过本章的学习，了解以人为中心疗法的发展历史、应用现状，了解以人为中心疗法的基本理论，掌握其治疗目标及常用技巧，从而全面地了解以人为中心疗法。

掌握：

1. 人格改变的必要及充分条件。
2. 以人为中心疗法的治疗目标。
3. 非指导性的治疗方式与建立有疗效的治疗关系。
4. 以人为中心疗法的会谈技巧中的具体化、对峙技术。

熟悉：

1. 以人为中心疗法的人性观及自我理论。
2. 心理失调的原因，以人为中心疗法的基本假设。
3. 以人为中心疗法的治疗过程。
4. 以人为中心疗法的其他会谈技巧。
5. 会心小组治疗的组成以及治疗过程。

了解：

1. 以人为中心疗法的发展历史及现状。
2. 以人为中心疗法的理论特色。
3. 以人为中心疗法的理论批评与局限。
4. 以人为中心疗法的适应证。
5. 会心小组治疗的基本原理。

【本章主要内容】

第一节　概　　述

人本心理治疗：人本心理治疗是以“人本主义”哲学思想为基础的一系列心理治疗方法的统称，其中包括以人为中心疗法、经验性心理疗法、格式塔疗法和存在主义疗法等。

第二节　以人为中心疗法的历史

1. **以人为中心疗法的发展历史**　以人为中心疗法的形成与发展可分为四个阶段：第一阶段，实践经历阶段；第二阶段，非指导性的运用阶段；第三阶段，以当事人为中心阶段；第四阶段，以人为中心阶段。

2. **以人为中心疗法现状**。

第三节　基 本 理 论

1. **人性观**　人的主观性，人的实现倾向，人性其他看法，人性观的核心。

2. **以人为中心的基本特点**　第一，在整个治疗中，关注的重点是人而不是问题；第二，把治疗看成一个转变过程，在整个治疗中，患者是一个学习的过程；第三，非指令性技巧，在整个治疗中，并不给予“权威性”的指导。

3. **以人为中心的基本原理**　基本假设；治疗目标。

4. **以人为中心的自我理论**　有机体的评价过程；自我概念的早期发展；价值条件化。

5. **心理失调的原因**　自我概念是人心理失调状况产生的关键。

6. **具有治疗功能的关系**　治疗关系的特点、作用、建立前提、核心。

7. **以人为中心的理论特色**　强调研究、重视治疗关系、对多元文化下的心理治疗贡献。

第四节　基 本 技 术

1. **治疗过程**　预备阶段；探讨阶段；行动阶段；跟进阶段。

2. **常用技术**　非指导性的治疗方式、建立有疗效的治疗关系、会谈技巧等。

3. **会心小组治疗**　会心小组概念、基本原理、会心小组组成、进行过程。

4. **适应证**　原则上适应所有的人，无论是正常人，或是心理有障碍的个别治疗和集体治疗。广泛应用在康复预防等其他领域，如慢性病自我管理、亲子沟通、人际关系培训以及国际关系研究等。特别适合在危机干预的初始阶段和多元化环境下的应用。人本心理治疗的临床适应问题包括：焦虑、酗酒、身心问题、恐怖症、人际关系问题、情绪困扰、癌症及人格分裂等。

5. **以人为中心的批评和局限**　对其研究与理论的批评、多元文化治疗中的限制。

【难点与注意点】

1. 以人为中心疗法的基本假设。
2. 以人为中心疗法的治疗目标。
3. 以人为中心疗法中非指导性的治疗方式。
4. 以人为中心疗法中建立有效治疗关系的技能。
5. 以人为中心疗法的常规会谈的基本特点。

习　　题

一、单项选择题

【A1 型题】

1. 以人为中心疗法中咨询师的角色是

A. 老师　B. 伙伴　C. 同事
D. 家人　E. 医生

2. 以人为中心疗法中，主导治疗过程的是
A. 当事人　B. 治疗师　C. 旁人
D. 了解当事人的朋友　E. 了解当事人的家人

3. 以人为中心疗法的心理咨询和治疗的最高目标是
A. 恢复人的本性　B. 解决症状　C. 改变对经验的态度
D. 去伪存真　E. 改变本性

4. 以人为中心疗法的理论观点解释心理失调的关键在于
A. 人格冲突　B. 不合理认知　C. 个人对经验的态度
D. 不适宜行为　E. 性格不好

5. 以人为中心疗法强调治疗的重点是
A. 创设一个环境　B. 改变认知　C. 改变人格
D. 习得新的行为　E. 解决当下问题

6. 以人为中心疗法是现象学趋向，认为个体是生活在
A. 客观现实中　B. 主观现实世界中　C. 自身经验中
D. 他人的期望中　E. 咨询师的期望中

7. 以人为中心疗法的治疗目标是
A. 帮助患者成为自主性的人　B. 帮助患者将潜意识意识化
C. 帮助患者改变错误的行为模式　D. 协助患者自我探索和自我成长
E. 帮助来访者有创作自由、策略自由

8. 罗杰斯认为理解心理失调的关键是
A. 人性观　B. 世界观　C. 自我概念
D. 潜意识与意识　E. 行为模式

9. 以人为中心疗法认为治疗成功的关键是
A. 治疗师渊博的心理知识
B. 治疗师娴熟的心理治疗技术
C. 治疗师为当事人提供一种良好的人际关系
D. 患者具有相应的心理学知识
E. 患者具有强烈的求助愿望

10. 真诚是指治疗师在心理治疗过程中
A. 按照例行程序公事公办　B. 没有防御式伪装
C. 把自己藏在专业角色后面　D. 以“职业的我”出现
E. 完全自我暴露

11. 卡科贺夫认为整个治疗关系中最重要的成分，被视为促进和支持当事人进行自我探索的核心是
A. 正确的共情　B. 尊重　C. 真诚
D. 无条件积极关注　E. 非指导性技术

12. 积极关注是指
A. 治疗师完全无视患者消极的方面

B. 治疗师盲目乐观
C. 治疗师在自己价值观的基础上有选择地支持患者的某些观点
D. 治疗师无条件支持患者所有的观点与看法
E. 治疗师有选择地突出患者言语及行动中的积极方面

13. 情感反应的目的是
A. 核查治疗师对患者的理解是否准确
B. 对患者叙述中的含义作进一步的澄清
C. 将患者的情感和意图进行整合地表达
D. 使患者清楚地感受到治疗师在关心自己，倾听着自己的叙述
E. 为了制止患者对自己做过的事情进行自责

14. 罗杰斯以人为中心疗法中使用的解释是指
A. 通过简洁而清晰的方式复述出患者想表达但没说出来的意思
B. 根据收集到的资料所做出的推断
C. 治疗师协助患者清楚准确地表述他们的观点以及他们所用的概念、所体验的情感或所经历的事情
D. 治疗师指出患者身上存在的矛盾
E. 治疗师暴露自己的个人经验以增强患者的自信心

15. 使用对峙技术的目的是
A. 协助求助者清楚准确地表述他们的观点
B. 促使患者正视自己的问题
C. 增强患者的自信心
D. 指出求助者身上存在的矛盾，促进患者的探索
E. 消除患者的疑虑

16. 以人为中心疗法的人性观<u>**不包括**</u>
A. 每个人都有其对现实的独特的主观认识
B. 人具有自我实现的倾向
C. 人们的内心是反对那种只能以单一的方式看待真实世界的观点
D. 人有侵犯冲动和多种复杂的心理冲突
E. 人的一切活动由潜意识决定

17. 以人为中心疗法的治疗过程<u>**不包括**</u>
A. 预备阶段　　B. 探讨阶段　　C. 诊断阶段
D. 行动阶段　　E. 跟进阶段

18. 探讨阶段关注的内容<u>**不包括**</u>
A. 患者的人际关系如何
B. 患者希望达到的目标是什么
C. 患者最大的资源力量是什么
D. 目前的心理治疗能否达到预期的目的
E. 患者对自己的看法

19. 罗杰斯认为人格改变的必要及充分条件<u>**不包括**</u>
A. 治疗师和患者有心理上的接触

B. 治疗师对患者提供无条件的尊重，或真正的关怀

C. 治疗师的共情与无条件的尊重，在与患者沟通中应达到让对方能感受到的最低标准

D. 治疗师具有高明的治疗技巧

E. 治疗师对患者的内在参考架构有共情的了解经验，并尽量将这种经验告知当事人

20. 建立良好治疗关系的作用不包括

A. 能有效地促进患者更加清楚地认识自己、了解自己、肯定自己

B. 使患者有机会发挥自己的潜能，有效地面对困扰和处理问题

C. 为患者提供了成长的机会

D. 使患者出现重大积极的人格改变

E. 使患者毫不隐瞒地将自己的经历告诉给治疗师

21. 以人为中心疗法的基本特点不包括

A. 关注重点是患者遇到的问题

B. 关注的重点是患者本人而不是问题

C. 把治疗看成一个转变过程

D. 整个治疗是患者的一个学习过程

E. 在整个治疗中，并不给予“权威性”的指导

22. 非指导性技术的会谈技巧不包括

A. 以某种方式确认患者表达自己当下所反映出的情感与态度

B. 指出对话的主题，但让患者自行发挥

C. 列出证据，说服患者采纳行动的建议

D. 以某种方式确认患者表达自己当下所反映出的情感与态度

E. 根据患者的情况确定会谈情境

23. 建立治疗关系的技巧不包括

A. 正确的共情　　B. 尊重　　C. 无条件积极关注

D. 真诚　　E. 营造相互适应的氛围

24. 关于正确的共情，说法错误的是

A. 共情是以人为中心疗法的关键点

B. 共情是指治疗师从自身参照标准理解患者的感受

C. 共情不等同于了解也不等同于同情

D. 共情具有不同水平类型，有初级的共情和高级准确的共情

E. 要达到正确的共情，治疗师要首先放下自己主观的参照标准，设身处地从当事人的参考标准来看事物和感受事物

25. 应该使用具体化技术的情况不包括

A. 患者用一些含糊笼统的概念陈述自己的问题时

B. 患者把对个别事情的意见上升为一般性的结论时

C. 患者出现理想与现实不一致、言行不一致、前言后语不一致时

D. 患者可能在某一概念的内涵和外延上与治疗师的理解不同时

E. 患者出现以偏概全的思维方式时

【A3/A4 型题】

（26～28 题共用题干）

咨询师：我把我们刚刚谈的内容做个整理，看看我对你的了解是否正确。你的问题似乎跟考试压力有关，而考试压力似乎跟你的记忆力差、理解力差有关，例如要考试时，要你死背教材，要你提高理解力，都会造成你的压力。

求助者：说真的，我花了一年的时间上课、念书，却没学到什么东西，也没有吸收到什么。就这样，上完课，然后考试，考完试后就忘光光。即使平常没有考试的时候，我还是会看完后就忘了。所以我常常在想，为什么我要念书，答案就是为了那张文凭。

咨询师：为了文凭，让你念得好辛苦。

求助者：对。那要怎么办？

咨询师：这个问题似乎让你好苦恼。

求助者：是。我不知道该怎么办。

咨询师：你是说，如何提高你的记忆力与理解力？

求助者：对！如果没有考试的话，我会上课上得很快乐，不过忘得也很快，因为我根本不喜欢用脑。

咨询师：你根本不喜欢用脑？

求助者：对啊！要我记东西或记事情，都会让我觉得好累。

咨询师：要你记东西或事情，会让你觉得好辛苦。这样听起来，你的问题似乎跟你不想用脑的心态比较有关。

求助者：我不知道，我真的不知道。

26. 咨询师：“我把我们刚刚谈的内容做个整理，看看我对你的了解是否正确。你的问题似乎跟考试压力有关，而考试压力似乎跟你的记忆力差、理解力差有关，例如要考试时，要你死背教材，要提高理解力，都会造成你的压力。”属于

A. 复述技术　　B. 解释技术　　C. 对峙技术
D. 理解核查技术　　E. 具体化技术

27. 咨询师：“这个问题似乎让你好苦恼。”属于

A. 复述技术　　B. 解释技术　　C. 情感反应技术
D. 理解核查技术　　E. 表示理解技术

28. 咨询师：“你是说，如何提高你的记忆力与理解力？”属于

A. 复述技术　　B. 解释技术　　C. 情感反应技术
D. 理解核查技术　　E. 具体化技术

【B1 型题】

（29～30 题共用备选答案）

A. 精神分析　　B. 行为治疗　　C. 催眠治疗
D. 认知治疗　　E. 人本心理治疗

29. 解释的目的是分析过去的经验与现在心理问题之间的关系的是

30. 解释的目的是为了进一步了解患者内心世界的是

二、多项选择题

1. 人本主义治疗的特点包括

A. 以患者为中心　　B. 将治疗看成一个转变过程

C. 非指令性治疗的技巧
D. 强调早期经历的重要性
E. 重视患者出现的问题

2. 罗杰斯认为良好的治疗关系应该是
A. 追求平等
B. 重视患者主观经验
C. 相信患者自我实现的潜力
D. 患者主导治疗过程
E. 治疗师主导治疗过程

3. 自我概念主要是指患者如何看待自己，是对自己总体的知觉和认识，是自我知觉和自我评价的统一体。包括
A. 对自己身份的界定
B. 对自我能力的认识
C. 对自己的人际关系的认识
D. 自己与环境关系的认识
E. 对自己早年经历的认识

4. 无条件的尊重是心理咨询者对患者的态度，也是心理治疗的前提。其中尊重的内涵包括
A. 尊重患者是独特的个体
B. 尊重患者的个体价值
C. 尊重患者是为了帮助他们改变那些不适应的行为，一切为了患者的利益，开启患者的内部资源
D. 尊重患者的自我决定
E. 对患者整体的接纳，包括他(或)她的长处和短处

5. 以人为中心疗法的主要治疗关系特点包括
A. 真诚交流
B. 领悟
C. 无条件积极关注
D. 共情
E. 具体化

6. 个体的经验与自我观念之间存在着四种情况，它们包括
A. 符合个体的需要，被个体准确地知觉到，被纳入到自我概念之中
B. 由于经验和自我感觉不一致而被忽略
C. 个体的经验与自我观念相一致
D. 经验和体验被歪曲或被否认，用于解决自我概念和体验间的矛盾
E. 个体对其真实的经验或体验予以否认或根本就不去接收这种信息

7. 治疗关系建立的前提包括
A. 接触
B. 敏感
C. 统整
D. 平等
E. 尊重

8. 以人为中心治疗常用的技术有
A. 消除疑虑
B. 复述
C. 解释
D. 共情
E. 对峙

9. 罗杰斯使用的复述方式有
A. 复述原话
B. 整合患者的言语，复述其意思
C. 采用第一人称复述
D. 突出患者特定感情的复述
E. 加重或夸大患者的原话复述

10. 自我暴露的内容包括
A. 治疗师自己在治疗工作中遇到的问题

B. 治疗师自身相似的经历

C. 治疗师自己的个人经验

D. 治疗师的感情状态

E. 治疗师本身的私人生活

三、名词解释

1. 无条件积极关注（close attention）
2. 正确的共情（empathy）
3. 解释（interpreting）
4. 真诚（genuine）
5. 尊重（respect）
6. 具体化技术
7. 对峙技术
8. 自我概念（self-concept）
9. 复述（restating）

四、简答题

1. 人格改变的必要及充分条件有哪些？
2. 人本主义治疗的基本假设及目标是什么？
3. 人本主义治疗的特点有哪些？
4. 个体生活中的经验或体验可能会产生的结果有哪几种？
5. 治疗关系建立的前提及核心是什么？
6. 以人为中心治疗的治疗过程包括哪些？
7. 非指导性治疗常用的会谈技巧顺序是什么？
8. 建立有疗效的治疗关系技术有哪些？
9. 治疗师要做到真正的尊重，要注意哪几方面的问题？
10. 以人为中心治疗的常用技巧中，用以澄清问题、促进患者正视自己问题的技巧有哪些？

五、论述题

1. 什么是共情，共情包含哪些内容？
2. 在人本主义治疗中，建立有效治疗关系对治疗师的要求有哪些？

参考答案

一、单项选择题

【A1 型题】

1. B	2. A	3. C	4. C	5. B	6. C	7. D	8. C	9. C	10. B
11. A	12. E	13. A	14. B	15. D	16. E	17. C	18. D	19. D	20. E
21. A	22. C	23. E	24. B	25. C					

3、7. 解析：除去社会化过程中形成的防卫面具，从虚假的背后显现出来的应该是一个不断实现的人，他对自己有较实际的看法和积极的评价，自我信任和较有自主能力，性格较健康，人具有统合性，能够对自己和本身的感受以及对他人较为接纳，善于

评估内在资源，对经验采取开放的态度，能克服压力，易克服挫败，行为上表现较成熟，具社会化，适应能力强，乐于继续成长。鼓励发挥这些特质，就是以人为中心疗法的目标。

9. 解析：治疗成功的关键是为当事人提供一种良好的人际关系。

11. 解析：共情是以人为中心疗法的关键点。根据卡科贺夫(Carkhuff)的理论，共情是整个治疗关系中最重要的成分，被视为促进和支持当事人进行自我探索的核心。

12. 解析：治疗师在积极关注上易犯的错误是：盲目乐观；大事化小，小事化无；强调当事人消极的方面。

【A3/A4 型题】

26. A 27. C 28. E

【B1 型题】

29. A 30. E

29、30 解析：精神分析的解释大多基于弗洛伊德的人格理论，目的是分析过去的经验与现在心理问题之间的关系；而罗杰斯进行解释的目的是为了进一步了解患者的内心世界，而不是为了去"释放"内部能量。

二、多项选择题

1. ABC 2. ABCD 3. ABCD 4. ABCE 5. ACDE 6. ABDE 7. ABC
8. ABCDE 9. ABCDE 10. ABC

三、名词解释

1. 无条件积极关注(close attention)：是注意强调患者的长处，即有选择地突出患者言语及行动中的积极方面，利用其自身的积极因素。

2. 正确的共情(empathy)：是一种能深入主观世界了解其感受的能力，包括初级的共情和高级准确的共情。

3. 解释(interpreting)：是根据收集到的资料所做出的推断，目的是为了进一步了解患者的内心世界。

4. 真诚(genuine)：是指真诚与真实，或治疗师自身的和谐一致，即治疗师表里如一、真实可靠地以真正的自己投入咨询关系当中。

5. 尊重(respect)：在以人为中心治疗中强调治疗者无条件的尊重是指对患者整体的接纳，包括他(或)她的长处和短处。

6. 具体化技术：是指治疗师协助求助者清楚准确地表述他们的观点以及他们所用的概念、所体验的情感或所经历的事情。

7. 对峙技术：又称质疑、对质、面质、对抗等，指治疗师指出求助者身上存在的矛盾，促进患者的探索。

8. 自我概念(self-concept)：是一个人对他(或)她自己的知觉和认识，并不总是与一个人自己的体验或机体的真实的自我相同。

9. 复述(restating)：是"回应""准确反应"或"共情"用于在临床治疗中的反应技术之一，通过把患者所说的话"复述"一遍的做法，准确反映出患者的情感、想法和话语中想表达的意思。

四、简答题

1. 答题要点：两人有心理上的接触；第一个人，即当事人，表现出表里如一；第二个人，即治疗者，在治疗关系中始终是一位表里如一或整合的人；治疗者对当事人提供无条件的尊重，或真正的关怀；治疗者对当事人的内在参考架构有共情的了解经验，并尽量将这种经验告知当事人；治疗者共情的了解与无条件的尊重，在与当事人的沟通中应达到让对方能感受到的最低标准。

2. 答题要点：基本假设："如果我能提供某种特定形式的关系，以及其他人发现自己有能力去运用这种关系以促进成长及改变，则个人的发展就随之而发生。"

目标在于帮助个人更为独立与整合。它注重于人本身，而不是长久呈现的问题。罗杰斯认为，治疗目的不仅在解决问题，而是协助患者成长，这样他们就更能克服目前和将来所面对的问题。

3. 答题要点：首先，在整个治疗中，关注的重点是人而不是问题；其次，把治疗看成一个转变过程，在整个治疗中，患者是一个学习的过程；第三，采用非指令性技巧，在整个治疗中，并不给予"权威性"的指导。

4. 答题要点：①这些经验或体验被忽视了；②这些经验或体验可以被个体准确地知觉到，并且由于它与个体的需要相符或由于它可强化自我概念，而被结合进自我概念之中。③这些经验或体验可能被歪曲，用以解决自我概念和经验、体验之间的矛盾；④个体可能对其真实的经验或体验予以否认或根本就不去接收这种信息。

5. 答题要点：①接触；②敏感；③统整；④平等；⑤接纳。

6. 答题要点：①预备阶段；②探讨阶段；③行动阶段；④跟进阶段。

7. 答题要点：①以某种方式确认患者表达自己当下所反映出的情感与态度；②确认或说明患者的行为举止所反映的情感与态度；③指出对话的主题，但让患者自行发挥；④确认患者谈话的主题；⑤提出非常特定的问题；⑥讨论、说明或提供与问题或治疗相关的信息；⑦根据患者的情况确定会谈情境。

8. 答题要点：①真诚；②正确的共情；③无条件积极关注；④尊重。

9. 答题要点：①无条件尊重；②非占有式关怀；③视接纳为先决条件；④温暖的态度；⑤关注聆听与回应；⑥不一定非要观点一致。

10. 答题要点：①复述；②正视问题；③直接提问；④接受更正；⑤具体化；⑥对峙。

五、论述题

1. 答题要点：

(1) 共情的概念：正确的共情是一种能深入主观世界了解其感受的能力。共情是能体验他人的内心世界，就好像那是自身的内心世界一样的那种能力。治疗师准确的共情需要具备两种能力，一是准确地感受患者的内心世界，二是能向患者表达你对他的理解。

(2) 初级的共情是站在治疗师自身的参照系统的一种体验与感受；而高级准确的共情则需要治疗师从患者内心的参照体系出发，设身处地地体验患者的内心世界，能以言语准确地表达对患者内心体验的理解，并引导患者对其感受作进一步的思考。

(3) 高级准确的共情是指能准确地了解当事人的体验和感受，协助当事人进行自我表达、自我探索和自我了解，促进咨询关系的深入发展。

2. 答题要点

(1) 对于治疗关系的整体要求：以人为中心强调治疗者的态度、个人特质、治疗关系的性质是治疗过程中首要决定因素。在治疗关系中，治疗者需要具备三种个人特质或态度来建立治疗关系的中心，即真诚或一致性、无条件的积极关注和正确的共情。

（2）真诚或一致性。

（3）无条件积极关注。

（4）正确的共情。

（5）尊重。

（郭 丽 张 秀）

第四章　行为治疗

学习纲要

【本章学习目的与要求】

目的：作为一种传统的心理治疗方法，行为疗法是在行为主义心理学理论基础上发展起来的心理治疗技术，是当代心理治疗中影响较大的派别之一。行为治疗以实践性著称，因其技术方法规范且易于操作，已广泛地应用于临床心理治疗和心理咨询。通过对治疗方法的学习，能够掌握并应用一些简单的治疗方法。

掌握：

1. 行为治疗的概念。
2. 行为治疗的主要程序。
3. 行为功能分析。
4. 行为治疗的基本技术，如放松训练、系统脱敏疗法等。

熟悉：

1. 行为治疗的基本理论。
2. 行为治疗的基本原则。
3. 行为治疗的特点及相关问题。

了解：

1. 行为治疗的重要代表人物和相关事件。
2. 行为治疗的产生和发展。
3. 行为治疗的优势与局限。

【本章主要内容】

第一节　行为治疗的历史与概述

1. **行为(behavior)**　个体在主客观因素的影响下产生的外部活动。

2. **行为治疗(behavior therapy)**　是指以行为学习理论为指导，按一定的治疗程序，消除或纠正个体的不良行为，建立新的适应行为的一种心理治疗方法。

3. 人类行为的5个特点，以及行为治疗的5个人性观。

4. **行为治疗的特点**　①研究集中于人的行为；②以行为学原理为基础；③强调当前环境事件；④由日常生活的人们去实施；⑤治疗程序可以精确描述；⑥强调行为改变的测

量；⑦强调自我管理技能；⑧治疗程序具有弹性；⑨不重视问题原因；⑩不对潜在动因进行假设。

5. **行为治疗的基本原则**　①要有适当的进度；②要有适当的赏罚；③训练的目标要恰当；④培训足够的动机。

6. **行为治疗的应用领域**　发育障碍；儿童管理；教育和特殊教育；精神疾病；康复治疗；社会行为；临床心理学；其他。

7. **行为治疗的相关问题**　短程与长程；伦理问题；跨文化问题。

8. 行为治疗的产生和发展，重要事件和重要人物，其中代表人物有华生、巴普洛夫、斯金纳、班杜拉等。

第二节　行为治疗的基本理论

1. 经典条件反射的建立及消退规律。
2. 经典条件反射的影响因素。
3. 操作性条件反射的概念。
4. 操作性条件反射与经典条件反射的区别。
5. 社会学习理论是一种观察学习（模仿学习），包括这几个过程：注意过程；保持过程；运动再现过程；动机确立过程。

第三节　行为治疗的特点与原则

1. 行为治疗的六大特点。
2. 行为治疗的基本原则。

第四节　行为治疗的基本技术

1. **行为功能分析**　指在行为治疗前对环境中和行为者本身的影响或控制问题行为的因素做一系统分析。可分为以下几个方面来进行：①对问题行为的刺激影响因素分析。刺激因素可分为条件性和非条件性，外部和内部，潜在刺激因素。②对问题行为的反应的分析，包括反应内容、反应类型和确定靶行为。③对问题行为的后果分析，即问题行为可能对患者带来哪些影响。

2. **行为的观测和记录**　①记录的准备工作；②选择记录方法：连续记录，成果记录，间隔记录，时间样本记录；③选择记录工具；④观察反应与观察者信度。

3. **常用技术**　放松训练。

主要用于患者：系统脱敏疗法；冲击疗法；厌恶疗法；生物反馈疗法。

日常生活中纠正正常人：自我管理；自信训练；模仿与角色扮演；行为技能训练。

4. **系统脱敏疗法的基本思想：**一个可引起微弱焦虑的刺激，由于在处于全身松弛状态下的患者面前暴露，因而逐渐失去了引起焦虑的作用，即肌肉松弛具有对抗焦虑的作用。主要用于恐怖症。系统脱敏疗法分三个步骤：放松训练、焦虑等级评定、系统脱敏。

5. **自信训练一般有以下几个步骤**　一般了解阶段；情景分析阶段；寻找适当行为阶段；实际练习阶段；迁移巩固阶段。

6. **自我管理步骤**　选择目标；监测靶行为；改变情境因素；获取有效结果；巩固收获。

7. **自我控制无效的真正原因在于行为的即时后效与延迟后效之间的矛盾**

（1）轻微的即时强化与严重的延迟惩罚相对立；
（2）轻微的即时强化与更重的延迟强化相对立；
（3）即时惩罚与延迟强化相对立；
（4）轻微的即时惩罚与更严厉的延迟惩罚相对立。

8. **冲击疗法** 是让患者持续暴露在现实的或想象的能够唤起强烈焦虑刺激情景中的治疗方法，适用于恐怖症、焦虑症、强迫症、创伤后应激障碍等。使用前有必要的体检、签字协议等准备。

9. **厌恶疗法** 是一种通过强烈的惩罚产生的不快压倒不良行为产生的快感的疗法。该法主要用于治疗成瘾性行为。刺激和行为要衔接恰当。

10. **生物反馈技术** 是利用生理指标的反馈信息使患者做到放松的一种技术。

【难点和注意点】

1. 行为功能分析。
2. 行为治疗的各种技术，其应用步骤和适应证。
3. 靶行为的评估。
4. 行为治疗以操作、实践、强化为主。
5. 冲击疗法采用消退性抑制，不宜随便应用，应选择合适对象。
6. 系统脱敏疗法采用交互抑制原理。
7. 生物反馈疗法的禁忌证。

习 题

一、单项选择题

【A1 型题】

1. 个体在主客观因素的影响下产生的外部活动被称为
   A. 感觉　B. 知觉　C. 意识
   D. 行为　E. 注意
2. 行为治疗的目的是
   A. 纠正不适应的认知模式　B. 改变不适应的行为模式
   C. 重现童年期的心理冲突　D. 发挥个人的潜能
   E. 解决情绪冲突
3. 社会学习理论认为人类任何行为都是
   A. 遗传的　B. 可以习得　C. 不可以习得
   D. 可以消退　E. 变化的
4. 建立和发展行为治疗的基础是
   A. 心理实验　B. 心理测量　C. 心理评估
   D. 心理统计　E. 心理治疗
5. 孩子哭闹而妈妈立刻给孩子买糖吃，这对孩子的行为可以产生
   A. 正强化　B. 负强化　C. 消退
   D. 泛化　E. 经典条件反射

6. 放松训练可以使机体唤醒水平发生下列变化中的

A. 降低　B. 提高　C. 增强
D. 延缓　E. 稳定

7. 在逐级实施系统脱敏训练时，每次放松后的焦虑分数必须低于一定分数，才能进行下一级的训练，该分数是

A. 15　B. 20　C. 25
D. 30　E. 35

8. 又被称作满灌疗法或暴露疗法的行为治疗方法是

A. 冲击疗法　B. 放松疗法　C. 系统脱敏疗法
D. 生物反馈疗法　E. 厌恶疗法

9. 使用冲击疗法之前首先要考虑患者的

A. 经济状况　B. 文化程度　C. 性别
D. 年龄　E. 身体健康状况

10. 厌恶疗法是一种治疗师通过给患者施加一定程度的措施产生的不快来消除其带来快感的不良行为的治疗方法，这种措施通常是

A. 正强化　B. 负强化　C. 奖励
D. 惩罚　E. 鼓励

11. 与生物反馈疗法原理相关的行为学习理论是

A. 经典条件反射　B. 操作条件反射　C. 内脏操作条件反射
D. 示范作用　E. 潜意识理论

12. 自我管理治疗模式中，占主导地位的是

A. 治疗师　B. 患者　C. 家属
D. 朋友　E. 治疗师和患者

13. 行为技能训练的步骤有示范、指导、演练和

A. 反射　B. 强化　C. 反馈
D. 延缓　E. 消退

14. 声明己见训练，属于行为治疗方法中的

A. 松弛训练　B. 冲击训练　C. 厌恶疗法
D. 自信训练　E. 生物反馈疗法

15. 生物反馈疗法的禁忌证是

A. 心因性精神障碍　B. 儿童多动症　C. 原发性高血压
D. 残疾人的功能恢复　E. 有自伤、自杀观念的求助者

16. 在某种行为发生后给予减弱某种行为倾向的刺激被称为

A. 奖励　B. 惩罚　C. 消退
D. 强化　E. 恢复

17. 下面治疗方法中，不属于行为疗法的是

A. 系统脱敏法　B. 厌恶疗法　C. 合理情绪疗法
D. 参与示范法　E. 冲击疗法

18. 在行为治疗的程序中，不包括的是

A. 问题行为的评估　B. 治疗方案的制订　C. 探讨童年心理创伤

D. 治疗方案的实施　E. 治疗效果的评估

19. 下列关于系统脱敏疗法的步骤中，不正确的是

A. 可先进行放松训练　B. 列出等级脱敏表

C. 循序渐进逐层脱敏　D. 在放松状态下想象脱敏

E. 暴露于强烈的焦虑环境中

20. 下列对冲击疗法的表述不正确的是

A. 可以治疗恐怖症、强迫症和焦虑症

B. 要选定刺激物

C. 给焦虑做等级评定

D. 应在其他治疗方法都失败之后才可使用

E. 让患者持续暴露在引起焦虑的环境中

21. 系统脱敏疗法建构焦虑等级时，不正确的做法是

A. 患者说出引起焦虑的事件或情境

B. 患者将引起焦虑的事件或情境排序

C. 患者给引起焦虑的事件或情境打分

D. 治疗师给事件或情境指定焦虑分数

E. 让患者依据自己的实际感受打分

22. 下列步骤不属于自我管理行为模型的是

A. 选择目标　B. 监测靶行为　C. 获取有效结果

D. 自我奖励　E. 巩固收获

23. 下列步骤不属于行为技能训练的是

A. 示范　B. 指导　C. 演习

D. 反馈　E. 强化

【A3/A4 型题】

（24～25 题共用题干）

放松训练又名松弛训练，是指按一定的练习程序，学习有意识地控制或调节自身的心理生理活动，以降低机体唤醒水平，调整那些因紧张刺激而紊乱了的功能。

24. 下面对于渐进性放松训练表述不正确的是

A. 可以采用坐位或卧位进行

B. 练习时间从 20 分钟到几分钟均可

C. 训练开始之前先对患者焦虑水平进行评价

D. 无禁忌证，老少皆宜

E. 通过肌肉反复松 - 紧练习促使大脑皮质唤醒水平下降

25. 自主训练有六种标准程式，其中不包括

A. 温暖感　B. 沉重感

C. 成就感　D. 心脏慢而又规律的跳动

E. 额部清凉舒适感

【B1 型题】

（26～30 题共用备选答案）

A. 经典条件反射　B. 操作性条件反射　C. 惩罚

D. 奖励　　E. 强化

26. 因为成绩好被老师表扬属于
27. 望梅止渴属于
28. 因为迟到被罚站属于
29. 妈妈说考得好就去吃麦当劳属于
30. 小白鼠学会踩横杆获取食物属于

二、多项选择题

1. 下列对行为治疗的人性观表述正确的是
A. 人的行为是可塑的　　B. 人的行为具有规律性
C. 人是环境和遗传决定的有机体　　D. 人的行为是通过学习获得的
E. 人既是生产者，也是环境的产物
2. 行为治疗的理论来源于
A. 经典条件反射理论　　B. 认知失调理论　　C. 操作性条件反射理论
D. 社会学习理论　　E. 环境适应理论
3. 下列关于系统脱敏法的基本原则表述不正确的是
A. 可用于治疗患者的恐惧和焦虑
B. 可以改变患者头脑中的不良认知
C. 让患者用放松取代焦虑
D. 给患者布置一定作业以巩固疗效
E. 促进患者的个体成长和自我实现
4. 冲击疗法终止治疗的条件包括
A. 患者出现回避行为　　B. 患者出现晕厥现象
C. 患者提出终止治疗　　D. 患者极度紧张无法忍受
E. 患者已经精疲力竭
5. 适宜对儿童使用的行为治疗方法有
A. 冲击疗法　　B. 系统脱敏法　　C. 生物反馈法
D. 模仿和角色扮演法　　E. 厌恶疗法
6. 马丁和皮尔指出自我控制无效的真正原因在于行为的即时后效与延迟后效之间的矛盾，包括
A. 轻微的即时强化与严重的延迟惩罚相对立
B. 即时惩罚与延迟强化相对立
C. 轻微的即时惩罚与轻微的延迟惩罚对立
D. 轻微的即时强化与更重的延迟强化相对立
E. 轻微的即时惩罚与更严厉的延迟惩罚相对立
7. 下列关于模仿法的表述不正确的有
A. 由治疗师帮助确定所需的正确反应
B. 由患者确定其模仿的榜样
C. 治疗过程可由患者在家属、同伴的陪伴下独立完成
D. 模仿能够减少或消除不良行为
E. 对儿童也可以使用模仿法进行治疗

8. 行为技能训练法治疗步骤包括

A. 示范　　B. 反馈　　C. 演习

D. 强化　　E. 指导

9. 下列患者中，可以使用生物反馈疗法的是

A. 有自伤、自杀观念的患者　　B. 有睡眠障碍的患者

C. 急性期精神病患者　　D. 有紧张、焦虑、恐惧的神经症患者

E. 训练过程中产生不良反应的患者

10. 厌恶疗法常用的厌恶刺激包括

A. 电刺激　　B. 限制舒服行为的发生　　C. 想象刺激

D. 治疗师的训诫　　E. 药物刺激

三、名词解释

1. 行为
2. 经典条件反射
3. 操作性条件反射
4. 靶行为
5. 放松训练
6. 系统脱敏疗法
7. 冲击疗法
8. 厌恶疗法
9. 生物反馈法
10. 自信训练
11. 模仿
12. 角色扮演
13. 行为技能训练
14. 示范
15. 反馈

四、简答题

1. 人类行为的主要特征有哪些？
2. 行为治疗的人性观有哪些？
3. 行为治疗的基本原则有哪些？
4. 行为治疗的程序有哪些？
5. 系统脱敏疗法的基本步骤有哪些？
6. 生物反馈疗法的适应证有哪些？
7. 生物反馈疗法的禁忌证有哪些？
8. 自我管理行为模型的基本步骤是什么？
9. 自信训练的一般步骤有哪些？
10. 示范应遵循的原则有哪些？
11. 治疗师给予反馈时应注意的方面有哪些？
12. 米尔腾伯格尔提出的行为矫正的特点有哪些？

五、论述题

1. 行为疗法的基础理论有哪些?

2. 简要评价行为疗法的优缺点。

参考答案

一、单项选择题

【A1型题】

1. D 2. B 3. B 4. A 5. A 6. A 7. B 8. A 9. E 10. D
11. C 12. B 13. C 14. D 15. E 16. B 17. C 18. C 19. E 20. C
21. D 22. D 23. E

17. 解析:行为治疗方法包括系统脱敏疗法、厌恶疗法、冲击疗法等,合理情绪疗法属于认知疗法。

21. 解析:焦虑等级的划分由患者自身来完成,而非治疗师。

【A3/A4型题】

24. C 25. C

【B1型题】

26. D 27. A 28. C 29. E 30. B

二、多项选择题

1. ABCDE 2. ACD 3. BDE 4. BE 5. BCDE 6. ABDE 7. BC
8. ABCE 9. BD 10. ABCDE

4. 解析:此题考查学生对冲击疗法的掌握程度。冲击疗法的终止条件有:患者出现晕厥现象;患者已经精疲力竭。

三、名词解释

1. 行为:个体在主客观因素的影响下产生的外部活动,即个体任何可观察到的或可测量到的动作、反应及活动,包括个体外部的动作和内在的心理活动。

2. 经典条件反射:以无条件反射为基础而形成的,一个中性刺激通过与无条件刺激配对,最后能引起原来只有无条件刺激才能引起的反应。

3. 操作性条件反射:有机体做出一个特定的行为反应,这个行为反应导致环境发生某种变化,即发生了一个由有机体引起的事件。

4. 靶行为:在整个治疗过程中或各个治疗阶段中需要加以改变的患者的具体的问题行为。

5. 放松训练:又名松弛训练,是按一定的练习程序,学习有意识地控制或调节自身的心理生理活动,以降低机体唤醒水平,调整那些因紧张刺激而紊乱了的功能。

6. 系统脱敏疗法:一个可引起微弱焦虑的刺激,由于在处于全身松弛状态下的患者面前暴露,因而逐渐失去了引起焦虑的作用,即肌肉松弛具有对抗焦虑的作用。

7. 冲击疗法:又称为满灌疗法或暴露疗法,是让患者持续暴露在现实的或想象的能够唤起强烈焦虑刺激情景中的治疗方法。

8. 厌恶疗法:是一种治疗师通过给患者施加一定程度的惩罚产生的不快来消除其带来快感的不良行为的治疗方法。

9. 生物反馈法：是通过现代电子仪器，将个体在通常情况下不能觉察到的内脏器官生理功能予以描记，并转换为数据、图形或声、光等反馈信号，使个体根据反馈信号的变化了解并学习调节自己体内不随意的内脏功能及其他躯体功能，达到防治疾病的目的。

10. 自信训练：也称为决断训练、肯定训练，或声明己见训练。自信训练是运用人际关系的情景，帮助患者正确地和适当地与他人交往，表达自己的情绪、情感。

11. 模仿：理论基础源于班杜拉的观察学习理论。模仿实际上包括两个方面，一方面是榜样示范，另一方面是模仿练习。

12. 角色扮演：即实际去扮演自己所希望发生的行为，经过实际的扮演与练习而形成新的行为。

13. 行为技能训练：指在训练过程中结合使用，示范、指导、演习和反馈，帮助个体熟悉有用的行为技能。

14. 示范：指训练者向学习者示范正确的行为。

15. 反馈：指训练者对学习者正确的行为进行表扬，对不正确行为进行进一步的指导。

四、简答题

1. 答题要点：人类行为的主要特征有：①行为就是人们所说的和所做的；②行为具有一种以上的测量尺度；③行为可以被观察和记录；④行为对外界环境产生影响；⑤行为是受自然规律支配的。

2. 答题要点：行为治疗的人性观有：①人是被环境和遗传决定的反应或有机体；②人既是生产者，也是环境的产物；③人的行为是有规律的；④人的行为具有可塑性；⑤人的行为是通过学习获得的。

3. 答题要点：行为治疗的基本原则有：①要有适当的进度；②要有适当的赏罚；③训练的目标要恰当；④培训足够的动机。

4. 答题要点：行为治疗的程序有：①问题行为的评估；②治疗方案的制订与实施；③治疗效果评估。

5. 答题要点：系统脱敏疗法的基本步骤有：①放松训练；②焦虑等级评定；③系统脱敏。

6. 答题要点：生物反馈疗法的适应证有：①各种睡眠障碍；②各种伴紧张、焦虑、恐惧的神经症，心因性精神障碍；③心身疾病：如原发性高血压、支气管哮喘、经前期紧张症、紧张性头痛、书写痉挛、神经系统疾病所致运动功能障碍等；④儿童多动症、考前焦虑、人际紧张等心理问题；⑤残疾人的功能恢复。

7. 答题要点：生物反馈疗法的禁忌证有：①各类急性期精神病患者；②严重智力缺陷者；③有自杀、自杀观念，冲动、毁物、兴奋不合作者；④训练过程中出现头晕、头疼、恶心、血压升高、幻觉、妄想等症状者；⑤被动求治，不配合者。

8. 答题要点：自我管理行为模型的基本步骤：①选择目标；②检测靶行为；③改变情境因素；④获取有效结果；⑤巩固收获。

9. 答题要点：自信训练的一般步骤有：①一般了解阶段；②情景分析阶段；③寻找适当行为阶段；④实际练习阶段；⑤迁移巩固阶段。

10. 答题要点：示范应遵循的原则有：①应示范出一个成功的结果；②示范者应和观察者地位相似或具有较高的地位；③示范经历的复杂程度要和学习者的精神发育水平或能力相当；④学习者必须集中注意力；⑤示范行为要在适当的情景下发生；⑥应尽可能多地重复

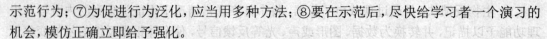

示范行为；⑦为促进行为泛化，应当用多种方法；⑧要在示范后，尽快给学习者一个演习的机会，模仿正确立即给予强化。

11. 答题要点：治疗师给予反馈时应注意的方面有：①应在行为演习完成后立即给予反馈；②反馈时应当对行为某些方面表扬；③表扬应当是描述性的；④进行更正性反馈时，不要用否定的方式；⑤一次只对一方面进行更正性反馈。

12. 答题要点：米尔腾伯格尔提出的行为矫正的特点有：①研究集中于人的行为；②以行为学原理为基础；③强调当前环境事件；④由日常生活的人们去实施；⑤治疗程序可以精确描述；⑥强调行为改变的测量；⑦强调自我管理技能；⑧治疗程序具有弹性；⑨不重视问题原因；⑩不对潜在动因进行假设。

五、论述题

1. 答题要点：

行为疗法的基础理论有：①经典条件反射学说；代表人物：巴甫洛夫。强调条件化刺激和反应的联系及其后继反应规律，解释行为的建立、改变和消退。②操作性条件反射学说；代表人物：斯金纳。阐明“奖励性”或“惩罚性”操作条件对行为的塑造。③社会学习理论；代表人物：班杜拉。认为人们在社会情境中通过观察和模仿，学到了许多行为，而任何行为都是可以习得或弃掉的。

2. 答题要点：

行为疗法的特点有

（1）优点：①运用广泛，普及性强；②强调研究及评价；③注重可观察可验证的行为；④关注社会文化；⑤心理教育为重要组成部分。

（2）缺点：①行为治疗法也许能改变行为，但是不能改变感觉；②行为治疗法忽视治疗中重要的关系因素——医患关系；③行为治疗未能提供洞察。

（李　英　孔令玲）

第五章　认知治疗

学习纲要

【本章学习目的与要求】

目的: 通过本章的学习，在熟悉认知治疗的基本理论的基础上，能够学会运用其基本技术与方法，解决患者的心理疾病。

掌握:

1. 认知治疗的概念、特点、原则。
2. 认知治疗的程序。
3. 认知治疗基本技术与具体操作。

熟悉:

1. 自动化思维的概念、分类、特点。
2. 常见的认知歪曲类型及特点。
3. 图式的概念、类型、作用。

了解:

1. 认知治疗的应用领域。
2. 认知治疗的贡献及局限性。
3. 认知治疗的发展历史。

【本章主要内容】

第一节　认知治疗的背景和简介

1. 认知治疗指治疗师以认知理论为指导，努力挖掘患者隐蔽的歪曲的不合理认知，通过训练和指导来纠正其不合理认知，建立新的更理性和现实的认知方式而达到消除症状、改善情绪和行为、促进个体社会适应的目的。

2. 认知治疗的8大特点和必须遵守的7大原则。

3. 认知治疗的目的是至少在认知、情绪、行为和社会适应方面促进患者的改变。

4. 认知治疗已广泛地应用于精神疾病、心身疾病、各种心理问题的治疗与咨询中。

5. 认知治疗的几个代表人物是艾利斯(理性情绪疗法)、贝克(认知疗法)、迈切鲍姆(Meichenbaum，认知行为治疗)和拉扎勒斯(Lazarus，情绪想象、多样式疗法)。

第二节 认知治疗的基本理论

1. 个体的认知加工分为三个不同层面的认知活动：①理性思维；②自动思维；③核心信念与中间信念。核心信念是位于认知最深层的，更隐蔽地影响基本认知模式的牢固的观点和看法。核心信念常常与早年的生活经历和重要生活事件的影响有关。常常不被个体所意识到，但都是形成个体自动思维和态度、规则等的思想基础。

2. 图式是指那些相对固定的习惯性的对环境反应的方式。克拉克和贝克列出五种类型的图式：认知-概念的、情感的、生理的、行为的和动机的。

3. 认知治疗的焦点在于治疗师帮助患者发现自己的认知图式，以及由此图式引发的情绪和行为反应。发现和改变患者的负性认知结构成为认知治疗的核心。

4. 自动化思维指个体在一些情境之中（或在回忆事件）时迅速流过头脑的判断、推理和思维，很像一些自动化的反应所产生的思维流，显得模糊、跳跃。负性自动化思维的共同特征是：①突然出现，不是经过逻辑推理而产生的；②内容消极，常导致患者出现不良情绪；③存在于意识边缘，稍纵即逝；④是认知曲解、导致痛苦的原因。

5. 认知歪曲的常见类型　选择性概括，主观推断，过度概括，夸大和缩小，个性化，极端思维，错贴标签。

第三节 认知治疗的程序

1. 搜集资料，建立良好的治疗关系。

2. 明确诊断，确定治疗目标。治疗师制作一份精练的、高质量的案例概念化，就能够针对患者的主要问题和优势，选用有效的认知治疗技术。

3. 个案概念化（case conceptualization）是治疗师将收集到的患者信息综合分析，提出假设并制订治疗计划的过程。个案概念化贯穿于整个治疗过程，可以不断修改成熟，为每一个治疗干预措施提供连贯有效的指导。

4. 实施治疗措施。治疗师为患者布置家庭作业是认知治疗的重要步骤。

5. 治疗巩固，预防复发。总体疗程一般为12～20次。

第四节 认知治疗的基本技术

1. 认知治疗的基本技术　识别自动化思维，识别及矫正认知错误，现实检验，去中心化，抑郁或焦虑水平的监控。

2. 识别自动思维的方法：记录思维、识别心境转换、心理教育、指导性发现、想象练习、角色扮演、使用检查清单等。校正自动思维的方法：提问、记录思维改变、引出合理选择等。其中最简单的记录思维可采用两栏法或三栏法。

3. 五栏思维改变记录：该方法是常用的记录格式，五栏分别为情景描述、自动思维、情绪、理性的反应与结果。

4. 识别和矫正患者的认知错误：认知错误即认知歪曲，认知治疗师常采用以下方法识别和矫正患者的认知错误：①重新归因；②去灾难化；③认知训练；④挑战绝对；⑤挑战全或无思维。

5. 认知训练：通常在患者已经做过改变自动思维的其他基础方法后应用该方法。操作步骤为：①预先考虑情景；②识别负性自动思维和歪曲认知；③校正负性自动思维和歪曲认知；④想象训练更合理的思维和行为方法；⑤实施新策略。

6. 现实检验　是认知治疗的核心，即将患者的错误信念视为一种假设，据此设计行为模式或情境对这一假设进行验证，让患者在检验中认识到原有的信念是不符合实际的，并能自觉加以改变。

7. 去中心化：认知治疗技术之一就是消除患者自认为的自己是他人注意的中心的想法，这就是去中心化的过程。去中心化可以通过认知治疗师精准提问引导患者改变不良思维。

第五节　认知治疗的应用与评价

1. 贝克的认知治疗：该治疗方法最早应用于抑郁症的治疗并获得成功。他提出抑郁认知模型主要包括：①抑郁的主要特征是三组消极认知，即对自我、对世界、对未来的消极看法；②以消极的认知图式为出发点；③功能失调的信念。

2. 认知治疗的贡献及其局限性。

【难点与注意点】

1. 认知治疗的程序及其要点。程序有：搜集资料，建立良好的治疗关系；明确诊断，确定治疗目标；实施治疗措施；治疗巩固，预防复发。

2. 认知治疗的常用技术及其操作，个案概念化的贯彻。

3. 认知过程是一种信息加工过程，分为刺激的接收、编码、存储、提取和利用等阶段。信息加工包括：①注意；②解释；③记忆。经过初级的信息加工，形成个体完整的认知过程。对认知过程的研究通常包括：①接受和评价信息；②处理和应对问题；③预测和评估结果。

4. 认知疗法着重认知取向，因此它对年轻、智力和文化水平较高的人更有效。

5. 心理治疗需要个别化，治疗时应根据患者心理问题的性质、患者的精神状态及个性特征制订心理治疗方案。

6. 认知治疗对患者症状提出如下假设：①认知是情感和行为反应的中介；②认知和情感、行为互为联系，互相影响；③情绪障碍者往往存在重大的认知曲解，这是其痛苦的真正原因。

7. 认知疗法对过分偏执的人、领悟有困难的人、在治疗中拒绝做出改变自己信念努力的人难以奏效。

习　题

一、单项选择题

【A1 型题】

1. 提出“理性情绪疗法”的心理学家是

A. 艾里斯　　B. 贝克　　C. 迈切鲍姆
D. 艾森克　　E. 拉扎勒斯

2. 认知疗法的治疗目标是

A. 改变患者的不良行为　　B. 帮助患者建立理性的认知模式
C. 消除不良嗜好　　D. 帮助患者自我实现

E. 挖掘患者的最大潜力

3. 贝克认为，图式是个体从某个时期开始通过生活经验建立起来的认知结构，该时期是

A. 幼儿期　B. 童年期　C. 青年期
D. 中年期　E. 老年期

4. 导致患有抑郁、焦虑障碍以及其他精神症状的人的情绪和行为发生障碍的主要原因之一是因为他们具有高频率的

A. 正性自动化思维　B. 积极的程序化思维　C. 消极的程序化思维
D. 负性自动化思维　E. 无意识思维

5. 认知疗法的核心技术是

A. 识别自动化思维　B. 识别认知错误　C. 真实性检验
D. 去中心化　E. 抑郁或焦虑水平的监控

6. 认知疗法认为影响一个人非适应性或非功能性的心理与行为的是

A. 不正确的认知　B. 适应不良的行为　C. 外部不良的环境
D. 自我的能力　E. 个人的经验

7. 固定的习惯性的对环境反应的方式被称为

A. 信念　B. 思维　C. 想象
D. 意识　E. 图式

8. 贝克认为人们错误思想的出现形式通常是

A. 自动思维　B. 被动思维　C. 伪装
D. 幻想　E. 个性化

9. 下列关于核心信念的表述正确的是

A. 位于认知表层显著位置　B. 与早年生活经历有关
C. 在意识层面被自己所认识　D. 在中间信念基础上形成
E. 明显地影响认知模式

10. 下列有关认知训练的表述正确的是

A. 治疗师使用模仿、角色扮演帮助患者演示未来生活
B. 治疗师帮助患者在情景中学会应对策略
C. 认知训练能够改变患者的自动思维
D. 通过认知训练治疗师能够发现患者的歪曲认知
E. 通过认知训练使患者掌握更合理的思维和行为方式

11. 情绪障碍患者痛苦的真正原因是其存在重大的

A. 情结　B. 早期创伤　C. 认知曲解
D. 行为问题　E. 冲突

12. 最早应用贝克的认知治疗进行治疗并获得成功的疾病是

A. 焦虑症　B. 抑郁症　C. 恐怖症
D. 厌食症　E. 癔症

13. 认知治疗强调识别并改变个体消极的思维和适应不良的信念，尤其注重患者的

A. 顿悟　B. 领悟　C. 感悟
D. 悔悟　E. 醒悟

14. 下列**不属于**认知疗法代表学派的是
A. 理性情绪疗法　B. 贝克认知疗法　C. 系统脱敏疗法
D. 情绪想象疗法　E. 多样式疗法
15. 下列**不属于**认知歪曲类型的是
A. 主观推断　B. 极端思维　C. 错贴标签
D. 个性化　E. 盲目从众
16. 下列对于认知疗法的表述**不正确**的是
A. 强调了认知、情绪、行为之间的和谐与协调
B. 建立了意识层面的对话和解读方式
C. 强调了认知是个人完全可以掌控的
D. 通过改变认知方式来矫正情绪障碍和不良行为
E. 是一种以现在为核心、以问题为导向的结构性心理治疗方法
17. 下列方法**不属于**认知疗法的基本方法的是
A. 理性情绪疗法　B. 自我指导方法　C. 自由联想法
D. 解决问题的技术　E. 情绪想象疗法
18. 认知治疗的基本程序**不包括**
A. 谈话建立关系　B. 确定认知错误，制定应付策略
C. 学习新的认知系统　D. 确立需要改变认知的等级
E. 巩固治疗，预防复发
19. 下列**不属于**克拉克和贝克提出的图式类型的是
A. 行为的　B. 情感的　C. 生理的
D. 认知 - 态度的　E. 动机的
20. 下列有关自动化思维的表述**不正确**的是
A. 治疗师首先要帮助患者学会发掘和识别自动化思维
B. 患者常常注意不到它的存在
C. 患者通常会产生相同的自动化思维模式
D. 通过训练自动化思维是可以被预测的
E. 消极的自动化思维被称为负性自动化思维
21. 认知治疗的初始阶段，治疗师的工作**不包含**
A. 耐心解释治疗目的和方法　B. 全面了解患者的背景材料
C. 启发患者寻找不良认知　D. 与患者约定奖惩办法
E. 建立良好的医患关系
22. 下列关于个案概念化的表述**不正确**的是
A. 贯穿于整个治疗过程
B. 建立在对患者信息综合分析的基础之上
C. 为每一个治疗干预措施提供连贯有效的指导
D. 制订完成后要严格遵守，不得修改
E. 能够帮助治疗师理清患者症状的产生原因以及症状之间的关系
23. 下列症状中**不适宜**采用认知疗法进行治疗的是
A. 中老年糖尿病、高血压问题　B. 成人工作压力、人际关系问题

C. 大学生恋爱、就业问题　　D. 青年人适应问题

E. 儿童注意力不集中问题

【A3/A4 型题】

（24～25 题共用题干）

以认知理论为指导的治疗师认为引起人们情绪和行为问题的原因不是事件本身，而是人们对事件的认知；负性认知导致负性情绪及不良行为，而情绪和行为又反作用于认知从而形成恶性循环。

24. 下列关于认知、情感和行为三者关系的表述错误的是

A. 认知和情感、行为互为中介　　B. 认知和情感、行为互为联系

C. 认知和情感、行为互相影响　　D. 认知和情感、行为互相制约

E. 认知和情感、行为组成了一个有机整体

25. 下列表述中不属于不良认知的是

A. 我必须是完美无缺的，否则就是个失败的人

B. 我又搞砸了，我什么事儿都做不好

C. 人之初，性本恶

D. 离开父母我什么都不是

E. 不管我做什么，都不会成功

【B1 型题】

（26～30 题共用备选答案）

A. 选择性概括　　B. 主观推断　　C. 个性化

D. 错贴标签　　E. 过度概括

26. “我这个实验没成功，唉，做什么事我都不会成功”属于认知歪曲类型中的

27. “他说谎，他人品有问题”属于认知歪曲类型中的

28. “父母离婚都是我的错，是我给他们带来了不幸”属于认知歪曲类型中的

29. “同学们在看我，一定是看我出丑”属于认知歪曲类型中的

30. 一位高三学生仅一次模拟考试没有考好便认为“我很糟糕，高考会失败”属于认知歪曲类型中的

二、多项选择题

1. 下列人物中属于认知疗法代表人物的是

A. 埃里克森　　B. 贝克　　C. 艾利斯

D. 詹姆斯　　E. 斯金纳

2. 下列表述中符合认知疗法特点的有

A. 强调当前环境事件

B. 强调认知活动对情感、行为具有决定作用

C. 由日常生活的人们去实施

D. 强调改变认知，从而产生情感与行为方面的改变

E. 不重视问题的原因

3. 认知过程是一种信息加工过程，分为刺激的阶段包括

A. 接收　　B. 编码　　C. 存储

D. 提取　　E. 利用

4. 下列表述中属于认知治疗原则的是
   A. 有时间限制，为短程心理治疗技术
   B. 要求良好的治疗性联盟及患者的合作与积极参与
   C. 以患者系统的、习惯性的适应不良的认知图式为重点
   D. 要有适当的赏罚
   E. 确立目标应具体到可观察、可测量的水平
5. 下列说法中属于不合理认知的是
   A. 我用希望别人对待我的方式对别人
   B. 我简直是一无是处
   C. 我对别人好，别人也必须对我好
   D. 人是不能以成败论英雄的
   E. 不付出就会没有回报
6. 下列说法符合认知疗法对患者症状提出的假设的是
   A. 认知过程是行为和情感的中介
   B. 认知、情感和行为互为联系，互相影响
   C. 不良情感和行为与不良认知有关
   D. 引起情绪和行为问题的是人们对事件的解释
   E. 不良认知可以分为不同等级，由低到高逐级解决
7. 负性自动化思维的共同特征包括
   A. 不是经过逻辑推理而产生的　　B. 不受主观控制
   C. 存在于意识边缘　　D. 认知曲解是导致痛苦的原因
   E. 内容是消极的
8. 认知治疗技术具体包括
   A. 识别自动化思维　　B. 识别认知错误　　C. 现实性检验
   D. 去中心化　　E. 抑郁或焦虑水平的监控
9. 下列<u>不属于</u>适应型图式的是
   A. 我是幸存者
   B. 要赢得别人的接纳，我一定要完美无缺
   C. 我是个骗子
   D. 不管我做什么，都不会成功
   E. 不管发生什么事情，我总能想办法控制局面
10. 认知疗法适用于以下疾病及问题中的
   A. 焦虑症　　B. 癌症　　C. 婚姻家庭问题
   D. 抑郁症　　E. 危机干预

三、名词解释

1. 认知
2. 认知治疗
3. 图式
4. 自动化思维
5. 负性自动化思维

6. 认知歪曲
7. 个案概念化
8. 真实性检验
9. 去中心化
10. 理性情绪疗法

四、简答题

1. 简单介绍几种常见的认知疗法及其代表人物？
2. 认知过程共有几个阶段，分别是什么？
3. 认知治疗对患者症状提出的假设有哪些？
4. 认知治疗的特点有哪些？
5. 认知治疗应遵守的原则有哪些？
6. 认知疗法的应用领域有哪些？
7. 贝克将个体的认知加工分为哪些不同层面的认知活动？
8. 负性自动化思维有哪些共同特征？
9. 认知治疗师通常采用哪些方法识别和矫正患者的认知错误？
10. 认知训练一般包含哪些步骤？

五、论述题

1. 认知疗法与精神分析、行为疗法等相比有哪些明显改进？
2. 试评述认知疗法的优缺点。

参考答案

一、单项选择题

【A1 型题】

1. A　2. B　3. B　4. D　5. C　6. A　7. E　8. A　9. B　10. E
11. C　12. B　13. B　14. C　15. E　16. C　17. C　18. D　19. D　20. B
21. D　22. D　23. E

7. 解析：自动化思维大部分时间我们是意识不到的，但通过注意与训练，自动化思维就变得可预测。B 选项的不受主观控制并不是负性自动化思维的特征。

【A3/A4 型题】

24. A　25. C

【B1 型题】

26. E　27. D　28. C　29. B　30. A

二、多项选择题

1. BC　2. BD　3. ABCDE　4. ABC　5. BC　6. ABCD　7. ACDE
8. ABCDE　9. BCD　10. ABCDE

三、名词解释

1. 认知：是指个体对某人或某事件的认识和看法，包括对过去的人和事件的评价、对当前人或事件的解释、对未来可能发生的事件所做出的预期。

2. 认知治疗：指治疗师以认知理论为指导，努力挖掘患者隐蔽的歪曲的不合理认知，通过训练和指导来纠正其不合理认知，建立新的更理性和现实的认知方式而达到消除症状、改善情绪和行为、促进个体社会适应的目的。

3. 图式：是指那些相对固定的习惯性的对环境反应的方式。

4. 自动化思维：指个体在一些情境之中（或在回忆事件）时迅速流过头脑的判断、推理和思维，很像一些自动化的反应所产生的思维流，显得模糊、跳跃。

5. 负性自动化思维：有心理障碍的人常常把生活中中性的甚至积极的处境加以误解，同样也产生消极的、悲观的自动化思维。这种消极的、悲观的、总是与不愉快的情绪有关的自动化思维也被称之为负性自动化思维。

6. 认知歪曲：贝克认为对有情绪障碍的人们来说，在他们的自动化思维和其他想法的逻辑中有一些特有的错误，这些错误将客观现实向自我贬低的方向歪曲。

7. 个案概念化：是治疗师将收集到的患者信息综合分析，提出假设并制订治疗计划的过程。

8. 真实性检验：是认知治疗的核心，即将患者的错误信念视为一种假设，据此设计行为模式或情境对这一假设进行验证，让患者在检验中认识到原有的信念是不符合实际的，并能自觉加以改变。

9. 去中心化：就是消除患者自认为的自己是他人注意的中心的想法。

10. 理性情绪疗法：认为个体的不良情绪和行为来自其对所遇事件的认知方式，而不是来自事件本身。

四、简答题

1. 答题要点：①艾利斯：理性情绪疗法；②贝克：认知疗法；③迈切鲍姆：认知行为治疗；④拉扎勒斯：情绪想象、多样式疗法。

2. 答题要点：①五个；②接收、编码、存储、提取、利用。

3. 答题要点：①认知是情感和行为反应的中介，引起人们情绪和行为问题的原因不是事件本身，而是人们对事件的解释。②认知和情感、行为互为联系，互相影响。负性认知导致负性情绪及不良行为，而情绪和行为又反作用于认知，从而形成恶性循环。打破恶性循环是治疗的关键。③情绪障碍者往往存在重大的认知曲解，这是其痛苦的真正原因。如果认知曲解得到识别和矫正，即可改善其情绪和行为。

4. 答题要点：①治疗师与患者建立并保持治疗联盟。②强调理性思维和认知活动对情感、行为具有决定作用。③强调改变认知，从而产生情感与行为方面的改变。④注重家庭作业的作用。⑤治疗线索较为明确，治疗的结构性较强，具有较好的可操作性。⑥是一种针对具体症状和目标问题的短期和教育性的治疗。⑦对治疗的进展和疗效具有可测定性，易于评价。⑧治疗师的经验和训练起了较为重要的作用。

5. 答题要点：①以患者系统的、习惯性的适应不良的认知图式为重点；②认知治疗要求良好的治疗性联盟及患者的合作与积极参与；③认知治疗首要的重点是现在，关注此时此地的问题；④有教育意义，目的是教会患者成为自己的治疗师；⑤有时间限制，为短程心理治疗技术；⑥具有结构性和操作性，教会患者识别、评价自己功能不良的想法和信念，并对此做出反应；⑦认知治疗师用不同的技术改变患者的思维、情绪和行为。

6. 答题要点：①精神疾病：焦虑症和强迫症等神经症、抑郁症、创伤后应激障碍、贪食症、物质滥用等，与药物治疗合并治疗精神分裂症；②心身疾病：如高血压、慢性疲劳综合征、癌症、糖尿病、慢性疼痛等；③成年人的人际关系、婚姻家庭、子女教育、工作压力等问题；④大学生的学习、恋爱、就业、适应等问题；⑤危机干预；⑥家庭治疗。

7. 答题要点：①理性思维：是指在意识支配下的逻辑思维。②自动思维：被特定的情景或事件所触发，通常不易被意识到，常常是非理性的，不符合逻辑规则。③核心信念与中间信念：核心信念是位于认知最深层的、更隐蔽地影响基本认知模式的牢固的观点和看法。中间信念是建立在核心信念基础上形成的态度，归因方式，内部的行为规则和指令。

8. 答题要点：①突然出现，不是经过逻辑推理而产生的；②内容消极，常导致患者出现不良情绪；③存在于意识边缘，稍纵即逝；④是认知曲解、导致痛苦的原因。

9. 答题要点：①重新归因；②去灾难化；③认知训练；④挑战绝对；⑤挑战全或无思维。

10. 答题要点：①预先考虑情景；②识别负性自动思维和歪曲认知；③校正负性自动思维和歪曲认知；④想象训练更合理的思维和行为方法；⑤实施新策略。

五、论述题

1. 答题要点：

与精神分析法相比：①关注意识层面，关注现在，建立了意识层面的对话和解读，不再探究早期经验和无意识；②治疗效果可测定，易评价，精神分析法根据潜意识和情感症结推断的欲望或情感，往往只是治疗师的分析推测，不容易向患者解释，也不容易被患者接受。

与行为治疗相比：①不仅重视刺激和不良情绪、行为之间的关系，也重视刺激和不良情绪、行为之间的心理过程，探索内心的想法和感受。②修正了行为主义理论中认知、情绪、行为的单向关系，强调三者之间的相互作用和影响。

2. 答题要点：

优点：①发展了一种以现在为核心、以问题为导向的结构性心理治疗方法；②修正了行为主义理论中认知、情绪、行为的单向关系，强调三者之间的和谐与协调。③建立了意识层面的对话和解读方式，而不去探究过去的、潜意识的内容；④认知治疗重点强调了治疗中治疗师使用了逻辑和理性的方法，围绕认知这一环节，揭示患者认知的基本图式及其如何在患者的情绪和行为反应中产生影响。

缺点：①适应证的选择很重要，患者应具备较好的认知领悟能力和一定精神能量；②认知治疗将认知过程及认知图式作为主要的干预目标，只注意到个别的认知歪曲而没有关注患者人格中心自我的存在，使患者与治疗师的亲密联系感明显削弱，不利于患者的改变动机；③认知治疗使人产生一种认知是个人完全可以控制的错觉，所有的认知都应该是理性的、合理的，有一种形成对认知过程过分和刻意控制的倾向，对有些本身就具有过分理性化和要求对思维控制的人，不但不利于其改变，反而有加重刻板思维的倾向；④认知治疗过分强调理性思维的重要性，忽视了非理性思维对人类心理健康和心理平衡的作用，忽视了与意识层面的认知关系不大的自发的情感体验的意义，这些体验常常也是准确反映患者精神世界的重要线索；⑤并不是所有的自动化思维都是可以控制和改变的，积极的自动化思维对产生积极的自我认知和适应环境具有同样重要的意义，自动化思维的形成常伴有特定的强烈的情绪唤起的事件，而这类情绪反应往往带有本能的、人类集体的原始性情绪反应。

（李　英）

第六章　认知行为治疗

学习纲要

【本章学习目的与要求】

目的：熟悉认知行为治疗的常用概念、基本原理，掌握认知行为治疗的疾病模型、操作程序和常用技术。

掌握：

1. 掌握认知行为治疗的疾病模型。
2. 掌握认知行为治疗的操作程序。
3. 掌握认知行为治疗的常用技术。

熟悉：

1. 熟悉认知行为治疗的常用概念。
2. 熟悉认知行为治疗的基本原理。
3. 熟悉认知行为治疗的适应证和禁忌证。

了解：

1. 了解认知行为治疗的基本定义。
2. 了解认知行为治疗的主要分类与特点。
3. 了解认知行为治疗的设置与流程。

【本章主要内容】

第一节　概　述

1. **认知行为治疗（CBT）的定义**　CBT 是基于认知行为模型建立的一种以目前问题取向的、短程的、结构式的心理治疗方法。它通过识别与患者目前症状（问题）的解释有关的情感、信念、态度和想法等的类型和作用，让患者学会识别、监控和消除与靶症状 / 问题有关的错误想法、信念和解释，学习一整套的针对目标想法、信念和（问题）的应对技巧，从而实现矫正患者的心理行为问题或精神障碍的目的。

2. **认知行为治疗的适应证**　儿童及青少年行为习惯、婚恋问题、学校教育问题。按照贝克的观点，认知行为治疗的基本方法几乎适用于所有的精神障碍。在精神障碍方面，应用最多的是抑郁和焦虑障碍。

3. **认知行为治疗的禁忌证**　精神病性障碍急性期伴有严重的兴奋、冲动及思维紊乱等；严重的意识障碍、认知损害和情绪紊乱等症状，不能配合心理治疗的情况；伴有严重躯体疾病患者，无法配合心理治疗的情况。同时，也涉及与 CBT 不匹配的问题，如不愿意接受 CBT 或难以理解 CBT 基本概念和方法的患者也不适宜进行 CBT。

第二节　认知行为治疗基本理论

1. **认知行为治疗的基本模型**　CBT 基本模型的核心是认知的中介作用。在某事件或情境（刺激源）的作用下，通过认知中介，个体出现情绪和行为的改变，情绪反应在一定程度下会伴随着生理（躯体）的反应。反过来，情绪、生理（躯体）反应和行为改变对认知起到强化或弱化的作用，形成认知、情绪、行为和生理（躯体）反应相互影响的作用环路，从而使心理行为问题或精神障碍得以维持。

2. **认知行为治疗主要分类与特点**　CBT 作为心理治疗中的重要流派，主要分为三类：应对技能治疗、认知重建治疗和问题解决治疗。

3. **认知行为治疗的基本理论**　认知治疗和行为治疗的基本理论、素质 - 应激理论以及这些理论对不同心理行为问题或精神障碍的理解或模型。另外，在 CBT 的疾病模型中，还要关注到心理行为问题或精神障碍发生前的诱发因素、素质因素、维持因素和保护因素。

第三节　认知行为治疗基本的操作程序

1. **认知行为治疗设置与结构**　一般来说，CBT 治疗次数在 12～16 次之间。时间在 50 分钟左右。

2. CBT 整体流程按照任务性质包括治疗关系的建立与巩固，评估与案例概念化，治疗目标设定与治疗计划制订，治疗计划的实施、反馈与调整。

3. 按照治疗的过程分为治疗初期、中期和后期三个阶段。

4. 会谈结构中，首次会谈的结构包括设置本次会谈的议程、心境检查、获得信息、讨论诊断与心理教育、识别问题和设定目标、讨论问题、总结、布置家庭作业、总结与反馈。

5. 其余治疗会谈结构包括：①回顾上次会谈以来的情况以及心境检查；②建立与上次会谈的联系；③上次家庭作业复习与评估；④设置本次会谈的议程；⑤讨论本次会谈的议程；⑥布置新的家庭作业；⑦总结与反馈。

6. **认知行为治疗的主要任务**　①治疗初期：建立合作经验性的治疗关系，对患者进行资料的收集、评估与诊断以及案例的概念化，心理教育与正常化，治疗目标设定和治疗计划的制订。②治疗中期：应用认知和行为技术针对患者评估确定的治疗目标进行干预。③治疗后期：主要是精神障碍复发的预防，治疗回顾、疗效维持和治疗的终止。

第四节　认知行为治疗的主要技术

CBT 的治疗技术有其自身的特点，总体上分为基本技术、认知技术和行为技术。

1. **基本技术**　包括了心理治疗所共用的一些技术，如建立治疗关系、资料收集与评估、案例概念化、治疗目标设定、日程设置、治疗计划、心理教育、治疗反馈、治疗结束、家庭作业等技术。

2. **认知技术**　认知技术是认知行为治疗的核心技术，又称认知矫正或认知重组技术。主要用于识别和矫正认知歪曲（包括自动思维、中间假设和核心信念）。包括苏格拉底式提问、引导性发现、思维记录表、检验证据、行为实验等。

3. **行为技术** 行为技术是CBT中行为干预的核心技术，主要包括在行为学习理论指导下针对焦虑、恐惧情绪和回避行为的暴露技术、放松训练和针对行为迟滞、减少或缺陷的行为激活、角色扮演和行为技能训练等技术。

【难点和注意点】

1. 素质-应激理论的理解。
2. 认知行为治疗的主要技术方法。

习 题

一、单项选择题

【A1 型题】

1. 关于CBT的概念，下列说法正确的是
   A. CBT是一种家庭取向的心理治疗方法
   B. 一般来讲，CBT是短程的、非结构式的
   C. CBT主要针对目前存在的问题
   D. CBT治疗最主要是通过患者自身在治疗中的内省起作用的
   E. CBT特别强调来访者作为治疗的中心
2. 属于认知行为治疗特点的是
   A. 以家庭问题为取向　B. 治疗次数一般在20次以上
   C. 适用于所有问题　D. 结构式的
   E. 需要多人参与
3. CBT发挥治疗作用的因素是
   A. 通过治疗师的指导，做出行为上的调整
   B. 改变患者潜意识的冲突
   C. 通过患者的自我反思进行领悟和突破
   D. 让患者学会自我暗示
   E. 学习一整套的针对目标想法、信念和(问题)的应对技巧
4. 认知行为治疗的实证研究方法是
   A. 历史人物解读　B. 动物实验　C. 药物实验
   D. 随机对照试验　E. 梦的解释
5. 在心理治疗研究中，针对某一特定的治疗方法，决定其临床疗效的“金标准”是
   A. 随机对照试验　B. 荟萃分析　C. 个案研究
   D. 病例对照研究　E. 梦的解释
6. 以下疾病中最适用于CBT的是
   A. 精神分裂症发作期　B. 心脏病　C. 自闭症
   D. 高血压　E. 抑郁障碍
7. 以下选项中，CBT应用最多的是
   A. 抑郁障碍　B. 药物滥用　C. 学习障碍

D. 性功能障碍　　E. 智力障碍

8. 属于认知行为治疗禁忌证的是

A. 精神障碍患者正在服药　　B. 不能与患者建立治疗关系

C. 精神障碍严重程度很低　　D. 患有多种心理疾病

E. 经济水平较差

9. 以下关于CBT中认知、情绪、行为这三个概念的认识，准确的是

A. 认知是指人对童年事件或过去情境的态度、看法、评价、信念等

B. 情绪是人的内心体验过程，不伴有相应的生理（躯体）反应

C. 行为是人的外在表现

D. 三者之间是完全独立的

E. 情绪可以影响行为，但是无法影响认知

10. 以下属于CBT主要流派的是

A. 梦的解释　　B. 认知重建治疗　　C. 认识领悟治疗

D. 戏剧治疗　　E. 催眠

11. CBT存在不同的具体治疗方法，但它们具有许多共同特点，以下描述正确的是

A. 没有时限性　　B. 针对所有问题　　C. 不强调关系重要性

D. 具有教育的性质　　E. 提供药物

12. 以下关于CBT设置与结构，描述正确的是

A. 一般来说，CBT治疗次数在20～30次之间

B. 不论CBT治疗次数多少，都会在2个月内完成

C. 治疗开始时治疗频度较高，如每周3～4次，治疗中期适当延长治疗间隔

D. 第一次治疗目标确定后不能更改

E. 对于难治性的问题至少需要持续6个月以上，如精神分裂症、人格障碍等

13. 以下选项中，属于CBT的特有技术的是

A. 人本主义的治疗关系　　B. 催眠

C. 自由联想　　D. 苏格拉底式提问

E. 沙盘游戏治疗

14. 以下<u>不属于</u>CBT禁忌证的是

A. 精神病性障碍急性期伴有严重的兴奋、冲动及思维紊乱等

B. 严重的意识障碍、认知损害和情绪紊乱等症状，不能配合心理治疗的情况

C. 已经被治疗师治疗了很多次的患者

D. 伴有严重躯体疾病患者，无法配合心理治疗的情况

E. 缺乏自知力的精神疾病患者

15. CBT整体流程按照任务性质**<u>不包括</u>**

A. 询问药物治疗的情况　　B. 评估

C. 案例概念化　　D. 治疗目标设定与治疗计划制订

E. 治疗计划的实施、反馈与调整

16. CBT在治疗初期的主要任务**<u>不包括</u>**

A. 建立合作经验性的治疗关系

B. 对患者进行资料的收集、评估与诊断

C. 案例的概念化
D. 心理教育与正常化
E. 对治疗目标进行干预

17. CBT 在治疗后期的主要任务**不包括**
A. 精神障碍复发的预防　B. 治疗回顾
C. 疗效维持　D. 治疗目标的调整
E. 疗效评估

18. 以下选项中，**不属于** CBT 的认知技术的是
A. 自由式发现　B. 思维记录表　C. 检验证据
D. 行为实验　E. 苏格拉底式提问

19. 以下选项中，**不属于** CBT 的行为技术的是
A. 暴露技术　B. 情绪激活　C. 放松训练
D. 行为技能训练　E. 角色扮演

20. 关于 CBT 的行为技术，描述**不准确**的是
A. 行为技术是 CBT 中行为干预的核心技术
B. 行为学习理论提供主要的指导
C. 可针对焦虑、恐惧情绪和回避行为等提供有效应对
D. 可以有效矫正自动思维
E. 可与认知技术灵活结合使用

21. 关于"家庭作业"描述**不准确**的是
A. 家庭作业又称行动计划
B. 是两次治疗间的桥梁或纽带
C. 是治疗效果的评估手段
D. 是巩固治疗的重要方法
E. 是所有治疗方法都有的特征

22. 关于 Persons 提出的案例概念化的四个要素，**不包括**
A. 建立一个问题清单
B. 确认产生这些障碍或问题的先后顺序
C. 确认在当前激活问题的诱发因素
D. 考察当前问题在患者早期经历中的起源
E. 理清当前的主要症状与问题

23. 关于苏格拉底式提问描述**错误**的是
A. 概念澄清式提问
B. 探索假设的提问，动摇患者所坚信的想法和假设
C. 探究患者对某件事看似合理的解释和理由
D. 提出治疗师的观点
E. 引导患者发现想法背后的谬误

【A3/A4 型题】

（24～25 题共用题干）

CBT 的治疗技术有其自身的特点，总体分为基本技术、认知技术和行为技术。

24. 下列关于基本技术、认知技术和行为技术描述错误的是

A. 基本技术是心理治疗所共用的一些技术

B. 认知技术又称认知矫正或认知重组技术

C. 行为技术是认知行为治疗的核心技术

D. 三类技术相互补充，相互联系，共同发挥作用

E. 每一类技术对治疗都具有不可或缺的作用

25. 强迫障碍的来访者反复清洗自己的双手，担心因触碰周围物体而被传染病毒。在接受 CBT 治疗过程中，治疗师指示来访者触摸鞋底之后，坚持不要洗手。对于该技术描述正确的是

A. 是一种基本技术　　B. 是一种认知技术

C. 是一种行为技术　　D. 用于想象暴露

E. 只能用于强迫障碍

【B1 型题】

（26～30 题共用备选答案）

A. 心理教育　　B. 家庭作业　　C. 五栏思维记录表技术

D. 行为实验　　E. 角色扮演

26. “在这个表格中，需要记录你洗手时脑海中出现的想法，还有当时的情绪，并评定这个情绪的强度。另外，记录对于这个行为新的认知及其伴随产生的新的情绪。”属于上述技术中的

27. “接下来我们一起了解一下关于精神分裂症发病的特点。”属于上述技术中的

28. “在结束治疗后，你需要对今天的内容作出总结，并在下次咨询的时候提出你对于婚姻问题的理解，以及你期望获得什么帮助。”属于上述技术中的

29. “对于你的负性自动想法‘我是个失败者’，让我们重现一下当时的场景，来检验一下这个想法的合理性。”属于上述技术中的

30. “如果下次看电影，你是否可以尝试提出建议，看看你的朋友是不是表现得不高兴和认为你很愚蠢。”属于上述技术中的

二、多项选择题

1. 关于正常化技术的描述，正确的是

A. 正常化是将患者和社会重新整合的过程，包括去除精神疾病的标签和恢复积极的体验

B. 大大降低患者的病耻感，提高其治疗的积极性和依从性

C. 帮助患者从科学的角度正确认识心理疾病，减轻心理压力

D. 正常化技术的目的是让患者感觉“我没有病”

E. 正常化陈述依据病理心理学的连续谱观点

2. CBT 的适应证包括

A. 儿童及青少年行为习惯培养　　B. 婚恋问题

C. 学校教育　　D. 焦虑障碍

E. 抑郁障碍

3. CBT 的禁忌证包括

A. 精神病性障碍急性期伴有严重的兴奋、冲动及思维紊乱等

B. 子女教育问题
C. 严重的意识障碍、认知损害和情绪紊乱等症状，不能配合心理治疗的情况
D. 伴有严重躯体疾病患者，无法配合心理治疗的情况
E. 正在服药的精神分裂症患者

4. CBT 存在不同的具体治疗方法，它们的共同特点是
A. 没有时限性　B. 针对特定问题
C. 没有固定的结构　D. 强调治疗关系的重要性
E. 具有教育的性质

5. CBT 的疾病模型中，经常关注的因素包括
A. 诱发因素　B. 素质因素　C. 维持因素
D. 保护因素　E. 社会因素

6. 除了首次治疗外，CBT 其他治疗的基本结构包括
A. 回顾上次会谈以来的情况　B. 心境检查
C. 建立与上次会谈的联系　D. 上次家庭作业复习与评估
E. 设置本次会谈的议程

7. CBT 在治疗形式上包括
A. 二对一的特殊治疗　B. 一对一的个别治疗
C. 小组形式　D. 家庭治疗
E. 夫妻治疗

8. CBT 治疗任务包括
A. 治疗初期：建立合作经验性的治疗关系，对患者进行资料的收集、评估与诊断，以及案例的概念化
B. 治疗中期：应用认知和行为技术针对患者评估确定的治疗目标进行干预
C. 治疗后期：主要是精神障碍复发的预防，治疗回顾、疗效维持和治疗的终止
D. 治疗全程：仅仅关注患者当下的问题
E. 治疗结束：对家庭成员进行回访

9. 以下属于 CBT 特有的技术包括
A. 合作经验主义的治疗关系　B. 案例概念化
C. 积极关注　D. 家庭作业
E. 苏格拉底式提问

10. 属于 CBT 中认知技术的是
A. 行为实验　B. 检验证据　C. 思维记录表
D. 引导性发现　E. 角色扮演

三、名词解释

1. 认知行为治疗
2. 正常化
3. 案例概念化
4. 日程设置
5. 引导发现技术
6. 思维记录表

7. 检查证据技术
8. 行为实验
9. 暴露
10. 行为激活

四、简答题

1. 简述认知行为治疗的基本模型。
2. 简述认知行为治疗区别于其他心理治疗流派的特点。
3. 简述素质 - 应激理论。
4. 简述 CBT 的疾病模型中，心理行为问题或精神障碍发生发展的四大因素。
5. 简述 CBT 治疗的会谈结构。
6. 简述苏格拉底式提问的主要方式。
7. 简述认知行为治疗治疗中期的任务。
8. 简述行为激活技术的具体步骤。

五、论述题

1. 认知行为治疗中，案例概念化是如何形成的？
2. 认知行为治疗中，暴露技术如何开展？

参考答案

一、单项选择题

【A1 型题】

1. C　2. D　3. E　4. D　5. A　6. E　7. A　8. B　9. C　10. B
11. D　12. E　13. D　14. C　15. A　16. E　17. D　18. A　19. B　20. D
21. E　22. B　23. D

7. 解析：虽然 CBT 针对很多心理问题都有一定疗效，但是在抑郁症的心理治疗中应用最多。所以选 A。

15. 解析：虽然针对正在服用药物的患者可能会询问药物服用及效果的相关情况，但是这个环节并不是 CBT 整体流程的必要环节。

【A3/A4 型题】

24. C　25. C

【B1 型题】

26. C　27. A　28. B　39. E　30. D

二、多项选择题

1. ABCE　2. ABCDE　3. ACDE　4. BDE　5. ABCD　6. ABCDE
7. BCDE　8. ABC　9. ABDE　10. ABCD

三、名词解释

1. 认知行为治疗：CBT 是基于认知行为模型建立的一种以目前问题取向的、短程的、结构式的心理治疗方法。通过识别和矫正患者目前症状或问题有关的信念、态度和想法，从而实现矫正患者的心理行为问题或精神障碍的目的。

2. 正常化：陈述依据病理心理学的连续谱观点，人体的心理健康程度并不是简单地分为“健康”与“不健康”两个极端，而是一个连续谱，大部分人的心理状态处于灰色地带，绝对健康和绝对不健康只是少部分人的状态。

3. 案例概念化：又称为案例解析，是在一定心理治疗理论的基础上，就患者的问题成因和维持因素提出假设，为构建治疗方案提供指导蓝图。

4. 日程设置：是具体到每次治疗的会谈安排，由医生在每次治疗开始阶段向患者陈述本次治疗的大体内容安排，并向患者寻求反馈，最终达成一致意见。

5. 引导发现技术：是一种使用一系列引导性提问了解和探索发现中间信念，潜在假设，规条或核心信念（图式），并且挑战错误信念的技术方法。

6. 思维记录表：包括三栏表和五栏表。该技术帮助患者识别和评价自己的负性自动想法，识别和评价自动想法引发的不良情绪，同时还帮助患者去挑战这个负性想法，教会患者探索并发现新的想法和更加适应性的反应，以此来改变患者的负性自动想法和不良情绪。

7. 检查证据技术：是一种挑战和改变负性自动想法，以及歪曲性思维模式的技术，通过教会患者列举出反对和支持负性自动想法或功能不良信念的证据，并对这些证据的质量进行评估，来促使患者改变负性自动想法或功能不良的信念，使之与新发现的现实证据相一致。

8. 行为实验：是技术认知重建策略中的一个技术，主要是针对某一种歪曲的自动想法或思维方式，医生与患者一起协商并设计出一个行动计划，通过患者亲自实施这个行动计划来帮助患者检验其思维和信念的真实性，以及评估思维和信念的有效性。

9. 暴露：实质是让患者主动接触能引发其焦虑或恐惧的刺激，并且保持着这种接触，阻止采取回避行为或安全行为，直到患者开始认识到他们预期的负性结果并没有发生，这时患者的焦虑便开始减少。

10. 行为激活（behavioral activation）：是利用强化原理增加患者在某方面获得奖赏行为的频率，或者通过让患者集中于其他活动而减少其抑郁性思维反刍等惩罚行为的频率。

四、简答题

1. 答题要点：CBT 基本模型的核心是认知的中介作用。在某事件或情境（刺激源）的作用下，通过认知中介，个体出现情绪和行为的改变，情绪反应在一定程度下会伴随着生理（躯体）的反应（心跳、出汗、颤抖等）。反过来，情绪、生理（躯体）反应和行为改变对认知起到强化或弱化的作用，形成认知、情绪、行为和生理（躯体）反应相互影响的作用环路，从而使心理行为问题或精神障碍得以维持。

2. 答题要点：①具有时限性。建议为 12～16 次。②针对特定的问题。往往是目前问题取向的心理治疗。③强调治疗关系的重要性。特别是合作实践经验主义特征的治疗关系在 CBT 治疗中非常突出。④具有教育的性质。很多 CBT 治疗师会把治疗模型教给患者，或者将其采用的干预原理解释给患者听。⑤强调患者成为自己的治疗师。在治疗结束后，患者就能够应用他们学会的概念和技巧去维持疗效，预防复发。⑥家庭作业或称行动计划是 CBT 的明显特征。

3. 答题要点：①任何一个人在遭遇足够的心理应激的情况下均有可能出现心理行为问题或精神障碍；个体素质强需要更大的心理应激，素质弱的个体在遇到较小的心理应激也会出现问题。②当然，个体最终是否会出现心理行为问题或精神障碍，还取决于个体对应激事件的认知评价、获得的社会支持和采取的应对方式。

4. 答题要点：①诱发因素；②素质因素；③维持因素；④保护因素。

5. 答题要点：会谈结构中，首次会谈的结构包括设置本次会谈的议程、心境检查、获得信息、讨论诊断与心理教育、识别问题和设定目标、讨论问题、总结、布置家庭作业、总结与反馈。除初次会谈结构不同外，其余治疗会谈结构基本相同。包括：①回顾上次会谈以来的情况以及心境检查；②建立与上次会谈的联系；③上次家庭作业复习与评估；④设置本次会谈的议程；⑤讨论本次会谈的议程；⑥布置新的家庭作业；⑦总结与反馈。在临近结束的治疗会谈中，在遵循原有会谈结构的同时，在内容上更多考虑到会谈结束的准备、治疗的回顾、复发预防和应对卡等内容。

6. 答题要点：①概念澄清式提问。②探索假设的提问，动摇患者所坚信的想法和假设。③探究患者对某件事看似合理的解释和理由。④提问患者的观点。⑤探索结果，即根据已有逻辑推测将会发生什么。⑥反问患者。

7. 答题要点：应用认知和行为技术针对患者评估确定的治疗目标进行干预。包括识别和矫正自动思维和核心信念，矫正非适应性应对策略和行为，训练患者掌握和练习在治疗中所学到的认知和行为应对方法和技巧，缓解患者的情绪和行为问题或精神症状，促进社会功能恢复。

8. 答题要点：(1) 监测当前活动：通过监测评估当前的活动，让患者看到自己改变的潜力。让患者评估每项活动中患者感受到的愉快感和掌控感。

(2) 建立一份奖赏活动的清单：患者记录每天完成日常活动计划的情况及每一活动的P和M值（0～10分），将患者可能参与的有奖赏性活动列成奖赏活动清单。

(3) 制订活动计划安排：让患者每天从活动清单中选择并安排时间进行一些活动。可以让患者采用0～10的评分方法预测他们能从活动中体验到的愉快感和掌控感的大小。使用周活动安排工具表计划，安排患者在下一周里每个小时的活动。

(4) 完成这些活动安排：让患者按照活动安排工具表去做这些计划好的活动，记录下他们对参与活动的实际掌控感和愉快感的评分。患者可以反复使用周活动安排工具表来完成每天的活动计划。

五、论述题

1. 答题要点：

案例概念化是通过横向和纵向相结合的方法对患者的疾病的发生、发展和转归变化进行理解。横向分析又称微观分析，理解患者当前症状（认知、情绪、行为和生理）之间的关系；纵向分析又称宏观分析，从毕生发展的观点，探讨患者出现目前症状的核心信念和中间假设。

Persons 提出案例概念化的四个要素：①建立一个问题清单，包括主要的症状与问题；②确认产生这些障碍或问题的机制；③确认在当前激活问题的诱发因素；④考察当前问题在患者早期经历中的起源。在案例概念化完成之后，治疗师要制订出治疗计划，将治疗目标加以明确。案例概念化是一个不断演进的过程，必须不断对案例的进展状况进行评估，并调整治疗计划以更好地适应患者的情况。

2. 答题要点：

暴露是焦虑障碍治疗中最重要的行为技术，实质是让患者主动接触能引发其焦虑或恐惧的刺激，并且保持着这种接触，阻止采取回避行为或安全行为，直到患者开始认识到他们预期的负性结果并没有发生，这时患者的焦虑便开始减少。

暴露技术分现场暴露和想象暴露两种。在暴露实施中，首先要将暴露治疗的原理和操作程序清晰地解释给患者，患者所关心的所有问题都应该拿出来讨论，并反复探讨做暴露治疗的利弊，最终取得患者的同意。

然后制订暴露情境等级表，让患者描述并记录能引发他们焦虑的所有刺激线索（症状清单），教授患者对每项刺激线索引发的焦虑用0（无焦虑）到100（患者曾有过的最严重的焦虑）之间的数值进行评分。这些分值被称之为“主观痛苦单位”（subjective units of distress，SUDs）。布置患者以SUDs评估方法对每一项刺激线索根据其激发的焦虑程度进行评分。将这些刺激线索列成条目清单并按照焦虑程度值（SUDs的得分）从小到大进行排列形成“暴露情境等级表”。

最后，从那些能引发中等程度焦虑（SUDs评分大于等于40分）的等级情境开始进行首次暴露。在暴露过程中，要让患者定时地采用SUDs评分对其焦虑程度进行评定，直到患者的SUDs评分至少减半才考虑停止。

在首次暴露之后，要以家庭作业的形式安排患者自行完成每天的重复暴露，直到焦虑情境逐一消失为止。

（马　云　李占江）

第七章　家庭治疗

学习纲要

【本章学习目的与要求】

目的： 了解家庭治疗的发展简史，特别在中国文化背景下的发展；熟悉家庭治疗的一般程序和操作技术；掌握家庭治疗的基本原理、适应证与禁忌证，四大家庭治疗流派的特点与差异。

掌握：

1. 家庭的概念及功能。
2. 家庭治疗与个体治疗的差异。
3. 系统式家庭治疗、鲍恩系统家庭治疗、结构式家庭治疗及体验性家庭治疗的特点和差异。

熟悉：

1. 家庭治疗的基本理论。
2. 家庭治疗的一般程序及特点。
3. 家庭生命周期的发展阶段。
4. 家庭治疗的操作技术。

了解：

1. 家庭治疗的发展简史。
2. 家庭治疗的代表人物。

【本章主要内容】

第一节　家庭治疗概述

1. **家庭的概念**　传统概念为两个或两个以上的人由于婚姻、血缘或收养的关系所构成的一个整体；新近的含义为生物学关系、情感关系或法律关系连接在一起的一组个体。

2. **家庭的功能**　①经济功能；②生育功能及性爱功能；③抚养与赡养功能；④行为规则与互动模式；⑤社会化功能；⑥情感交流功能。

3. **家庭的类型**　原生家庭（family of origin），再生家庭（family of procreation）。

4. 家庭生命周期的发展阶段。

5. **家庭治疗**　家庭治疗是以家庭为干预对象，通过会谈、行为作业及其他非言语技术消除心理病理现象，促进个体和家庭系统功能的一类心理治疗方法。它关注家庭成员的互动关系及其模式，并从中寻找个体心理问题的根源。

6. **家庭治疗的基础理论** 系统论、控制论、信息论及依恋理论。

7. **家庭治疗的流派、分支** 按治疗目标划分（解决家庭问题、中间形式、重塑家庭）；按治疗技术的风格（理智性、体验性、行动性）划分。

8. **家庭治疗的适宜问题** 主要用于核心家庭中，符合下列情况：

（1）家庭成员之间有冲突，经过其他治疗无效。

（2）"症状"在某人身上，但是反映的却是家庭系统有问题。

（3）在个别治疗中不能处理的个人冲突。

（4）家庭对于患病成员的忽视或者对治疗的过分焦虑。

（5）家庭对个体治疗起了阻碍作用。

（6）家庭成员必须参与某个患者的治疗。

（7）个别心理治疗没有达到预期在家庭中应有的效果。

（8）家庭中某人与他人交往有问题。

（9）有一个反复复发、慢性精神疾病患者的家庭。

9. **家庭治疗与中国** 以家庭为单位进行心理治疗在国内发展较迟，但中国文化最重视家庭的统一和谐，为家庭治疗的应用提供了大量的机会，有强劲的后发之势，但仍需要心理治疗师针对具体国情，进行大量的丰富的有深度的研究与实践。

第二节 家庭治疗基本理论

1. **家庭治疗简史** 流派及代表人物（精神分析学说、二十世纪五十年代及二十世纪六七十年代、二十世纪八十年代以后的家庭治疗发展中的先驱们）。

2. **家庭治疗的重要流派及其理论**

（1）系统式家庭治疗：系统的概念与系统式思维；互动意识；人际关系的基本模式有"对称"和"互补"两种；人际控制、操纵的四种基本方式；人际关系的四种类型；沟通模型的2个原理；基于个体心理病理的循环因果观点；正常家庭的发展；系统化家庭治疗的原则：假设-循环-中立。

（2）鲍恩家庭系统治疗：自我分化；三角关系；核心家庭的情感历程；正常家庭的发展；评估：家谱图及家庭中的相互作用模式；治疗的核心。

（3）结构式家庭治疗：米纽琴结构式家庭治疗；家庭结构；家庭规则；子系统；界限；正常的家庭；评估与治疗：家庭结构符号图及治疗的核心。

（4）体验性家庭治疗：萨提亚转化式家庭治疗；种子模式和威胁-奖赏模式；萨提亚模式的治疗信念；正常的家庭；评估和治疗：冰山系统、应对姿态及家庭图，治疗的核心。

第三节 家庭治疗的基本流程与操作技术

1. **时间、空间设置** 专用治疗室，1～1.5小时的会谈，总访谈次数一般在6到12次。

2. **一般治疗程序** ①建立工作关系、澄清转诊背景；②观察、诊断家庭动力学特征；③规划治疗目标与任务；④终止治疗。

3. **言语性干预技术** ①循环提问；②差异性提问；③前馈提问；④假设提问；⑤积极赋义和改释；⑥去诊断，消除"标签效应"。

4. 非言语性干预技术 艺术性技术；家庭作业（悖论干预、单双日作业、记秘密红账、角色互换练习、“厌恶”技术）。

第四节 家庭治疗的特点

1. 家庭治疗小结 系统家庭治疗是一种以系统论、控制论为理论基础，通过会谈和行为作业，对以家庭为单位的人际系统进行干预的心理治疗技术。与个体治疗相比，它重视症状在人际系统中的功能，而不是将其视为纯粹的障碍、病态，或是直线因果链上最后的个人性结局。

2. 家庭治疗的特点 ①在如何看待家庭与心理健康的关系方面，既将家庭视为人生幸福的港湾，也重视其成为异常心理病灶的风险。②家庭治疗的关注范围，从个体心理健康迈向人际系统心理健康，从心理动力学扩展到家庭动力学。③价值取向与工作重心，从注重病理心理学到强调积极心理学，从关注缺陷到努力利用资源，从矫治病态扩大到提前预防、维持良好功能。④治疗师的角色，从权威教化转向平等助人，从单向干预提升到对系统的扰动。

【难点与注意点】

1. 家庭治疗的适应证与禁忌证 家庭治疗的临床适应证较广，适用于青少年期的各种心理障碍、各种心身障碍、夫妻与婚姻冲突、躯体疾病的调适、重性精神病恢复期等。家庭治疗的禁忌证是相对的。只有在重性精神病发作期、偏执性人格障碍、性虐待等情况下，不首选家庭治疗。

2. 家庭治疗的基本原理 是伴随着系统论、控制论、信息论、依恋关系理论的诞生而发展起来的。家庭也可以理解为是由互相关联的个体和子系统以血缘、婚姻、家族文化的代际传递、行为反馈等复杂方式自我组织起来并持续发展的开放系统和因果网络。整个系统是一个信息交流的过程，控制是通过信息的传递、变换、加工、处理来完成信息交流。控制论帮助我们去理解家庭是如何运转的。家庭系统在获得信息的过程中，通过反馈通路来控制和维持系统的稳定。家庭成员的信念也深刻影响每个人的行为，文化促成了这些信念的形成。因此提出了建构主义理论。当治疗开始关注家庭系统、家庭的运转模式及个人的信念时，很多治疗师将关注点放在人与人的依恋关系上。随着理论的不断深入拓展，也推动了家庭治疗的发展。

3. 家庭治疗的基本流程及技术 时间、空间设置；一般治疗程序；言语性干预及非言语性干预（掌握了解具体的几种干预方法）。

4. 家庭治疗的特点 主要明确家庭治疗资源取向就是要打破、终止这种“制造患者”的过程，促进患者独立，开发主动影响症状的责任能力，将个人和家庭导向积极健康的新的生活模式中；与个体治疗相比，它重视症状在人际系统中的功能，而不是将其视为纯粹的障碍、病态，或是直线因果链上最后的个人性结局。具体特点见以上主要内容。

习 题

一、单项选择题

【A1型题】

1. 家庭治疗的干预单位是

A. 个人　　　　　　　　　　　　　　B. 团体
C. 核心家庭　　　　　　　　　　　　D. 有重性精神病患者的家庭
E. 存在性虐待或偏执性人格障碍患者的家庭

2. 家庭治疗的主要理论观点是
A. 家庭由独立的互不关联的个体和子系统组织在一起
B. 家庭内部以血缘、婚姻、家族文化的代际传递、行为反馈等复杂的方式自我组织起来并持续发展的开放系统
C. 家庭内部发生交互作用，而与外界之间保持相对独立
D. 个体异常心理仅仅发生于个体内部，并不受人际系统内互动模式的影响
E. 家庭治疗是将家庭内部每一个成员都看成是患者来进行个体治疗

3. 将家庭治疗分为：解决家庭问题、中间形式、重塑家庭，此种分类方法是按照下列选项中的进行分类
A. 治疗技术的理论　　B. 治疗技术的风格　　C. 治疗师的喜好
D. 治疗的目标　　　　E. 干预的主要作用方向

4. 家庭治疗一般适用于以下情况中的
A. 不与父母生活一起的独身患者　　　　B. 重性的精神病发作期
C. 非家庭系统内部产生的冲突和问题　　D. 夫妻与婚姻冲突
E. 偏执性人格障碍

5. 关于家庭治疗在中国的发展，叙述正确的是
A. 中国文化自古就重视家庭和谐，所以家庭治疗在中国发展较快较好
B. 20世纪80年代家庭治疗逐渐传入中国，得到较广的普及，在中国有较好的发展趋势
C. 中国的儒家文化提倡的大家庭制度依然存在，妨碍核心家庭的治疗发展
D. 国外的家庭治疗不适用于中国的家庭
E. 家庭治疗在中国行不通

6. 下面关于家庭治疗的发展的说法中，正确的是
A. 在20世纪中叶，家庭治疗的研究已作为一个相对独立的专业领域出现
B. 弗洛伊德提出并在临床中实践家庭治疗
C. 精神分析理论没有应用到家庭问题的治疗中
D. 50年代末，关于交流和互动模式的理论基础已发展完备
E. 80年代初，家庭治疗才被视为一种理解精神疾病根源及其治疗的新道路

7. 下面关于家庭治疗的基本原理正确的是
A. 系统式思维强调系统对个体的影响，而不强调人际互动中的个体对情境的整体认知和评价
B. “第一控制论”阶段就强调了互动的意识
C. 一个患者的病理心理或行为既可被视为众多因素的结果，也可以被看作是对系统中的因素、状态产生的积极反应、调节乃至干预
D. 关于“正常家庭”的观念上，系统式家庭治疗师与结构式家庭治疗师之间没有太大分歧
E. 每个家庭在家庭生活周期的每个阶段上都会出现无法适应从而导致家庭问题的出现

8. 在家庭生活周期的发展阶段中，刚结婚建立家庭的夫妻应做出以下适应性变化中的
A. 自我与原生家庭分化，在工作中建立自我
B. 调整与家庭和朋友的关系
C. 调整夫妻关系，调整与原生家庭及祖父母的关系
D. 调整夫妻间二人关系，与子女发展成年人之间的关系
E. 一直保持亲密的夫妻关系，无须作出其他调整
9. 关于家庭治疗中的时间、空间设置上的要求正确的是
A. 为方便约见所有家庭成员，最好在患者家中进行治疗
B. 家庭治疗师应在短时间内取得治疗效果，所以每次治疗时间尽量延长
C. 家庭治疗的总时程取决于家庭治疗师的设置喜好
D. 为了给家庭有充足的时间在日常生活中发生变化，应采取“长间隔的简快治疗”
E. 若六次治疗未见好转，应停止治疗，重新寻找其他治疗方法
10. 在家庭治疗过程中采用循环提问技术是为了
A. 拖延治疗时间
B. 加强家庭成员与治疗师之间的配合度
C. 仅仅了解家庭成员之间的差异
D. 寻找出对问题的合理解释，从而支持回答合理的成员
E. 集中家庭中所有成员的矛盾，并通过向系统输入“差异”信息达到干预目的
11. 关于去除“标签效应”的做法正确的是
A. “以毒攻毒”要求患者故意保持或“加重”症状行为
B. 让家庭成员互换患者角色
C. 故意淡化诊断的重要性，淡化患者角色
D. 对当前患者症状及系统从积极方面重新描述
E. 说服家庭成员接受每个人都是患者，不仅仅是其中某一个
12. 要求患者故意保持或“加重”症状行为，是以下方法中的
A. 记秘密红账　B. 悖论（反常）干预　C. 角色互换练习
D. “厌恶”技术　E. 单、双日作业
13. 治疗师的提问“你估计一下，你哥哥几分之几像 18 岁的小伙子，几分之几像 3 岁的小宝宝？”是以下提问技术中的
A. 前馈提问　B. 积极赋义　C. 循环提问
D. 差异性提问　E. 假设提问
14. 关于家庭治疗的特点，正确的描述是
A. 打破、终止“制造患者”的过程，促进患者独立，重视以家庭为单位的人际系统的干预
B. 家庭治疗和个体治疗一样重视患者的障碍、病态表现
C. 治疗中淡化患者的标签，但仍需对患者进行单向干预
D. 家庭治疗师在家庭系统治疗中担任指导教化的重要作用
E. 家庭治疗仅关注个体心理健康
15. 以系统思想为指导的家庭治疗的关注范围变化是
A. 从将家庭视为人生幸福的港湾到重视其成为异常心理病灶的风险

B. 从注重病理心理学到强调积极心理学

C. 从个体心理健康迈向人际系统心理健康

D. 从关注缺陷到努力利用系统资源

E. 从权威教化转向平等助人

16. 长大以后由自己重新建造、组建家庭、养育子女的家庭称为

A. 原生家庭　B. 扩展家庭　C. 再生家庭

D. 核心家庭　E. 主干家庭

17. Carter 和 McGoldrick 将家庭生活周期从家庭中的某个时期开始划分，该时期和共有的阶段分别是

A. 婴儿期，7 个　B. 童年期，5 个　C. 青少年期，6 个

D. 成年期，5 个　E. 成年期，6 个

18. 婴儿对母亲的离开感到愤怒，当母亲回来后，又出现“余怒未消”，这种依赖类型为

A. 回避性依恋　B. 愤怒性依恋　C. 恐惧性依恋

D. 反抗性依恋　E. 躲避性依恋

19. 当众多事物组成一个新的系统时，新的事物出现，例如将齿轮和弹簧进行组装后成为一块手表。这个指的是

A. 系统是机械装置　B. 系统大于部分之和　C. 系统有生命有机体

D. 系统是开放的　E. 系统可以相互作用

20. 一位男性来访者带自己的女朋友前来就诊做伴侣治疗。治疗过程中发现此男人为已婚人士，而这位同来做伴侣治疗的女友并非婚姻中的妻子，治疗师应特别注意的原则是

A. 至善原则　B. 保密原则　C. 耐心原则

D. 中立原则　E. 回避原则

21. 系统式家庭治疗的观点认为正常的家庭如同生命系统一样。具有两个特点，其中第一个特点是在环境改变时会出现的变化是

A. 通过正反馈循环，可以维持系统的稳定性；通过负反馈循环，可以迎接改变

B. 通过负反馈循环，可以维持系统的稳定性；通过正反馈循环，可以迎接改变

C. 通过正反馈循环，可以维持系统的稳定性；通过负反馈循环，可以维持平衡

D. 通过负反馈循环，可以维持系统的稳定性；通过正反馈循环，可以维持平衡

E. 通过负反馈循环，可以维持系统的稳定性；通过正反馈循环，可以迎接改变

22. 家庭的功能**不包括**

A. 情感交流　B. 社会化　C. 经济功能

D. 抚养与赡养　E. 文化功能

23. 关于家庭治疗的概念以下描述**不准确**的是

A. 家庭治疗是以家庭为干预对象

B. 家庭作为一个整体参与到治疗中

C. 通过会谈、行为作业及其他非言语技术消除心理病理现象

D. 治疗的重点是寻找个体心理问题的根源

E. 解决个体或家庭所共同面临的问题

24. 家庭系统论的主要原则**不包括**

A. 系统大于部分之和　B. 家庭是一个开放的系统

C. 家庭系统如同机械装置　　D. 将家庭系统视为生命有机体
E. 家庭系统不断与家庭外系统发生交互作用

25. 家庭治疗的适应证<u>不包括</u>
A. 症状在某人身上，但反映的却是家庭系统有问题
B. 家庭对个体治疗起到了阻碍作用
C. 家庭对于患病成员的忽视或过分焦虑于治疗
D. 反复复发、慢性化精神疾病的患者
E. 重性精神病发作期

26. 家庭治疗一般<u>不适用于</u>以下情况中的
A. 青少年期的各种心理障碍　　B. 夫妻与婚姻冲突
C. 重性精神病恢复期　　D. 重性精神病发作期
E. 躯体疾病的调适

27. 关于家庭治疗的基本理论，<u>错误</u>的描述是
A. "第一控制论"阶段对应的是60年代及70年代的结构式或策略式
B. "第二控制论"阶段对应的是80年代发展出的观察一个系统的理论
C. 阿德勒和荣格的著作中记录了他们对患者家庭进行家庭治疗的大量案例
D. 混沌理论、自我组织概念和激进构成主义对系统治疗的理论和实践产生巨大影响
E. 精神分析治疗与系统理论和控制论结合被更广泛地运用到家庭治疗中

28. 在家庭治疗过程中<u>不需要</u>明确的是
A. 家庭处于生活周期中的位置
B. 每个家庭成员对"问题"的看法和定义
C. 强调家庭中谁是患者
D. 家庭当前如何解决"问题"的方法
E. 家庭成员在源家庭中的地位与体验

29. 以下选项中，<u>不属于</u>言语性干预目的的是
A. 延长治疗时间，加深治疗师与家庭系统中每个成员的信任关系
B. 了解家庭成员之间的差异，并通过使他们注意这些差异产生干预的效果
C. 差异性提问使家庭成员明白症状性行为的出现是有条件性的
D. 前馈提问可以使家庭成员在诱发因素的情况下采取正确的预防性行为
E. 治疗师通过假设提问，即提出看问题的多重角度，让成员自己认识自己，并有助于家庭行为模式改变，促进成员进步

30. 关于家庭治疗的概念，<u>不正确</u>的是
A. 家庭治疗是促进个体和家庭系统功能的一类心理治疗方法
B. 一个家庭内部及家庭与外界之间均会发生各种交互作用，应将家庭看作一个系统，一个干预单位
C. 个体的异常心理及行为亦是社会现象，受到人际系统内互动模式的影响
D. 家庭治疗不同流派、分支之间界限森严，亦不能和其他个体治疗相互转换应用
E. 家庭治疗受系统论、控制论的影响而发展起来

31. 关于家庭治疗的发展简史中的代表人物，叙述<u>不正确</u>的是
A. 阿德勒和荣格更加关注家庭关系

B. 弗洛伊德提出了“俄狄浦斯情结”，强调早期家庭关系对人格发展的影响，并在临床实践中与家庭成员进行交谈和治疗
C. 苏利文通过其明确的人际取向思想影响了大量的精神分析家，他追求精神病学、自然科学和社会人文科学的合作
D. 那萨·阿克曼出版了第一本有关家庭关系的诊断和治疗的书《家庭生活的心理动力学》
E. 默瑞·包文发展出“家庭系统理论”，体现了精神分析概念和系统论思想之间的结合

32. 关于家庭治疗的基本原理，叙述**错误**的是
A. 症状往往出现于持续展开的家庭生活周期发生变化、中断之时
B. 系统思维重视环境对个体的影响，同时强调人际互动中的个体对情境的整体认知和评价
C. 家庭治疗主要把人当作“黑箱”来对待，注重刺激与反应之间的简单关系
D. 患者的病态并不仅仅是内在的生物学因素构成的因果链条的最后一环，而是各种内因与外因之间互动关系的过程性、动态性表现
E. 系统式家庭治疗师与结构式家庭治疗师在关于“正常家庭”的观念上存在分歧

33. 下面选项中，**不属于**家庭治疗中需要了解的家庭动力学特征的是
A. 家庭中每个成员的器质性疾病史
B. 家庭的交互作用模式
C. 家庭的代际结构
D. 家庭成员各自对“问题”的看法和定义
E. 家庭解决当前问题的方法和技术

【A3/A4 型题】

（34～36 题共用题干）

家庭治疗是以家庭为干预单位，通过会谈、行为作业及其他非言语技术消除心理病理现象，促进个体和家庭系统功能的一类心理治疗方法。其在基本流程与操作技术上有很多特殊设置。

34. 对一个家庭进行家庭治疗的开始阶段，较之个体治疗需要特别注意的是
A. 了解家庭成员对于本次治疗的动机和期待
B. 了解家庭成员对当前问题的看法和解释
C. 了解家庭成员的社会文化背景
D. 故意淡化患者的患者角色
E. 以上均不需要特别注意

35. 一般家庭治疗的时间设置特点是
A. 长间隔的长时治疗　B. 短间隔的简快治疗　C. 长间隔的简快治疗
D. 短间隔的长时治疗　E. 以上均不是

36. 家庭治疗的总访谈次数一般控制在
A. 4 到 8 次　B. 6 到 12 次　C. 6 到 8 次
D. 1 到 2 次　E. 以上均不是

（37～39 题共用题干）

女性，33 岁，已婚，有一个孩子。目前丈夫在婚姻中出轨，想要和这位女士离婚。妻子

感到愤怒和失望，但不敢表达自己的真实内心，表示只要保持他们的婚姻，同意这个男人婚内出轨。妻子默认由第三者来缓解她和丈夫婚姻中的问题，担心离婚被他人笑话。补充：妻子自小获家庭宠爱，学习成绩优良，性格开朗，为人强势，喜欢掌控他人，做事理智。丈夫情感中较为讨好，一直在家里没有地位，目前在新的关系中体验到自己的价值。

37. 以下不是妻子的自我分化能力差的原因是

A. 过分地依赖丈夫　B. 独立勇敢
C. 婚姻中失去了自我　D. 习惯掌控他人
E. 过分在乎他人的看法

38. 妻子默认丈夫的出轨行为，在婚姻中引入了

A. 三角关系　B. 家庭投射　C. 情感隔离
D. 自我分化　E. 同胞位置

39. 如果治疗师采用鲍恩家庭系统治疗的方法进行治疗，则治疗中无需关注的是

A. 双方的自我分化水平　B. 情感隔离
C. 三角关系的意义　D. 威胁 - 奖赏模式
E. 核心家庭的情感过程

【B1 型题】

（40～43 题共用备选答案）

A. 循环提问　B. 去诊断，去“标签”　C. 前馈提问
D. 积极赋义　E. 差异性提问

40. 刺激家庭构想对于未来的人、事、行为、关系等的计划，故意诱导这些计划成为“自我应验的预言”。或者反过来，让有关人员设想在存在诱发因素的情况下如何使不合意的行为再现，以诱导针对这些因素的回避性、预防性行为。该技术是

41. 这种提问是在治疗师对“系统成员之间因为存在差异而产生互相影响”的假设引导下进行的，目的是了解家庭成员之间的差异，并同时使他们注意这些差异。该技术是

42. 在遵循常规诊断学原则进行诊断的基础上，家庭治疗师有时故意淡化诊断的重要性，利用矛盾心理，促使有关成员尝试积极的解决办法。该技术是

43. 对当前的症状及系统从积极的方面重新进行描述，所有形式的轻蔑、指责都不被提及而代之以一种新的看问题的观点。该技术是

（44～47 题共用备选答案）

A. 鲍恩家庭系统治疗　B. 体验性家庭治疗
C. 系统式家庭治疗　D. 结构性家庭治疗
E. 后现代家庭治疗

44. 研究原理并非仅仅注重实用技术的应用，提出自我分化的理论为

45. 提供一种家庭框架，帮助家庭看到成员之间情感的界限和彼此的联盟关系为

46. 治疗过程温暖而且注重个人情感体验，注重此时此地，相信个人的内在资源为

47. 每个家庭成员都深刻地被家庭所影响，同时也反过来影响家庭的系统为

（48～49 题共用备选答案）

A. 关系平等，相互尊重

B. 角色低会带来优越感和权力，角色高会带来劣势或卑微
C. 角色与地位与自我认同发生混淆
D. 每个人都是相同的
E. 家庭是机械的

48. “种子模式”的理解是
49. “威胁 - 奖赏模式”的理解是

二、多项选择题

1. 按治疗技术的风格，或干预的主要作用方向，家庭治疗可分为
A. 中间性　B. 理智性　C. 体验性
D. 策略性　E. 行动性
2. 家庭治疗的适应证包括
A. 青少年期的各种心理障碍　B. 各种心身障碍
C. 夫妻与婚姻冲突　D. 躯体疾病的调适
E. 重性精神疾病的发作期
3. 家庭治疗的禁忌证包括
A. 重性精神病恢复期　B. 重性精神疾病发作期
C. 偏执性人格障碍　D. 性虐待
E. 心身障碍
4. 家庭治疗在中国有后发之势的原因是
A. 中国文化最为重视家庭的和谐
B. 中国家庭数目庞大
C. 近年来，中国家庭在结构和功能上发生急剧的变化
D. 核心家庭已逐渐取代大家庭制度
E. 近年中国政策的变化导致家庭要面对艰巨和复杂的挑战
5. 下面关于家庭治疗代表人物的说法，正确的有
A. 弗洛伊德已经涉及家庭内部动力学的问题，提出了众所周知的“俄狄浦斯情结”，但在其临床实践中不愿与患者的家庭成员进行交谈
B. 在阿德勒和荣格的著作中可以很清楚地看到，他们更加关注家庭关系
C. 苏利文通过其明确的人际取向的思想影响了大量的精神分析家，这些人有很多为日后建立家庭治疗学作出了贡献
D. 20 世纪 50 年代是家庭治疗的奠基年代，有五种相互独立的学科及临床发展研究为家庭治疗的出现提供了舞台，分别为精神分析治疗、一般系统论、对于精神分裂症患者家庭的研究、儿童教育及婚姻咨询的发展、新治疗技术的发展
E. 20 世纪 50 年代，所谓的“第二代精神分析家”扮演着主角，但由于与系统理论和控制论的结合而修正了经典的精神分析学说。
6. 关于结构式家庭治疗的说法正确的有
A. 在 20 世纪 60 年代初期，很多治疗师更多地着力于家庭模式的改变，而不仅仅是在一种家庭的背景中处理家庭的问题
B. 萨尔瓦多·米纽琴发展了“结构式家庭治疗”
C. 米纽琴强调家庭内的等级组织、家庭系统的完整性以及各个子系统间各种相互

依赖、联系的功能。他认为这是决定一个个体在家庭中幸福与否的三个重要因素

D. 这种治疗着力于解决现实的问题，重视家庭问题出现及持续的社会环境

E. 米纽琴所谓的“结构”指的是持续起作用的、对系统进行调控的互动模式

7. 关于20世纪80年代后的家庭治疗的发展趋向，叙述正确的是

A. 家庭治疗的各个流派和学术思潮之间整合的趋势明显

B. 家庭治疗师们还把注意力投向伦理学的、社会文化的、哲学的以及认识论的课题

C. 20世纪80年代以来是“第一控制论”的时代，发展关于被观察系统的理论

D. 家庭治疗逐渐职业化和国际化

E. 从20世纪80年代初以来，混沌理论、自我组织概念和激进构成主义对系统治疗的理论和实践产生了巨大影响

8. 以下选项中，属于家庭治疗的基本原理的是

A. 系统的概念与系统式思维　　B. 建构主义

C. 依恋理论　　D. 反馈回路

E. 控制论

9. 弗里茨·B·西蒙提出的人际关系的四种类型有

A. 支持——弱冲突　　B. 支持——和谐

C. 反对——强冲突　　D. 既支持又反对——弱冲突

E. 既不支持也不反对——弱冲突

10. 以下选项属于家庭生活周期中的发展阶段的是

A. 幼年子女出生　　B. 子女成家立业脱离源家庭

C. 刚结婚建立家庭的夫妻　　D. 晚年的夫妻生活

E. 培养青少年子女

三、名词解释

1. 家庭治疗
2. 系统
3. 系统（式）思维
4. 家庭生活周期
5. 假设提问
6. 悖论（反常）干预
7. 单、双日作业
8. 记秘密红账
9. 角色互换练习
10. “厌恶”技术

四、简答题

1. 家庭治疗的主要理论观点有哪些？
2. 列举家庭治疗的分类方式。
3. 家庭治疗的适应证和禁忌证有哪些？
4. 20世纪50年代时期，哪些学科及临床发展为家庭治疗奠定了基础？
5. 家庭治疗的基本原理有哪些？

6. 家庭生活周期有哪些发展阶段？

7. 家庭治疗中应关注的家庭动力学特征有哪些？

8. 家庭治疗中，应对治疗目标与任务做哪些规划？

9. 列举家庭治疗的言语性干预技术。

10. 列举家庭治疗的非言语性干预技术。

五、论述题

1. 请详细叙述你已掌握的几种干预技术（言语性和非言语性技术）。

2. 论述家庭治疗的特点。

参考答案

一、单项选择题

【A1 型题】

1. C　2. B　3. D　4. D　5. B　6. A　7. C　8. B　9. D　10. E

11. C　12. B　13. D　14. A　15. C　16. C　17. E　18. D　19. B　20. A

21. B　22. E　23. D　24. C　25. E　26. D　27. C　28. C　29. A　30. D

31. B　32. C　33. A

2. 解析：家庭治疗不仅仅关注患病的个体，而是把个体放在家庭的背景中观察，注意家庭系统的偏常现象。家庭治疗是将家庭看成一个系统，进行整体的扰动，而不是将每个成员看成患者进行个体治疗，并且在治疗过程中应淡化患者的角色。

9. 解析：家庭治疗不是在患者或咨客家里，而是在专用治疗室里进行。由于家庭治疗并不期望通过说教而在短期内取得效果，为了给家庭有充足的时间在日常生活中发生变化，两次访谈中间间隔时间比其他心理治疗疗法要长。总访谈次数一般在 6 到 12 次，超过 12 次仍未见效时，应检查治疗计划并重新确定该家庭是否适合此种形式的治疗。

10. 解析：目的不仅仅是了解家庭成员之间的差异，同时使他们注意这些差异。这种技术的意义是多重的：首先，提问的本身就在被提问者及其他听者那里制造了差异，因此而向系统“输入”了信息，也就是执行了干预的功能。其次，那些突显出差异的问题还使各成员领悟到某种行为的出现是有情境条件性的，并非总是所谓“内因性疾病”的不可自控的症状。另外，还可以教会各成员以循环因果的，而不是以直线因果式的观点看待问题。

【A3/A4 型题】

34. D　35. C　36. B　37. B　38. A　39. D

【B1 型题】

40. C　41. A　42. B　43. D

解析：差异性提问涉及压缩症状，扩展无症状的时间、场合或人事的情景性问题，使当事人受到启示——症状性行为的出现是有条件性的。循环提问是向一位家庭成员询问有关其他家庭成员行为及相互间关系的问题，然后又向另一位成员如此提问，目的是了解家庭成员之间的差异，并同时使他们注意这些差异。注意两者的区别比较。

44. A　45. D　46. B　47. C　48. A　49. C

二、多项选择题

1. BCE　2. ABCD　3. BCD　4. ABCDE　5. ABCDE　6. ABCDE
7. ABDE　8. ABCDE　9. BCDE　10. ABCDE

三、名词解释

1. 家庭治疗：是以家庭为干预单位，通过会谈、行为作业及其他非言语技术消除心理病理现象，促进个体和家庭系统功能的一类心理治疗方法。

2. 系统：是自我组织、自我生产、自我修复、自我复制着的生存单元。不仅指由物理、化学过程构成的生命体，也包括由交流、互动构成的社会系统，社会系统内各个成员之间的相互交流，以及由这些交流所引发的生理心理过程及其后果。

3. 系统（式）思维：是指一种观察、描述的方法。从某成员与其他成员的关系出发，而非由内因来解释其行为。

4. 家庭生活周期：杰·海里于 1973 年提出了家庭生活周期（family life cycle）概念并引入了家庭治疗领域。他认为："症状往往出现于持续展开着的家庭（或其他人类群体）生活周期发生变化、中断之时。此时，症状是一种信号，表示家庭在克服其生活周期某一阶段的问题时遇到了麻烦。"家庭生活周期从家庭中的子女成年开始划分，共有六个阶段。

5. 假设提问：基于对家庭背景的了解，治疗师从多个角度提出有时是出乎意料的关于家庭的疑问。这些假设须在治疗会谈中不断验证、修正，并逐步接近现实。

6. 悖论（反常）干预：要求患者故意保持或"加重"症状行为。这是"以毒攻毒"的治疗技术，常常可以迅速控制适应不良行为。

7. 单、双日作业：要求患者在星期一、三、五和星期二、四、六作出截然相反的行为；其他家庭成员观察患者两种日子里的行为各有什么好处。此类作业的作用是引起对原有的退化、适应不良行为产生领悟。

8. 记秘密红账：针对"缺陷取向"的行为如"记黑账""说坏话"而设计。令家庭成员对患者的进步和良好表现进行秘密记录，不准记坏表现和症状，直到下次会谈时才由治疗师当众宣读。患者也得记录父母的优点与进步。

9. 角色互换练习：让家庭成员定时，或因事而定，交换在家中互相之间承担的角色，最好具体化到与当前问题有关的情境、事务中。

10. "厌恶"技术：源自行为治疗的技术，治疗师以善意、戏谑的方式，令家庭准备玩具水枪或橡皮筋，当出现适应不良行为时便瞄准行为者眉心射击或弹击，能快速终止某些适应不良行为模式。

四、简答题

1. 答题要点：(1) 家庭是由互相关联的个体和子系统以血缘、婚姻、家族文化的代际传递、行为反馈等复杂方式自我组织起来并持续发展的开放系统和因果网络。家庭内部及家庭与外界之间发生的各种交互作用，可以称为家庭动力学过程。

(2) 个体的异常心理及行为，不仅仅是发生于个体内部的过程，而且也是社会现象，受到人际系统内互动模式的影响，或者其本身就是对于系统过程的反应或干预调节。家庭治疗不仅仅关注患病的个体，而是把个体放在家庭的背景中观察，注意家庭系统的偏常现象。

2. 答题要点：按治疗目标，可以分为：①解决家庭问题（如策略式或行为家庭治疗）；②中间形式（结构式家庭治疗）；③重塑家庭（如精神分析、系统式家庭治疗及家庭系统治疗）。

按治疗技术的风格，或干预的主要作用方向，可以分为：①理智性；②体验性；③行动性。

3. 答题要点：家庭治疗的临床适应证较广，适用于青少年期的各种心理障碍、心身障碍、夫妻与婚姻冲突、躯体疾病的调适、重性精神病恢复期等。家庭治疗主要用于核心家庭中，符合下列情况者均可进行家庭治疗：

(1) 家庭成员之间有冲突，经过其他治疗无效。

(2)“症状”在某人身上，但是反映的却是家庭系统有问题。

(3) 在个别治疗中不能处理的个人冲突。

(4) 家庭对于患病成员的忽视或者对治疗的过分焦虑。

(5) 家庭对个体治疗起了阻碍作用。

(6) 家庭成员必须参与某个患者的治疗。

(7) 个别心理治疗没有达到预期在家庭中应有的效果。

(8) 家庭中某人与他人交往有问题。

(9) 有一个反复复发、慢性精神疾病患者的家庭。

家庭治疗的禁忌证是相对的。只有在重性精神病发作期、偏执性人格障碍、性虐待等情况下，不首选家庭治疗。

4. 答题要点：根据高登拜克(Goldenberg)的意见，有五种相互独立的学科及临床发展为家庭治疗的出现提供了舞台：

(1) 精神分析治疗：被运用于更广泛的情绪问题，包括扩展到整个家庭的问题。

(2) 一般系统论：主要研究互相关联的、构成整体的各部分间的关系。

(3) 对于精神分裂症患者家庭的研究：家庭在疾病形成中的角色受到特别重视。

(4) 儿童教育及婚姻咨询两个领域的发展。

(5) 对新治疗技术，如集体治疗的兴趣日益增长。

5. 答题要点：家庭治疗是一种以系统论、控制论、信息论、建构主义及依恋理论为理论基础，通过会谈和行为作业，对以家庭为单位的人际系统进行干预的心理治疗技术。家庭也可以理解为是由互相关联的个体和子系统以血缘、婚姻、家族文化的代际传递、行为反馈等复杂方式自我组织起来并持续发展的开放系统和因果网络；整个系统是一个信息交流的过程，控制是通过信息的传递、变换、加工、处理来完成信息交流。控制论帮助我们去理解家庭是如何运转的。家庭系统在获得信息的过程中，通过反馈通路来控制和维持系统的稳定；渐渐发现家庭成员的信念也深刻影响他们每个人的行为，文化促成了这些信念的形成。因此提出了建构主义理论。当治疗开始关注家庭系统、家庭的运转模式及个人的信念时，很多治疗师将关注点放在人与人的依恋关系上。随着理论的不断深入拓展，也推动了家庭治疗的发展。

6. 答题要点：子女成年，通过婚姻建立家庭，年轻夫妇，养育幼年子女的家庭，养育青少年子女的家庭，子女解离，求偶，结婚，晚年的家庭。

7. 答题要点：

(1) 家庭的社会文化背景。

(2) 了解家庭的交互作用模式。

(3) 家庭在其生活周期中的位置。

(4) 家庭的代际结构。

（5）家庭成员各自对“问题”的看法和定义，以及家庭对“问题”起到的作用。

（6）家庭解决当前问题的方法和技术。

（7）绘制家谱图。

8. 答题要点：引起家庭系统的变化，创造新的交互作用方式，促进个人与家庭的成长。

（1）打破不适当的，使问题或症状维持、慢性化的“恶性循环”因果环路，建立适应良好的反馈联系，以使症状消除；

（2）重建家庭互动规则，消除家庭中回避冲突惯常机制，引入良好的应付方式，改善代际关系与家庭成员间的相互交流。

（3）引发家庭中可见的行为变化，而非着力于对问题的领悟。

（4）提高解决问题、应付挑战的能力。给“问题”家庭提供新的思路、新的选择，发掘和扩展家庭的内在资源。

9. 答题要点：循环提问、差异性提问、历程式提问、前馈提问、假设提问、积极赋义和改释、去诊断，消除“标签效应”。

10. 答题要点：艺术性技术、家庭作业（悖论反常干预、单双日作业、记秘密红账、角色互换练习、“厌恶”技术）、家庭雕塑、冰山日记。

五、论述题

1. 答题要点：

言语性干预技术：循环提问、差异性提问、前馈提问、历程式提问、假设提问、积极赋义和改释、去诊断，消除“标签效应”；非言语性干预技术：艺术性技术、家庭作业（悖论反常干预、单双日作业、记秘密红账、角色互换练习、“厌恶”技术）。

2. 答题要点：

家庭治疗是一种以系统论、控制论、信息论、建构主义及依恋理论为理论基础，通过会谈和行为作业，对以家庭为单位的人际系统进行干预的心理治疗技术。与个体治疗相比，它重视症状在人际系统中的功能，而不是将其视为纯粹的障碍、病态，或是直线因果链上最后的个人性结局。这种资源取向思维模式反对给咨客贴诊断标签，不将咨客称为患者，而是利用各种治疗技术改革各当事人对问题的看法，将他们的注意力转移、扩展到无症状、无问题的时间、空间，以促进个体行为和家庭动力学模式的改变。

家庭治疗有如下特点：①在如何看待家庭与心理健康的关系方面，既将家庭视为人生幸福的港湾，也重视其成为异常心理病灶的风险。②家庭治疗的关注范围，从个体心理健康迈向人际系统心理健康，从心理动力学扩展到家庭动力学。③通过家庭结构、家庭界限、家庭规则、家庭子系统、家谱图绘制家庭蓝图，通过冰山图隐喻个人内在系统。④价值取向与工作重心，从注重病理心理学到强调积极心理学，从关注缺陷到努力利用资源，从矫治病态扩大到提前预防、维持良好功能。相信来访者及家庭有改变的可能，会拥有改变的资源。⑤治疗师的角色，从权威教化转向平等助人，从单向干预提升到对系统的扰动。对家庭既有陪伴、引领、干预，也有相信和尊重。

（冯 坤 赵旭东 马希权）

第八章　创 伤 治 疗

学 习 纲 要

【本章学习目的与要求】

目的：通过本章学习，了解创伤治疗的相关概念和发展历史，了解心理创伤和创伤治疗的基本理论，熟悉创伤后常见的反应类型及创伤评估的基本内容，熟悉创伤治疗的基本过程、核心原则和技术，了解治疗师在创伤治疗中的作用及创伤治疗的应用范围和相关注意事项，学会心理创伤的初步评估和治疗方法。

掌握：

1. 心理创伤的相关概念和受创后不同反应及创伤类型。
2. 创伤后常见的反应类型及创伤评估内容。
3. 创伤治疗的核心原则和基本技术。

熟悉：

1. 心理创伤的基本理论。
2. 创伤治疗的基本理论。
3. 创伤治疗的基本过程。

了解：

1. 创伤治疗的必要性和特殊性。
2. 心理创伤和创伤治疗的发展历史。
3. 创伤治疗的适用范围和注意事项。

【本章主要内容】

第一节　心理创伤和创伤治疗概述

1. **心理创伤**　是指由严重惊吓引起的精神状态，特别是有害影响持续长时间的精神状态。

2. **创伤性事件**　是指那些严重威胁个体安全或者躯体完整性，引起个体身心巨变的威胁性的、灾难性反应的事件，通常使个体感受到强烈的恐惧、无助、失控和毁灭性的威胁。

3. **心理创伤的类型**　心理创伤常常分为Ⅰ型创伤和Ⅱ型创伤两类。Ⅰ型创伤通常发生在成年期，为一次意外事件发生后出现的功能不良性反应，创伤后应激障碍的症状表现比较典型。Ⅱ型创伤通常与儿童期开始反复发生的严重负性事件有关。一般是重复累积的严重创伤过程，由于发生在儿童期，个体的心理功能尚未发育成熟，处于发展过程中，通常创伤后应激障碍的症状表现复杂。

4. **创伤事件的分类** 创伤性事件有两种分类。第一种按创伤事件波及的范围大小，分为灾难性事件（catastrophic events）和负性生活事件（negative life events）。灾难性事件是在人们生产、生活活动过程中突然发生的、违反人们意志的、迫使活动暂时或永久停止，并且造成大量的人员伤亡、经济损失或环境污染的意外事件。而负性生活事件是指人们在日常生活中或成长过程中发生的一些不良事件。第二种分类是按是否牵涉到直接人为的因素或故意的因素，分为人为事件（man-made incidents；intentional incidents）和非人为事件（natural incidents；unintentional incidents）。非人为事件是指自然灾害（natural disasters）或者非人为原因引发的事故；人为事件是指由人有意发起的会使人身心受威胁的灾难性事件。

5. **创伤治疗的含义** 指针对经历创伤性事件并形成心理创伤的患者的心理治疗。它并不是一种治疗方法或者一种治疗模式，而是由多种治疗方法构成，针对患者心理创伤进行干预治疗模式的总和。

6. **心理创伤和创伤治疗的历史** 早在18世纪中期，学者就对当时流行的癔症（Hysteria）的属性进行研究，随着神经病学的发展，人们逐渐发现创伤的神经生理学特点。最早的心理创伤研究始于西格蒙德·弗洛伊德（Sigmund Freud），他认为个体精神方面的症状是创伤性经历的结果。第一次和第二次世界大战让大量的精神科医生和精神分析师开始针对士兵进行创伤治疗，累积了大量创伤群体治疗和创伤治疗的经验。除了早期精神分析学派的疗法和谈话疗法外，后期提出了创伤的认知行为疗法、眼动脱敏和再加工治疗，并已成为创伤治疗的重要方法之一；绘画、音乐、舞蹈、阅读、叙事治疗等系列方法也被用于创伤治疗；最新的虚拟现实技术（virtual reality，VR）被用到创伤治疗中，它属于认知行为治疗的范畴。

第二节 心理创伤和创伤治疗的基本理论

1. **心理创伤的精神分析学派基本理论** 精神分析学派最早系统性地提出心理创伤的理论。他们认为创伤事件本身不是最重要的，重要的是个体的创伤性记忆，强调潜在无意识幻想的创伤性作用，弗洛伊德强调创伤是被压抑的性本能所导致的，而荣格则关注各种创伤形成的情结。

2. **心理创伤的认知行为基本理论** 包括认知理论、行为理论、信息加工理论、社会认知理论、双重代表理论。认知理论认为，在创伤应激下个体的注意力相当狭窄，短期记忆力明显受损，创伤记忆就以碎片化的形式保存在个体大脑中，缺乏细节、时间背景和顺序等。接触扳机事件后，创伤的记忆片段被激活，出现了功能不良性的认知，引发功能不良性的行为策略。这种功能不良性的应对策略使患者没有机会去接触扳机事件或类创伤经历，从而发现并纠正其认知歪曲，完成创伤记忆的整理。这样就使得创伤后应激障碍（post-traumatic stress disorder；PTSD）的症状持续下来，形成了恶性循环。

3. **心理创伤的影响因素** 与创伤事件本身有关，也跟个体的易感性有关。创伤经历本身包括创伤事件的类型与强度、个体创伤时的反应。个体易感性指创伤后个体对事件的认知和应对、个体所拥有的社会支持和社会联结，个体创伤前的特质，如性别、年龄、社会经济地位、创伤经历、既往心理健康程度和遗传因素等。

4. **创伤治疗动力学取向的基本理论** 心理动力取向的治疗理论认为大部分经历创伤

的个体会采用分离的防御机制有意遗忘或压抑这些经历来防御焦虑，治疗的过程着重于加强安全感和稳定性，帮助患者将对丧失和创伤的痛苦体验表达出来，重建创伤记忆，对患者的自我、人际关系和社会功能进行连接、整合和修复。

5. **创伤治疗的认知行为治疗理论** 认知治疗包括引导患者重新思考对于自己、他人以及与创伤有关的情形或事件的负性认知和信念，重新评估这些消极的假设推论，建立一个更具适应性的对自我和对他人的信念，在特定的背景下动态理解创伤性事件。聚焦于创伤的认知行为治疗主要包括心理健康教育、放松训练、暴露治疗、认知重建和行为试验等，其中最重要的是暴露和认知重建。认知行为治疗通过认知宣教、放松训练、情绪表达调控、认知加工应对等方案引导患者重新思考自己、他人及与创伤有关环境的负性认知和信念，重新评估消极的假设推论，建立一个更具肯定性的假设，对创伤性事件做出更详细和连贯的理解。

6. **眼动脱敏和再加工治疗** 由夏皮罗博士创建，让患者双眼睁开，眼睛追随着治疗师移动的手指向双侧快速移动，同时要求患者想象经历创伤的情景，注视创伤性经历，重新体验负性认知，并将与创伤相关的认知和情感语言化。快速眼动可以调整大脑的神经生物状态，减轻创伤性记忆的反复体验发作的程度，减轻负性情感。

第三节 创伤后常见的精神障碍

1. **创伤后应激障碍** 是创伤后出现的一种心理障碍，通常是慢性的，症状往往持续1个月以上，在创伤后数月、数年甚至几十年后出现。PTSD主要包括三类症状：创伤事件的再体验、对创伤相关刺激的回避和一般反应的麻木感以及维持高唤醒水平。

2. **创伤后常见的精神障碍** PTSD、急性应激障碍（acute stress reaction，ASD）、创伤后常见的其他精神障碍，其中包括抑郁症、创伤性哀伤、广泛性焦虑、惊恐发作、解离障碍、躯体症状及相关障碍、物质相关及成瘾障碍、精神分裂症谱系及其他精神病性障碍、自伤自杀、伤人与人格障碍。

3. **解离** 是指对通常意识、记忆、身份或对环境知觉的整合功能的解离，主要是人的思维、感受、知觉和记忆的减少或改变所引起的正常意识的变化。

4. **躯体症状及相关障碍（somatic symptom and related disorders）** 包括躯体症状障碍、疾病焦虑障碍、转换障碍（功能性神经症状障碍）、影响其他躯体疾病的心理因素、做作性障碍、其他特定的躯体症状及相关障碍及未特定的躯体症状及相关障碍。

5. **心理创伤的评估** 心理创伤的评估包括临床访谈、结构化访谈、心理测验、躯体疾病和生理反应评估四部分。

6. **临床访谈** 临床访谈通常会涉及患者及相关个体或群体的生命安全的评估、心理稳定性和对应激的耐受性的评估、创伤经历的评估、创伤后反应的评估。

第四节 PTSD的治疗

1. **创伤治疗的核心原则** 提供和保障安全；提供和保障稳定；保持积极稳定的治疗关系；个性化治疗；监控和控制反移情。

2. **创伤治疗的基本技术** 除了基本的非特异性治疗技术外，常见的创伤治疗技术有心理教育（宣教）、稳定化即情感耐受性训练、认知重构技术或认知治疗、创伤暴露和创伤加工技术、认知加工技术、眼动脱敏与再加工、问题解决、精神动力治疗、人际关系治疗、家庭系统治疗和艺术治疗等。

3. **稳定化** 即情感耐受性训练。针对创伤患者的情绪情感减压和调控训练，一般分为两个方面，一是针对治疗过程中出现的、急性发作的、不稳定的情绪及症状进行处理的稳定化技术；二是针对长期情绪失调的干预，包含放松训练、认知训练（如情绪的识别和区分、识别和质疑自动化思维、释放紧张的行为等）。

4. **暴露治疗** 是指治疗师和患者所参与的、任何可以唤起或激发患者对创伤事件记忆的活动，既包括患者对创伤事件的记忆，也包括患者与治疗师对创伤事件的讨论，或将事件写下来，读给治疗师听。

5. **认知治疗或认知重建** 一种结构化的认知治疗，是以书写的形式暴露于创伤记忆。引导患者认识到其情绪行为反应与认知之间的关系，重新思考自己对于自我、他人和未来的负性信念，学会将那些功能不良性的认知转变成功能适应性的认知，情绪生理反应就会不再那么强烈。

6. **眼动脱敏与再加工** 通过眼动促进对创伤性事件的认知加工，激发大脑的自然康复机制，将创伤性记忆转化为普通的记忆，通过对记忆表象、消极想法和躯体感受进行工作，促进对创伤事件的信息加工过程及对创伤相关的负性认知的重构。

第五节 创伤治疗的应用与注意事项

1. **应用范围** 可广泛应用于创伤性事件造成的心理创伤中，包含创伤事件造成的PTSD患者、早期遭受性虐待或者人际家庭暴力的儿童青少年、长期遭受人际家庭暴力的患者。

2. **注意事项** 有时并不能彻底消除或解决患者的创伤，只能使患者的情绪情感处于可承受和控制范围内，使其重返社会生活；对儿童青少年进行创伤治疗要注意方案的针对性和创造性；对高度焦虑、重度抑郁、急性精神病患者、严重自杀企图者、对创伤事件怀有无法抵抗内疚和羞耻感患者、情感调节能力严重缺损患者、近期刚经历创伤事件患者、药物（毒品或物质）滥用者等特殊情况的患者，需要谨慎选择暴露疗法。

【难点与注意点】

1. **受害者对创伤事件的不同反应和创伤类型** 事件是否构成创伤性取决于事件，也取决于个体。Ⅰ型创伤和Ⅱ型创伤具有不同的特点，Ⅱ型创伤的患者需要更小心的处理。

2. **创伤后常见的精神障碍** 包括抑郁（包括抑郁症、创伤性哀伤、精神病性抑郁）、焦虑（包括广泛性焦虑、惊恐发作、创伤后恐惧）、创伤后应激障碍（包括ASD和PTSD）、解离障碍、心身反应、药物和酒精依赖、复杂型PTSD、边缘性人格障碍（borderline personality disorder，BPD）躯体症状及相关障碍、物质相关及成瘾障碍、精神分裂症谱系及其他精神病性障碍、自伤自杀、伤人与人格障碍。了解创伤后常见的精神障碍，对患者的创伤治疗尤为重要。

3. **心理稳定性和应激耐受性评估** 心理稳定性评估是心理健康评估的重要步骤，对患者创伤耐受性的评估要注意避免二度创伤。

4. **创伤经历的评估** 在某些个案中，如果个案的心理状况比较稳定，可以先询问创伤事件，再关注事件对患者的影响；如果个案的心理症状变得十分明显，则关注其心理状态比关注症状的原因会更重要。在进行创伤评估时，特别要注意一些原则，如评估前治疗关系的建立，了解来访原因，治疗师以非批判性的态度进行提问，注意自己的身体语言，在引发强烈情绪前做稳定化处理等。

5. **创伤治疗的注意事项**。

习 题

一、单项选择题

【A1 型题】

1. 心理创伤是指
   A. 导致心理疾患的负性心理事件
   B. 严重威胁个体安全或者躯体完整性的灾难性事件
   C. 火山地震等事件造成的心理问题
   D. 负性生活事件所引起的个体的心理问题和症状
   E. 个体经历的涉及死亡或死亡威胁的事件
2. 属于生活事件的是
   A. 地震　　B. 台风
   C. 强奸　　D. 战争
   E. 大型交通事故
3. Ⅰ型创伤的特点是
   A. 重复发生的严重的创伤过程　　B. 个体常处于心理发展过程中
   C. 在儿童期发生　　D. 具有 PTSD 的症状特点
   E. 可能和长期的虐待有关
4. 创伤性回忆是
   A. 单一的、片段的知觉回忆　　B. 一定和创伤经历有关
   C. 听觉回忆最常见　　D. 回忆常随着时间的流逝而减少
   E. 叙事性的回忆为主
5. 创伤性神经症是
   A. 精神分析理论　　B. 认知行为理论
   C. 人格结构性分离理论　　D. 背叛创伤性理论
   E. 回避编码理论
6. 在对某个家庭暴力患者的创伤治疗方案中，治疗师给了该患者一本宣传手册，里面有关于对家庭暴力的常见误解，可求助的社会机构以及其他社会资源。这个治疗师采用的是
   A. 心理动力取向的治疗　　B. 认知行为治疗
   C. 眼动脱敏和再加工治疗　　D. 阅读治疗
   E. 虚拟现实治疗
7. 当创伤事件的片段如同黑白影片中的一个个画面在当事人的脑中反复闪现时，当事人出现的创伤后反应是
   A. 焦虑　　B. 抑郁
   C. 精神病性症状　　D. 解离

E. 创伤后应激障碍

8. 创伤评估中的首要任务是

A. 评估患者的生命状况 B. 评估患者的心理稳定性

C. 评估患者的应激耐受性 D. 评估患者的创伤经历

E. 评估患者的创伤反应

9. 属于结构式访谈的是

A. 创伤治疗师用的PTSD量表（CAPS）

B. 明尼苏达多相人格测试

C. 创伤后诊断量表（PDS）

D. 创伤后应激评估（DAPS）

E. 多维解离量表（MDI）

10. 让心理创伤患者学习正确地觉知和识别自己的情绪属于

A. 心理教育 B. 情感耐受性训练

C. 认知重构 D. 创伤暴露和创伤加工

E. 促进未来安全和发展的技能训练

11. 创伤治疗可用于

A. 抑郁症患者 B. 精神病患者

C. 早期遭受性虐待患者 D. 惊恐发作患者

E. 解离患者

12. 保证心理创伤患者能有固定居所、食物属于

A. 提供和保障安全 B. 提供和保证稳定

C. 保持积极稳定的治疗关系 D. "定制式"的治疗

E. 监控反移情

13. 关于创伤治疗，下列选项正确的是

A. 治疗师能彻底消除患者的创伤反应

B. 儿童青少年对于心理创伤的承受能力和处理能力相对较弱

C. 采取统一的方案应对团体中的创伤患者比采取个性化的方案要好

D. 对于最近刚刚经历创伤事件的患者可以采取暴露疗法

E. 心理创伤会随着事件流逝逐渐好转，不会影响一生

14. 关于心理创伤的说法中，<u>不正确</u>的是

A. 是由创伤性事件所引起的

B. 是负性生活事件所引起的个体的心理问题及症状

C. 会给患者带来身心的痛苦，对其精神造成强烈的冲击

D. 也有学者认为就是指创伤事件本身

E. 是个体直接经历涉及死亡或死亡威胁，或危及身体完整性的事件

15. 下列选项中，<u>不会</u>影响事件是否会对个体造成心理创伤的是

A. 事件发生的时间 B. 事件本身的性质

C. 事件对患者的意义 D. 个体的社会支持系统的完善程度

E. 个体的个性特征

16. Ⅰ型创伤具有的特点<u>不包括</u>

A. 偶发性的创伤事件　　B. 非恰当性的功能反应
C. 在儿童期发生　　D. 具有 PTSD 的症状特点
E. 可能是一次交通事故后出现的症状

17. 不属于精神分析学派对心理创伤的理论观点的是
A. 创伤是儿童早年的性幻想和伦理道德的冲突导致的
B. 强调潜在的无意识幻想的创伤性作用
C. 分离是个体抵制潜在心理损害的一种常见的心理防御方式
D. 现在的精神分析治疗师特别关注患者的认知和承受伤害的能力，帮助他们发展出适宜的应对机制，从而在创伤中获得成长
E. 对于出现创伤相关分离障碍的患者来说，人格的分离是和他们缺乏相应的整理能力密切相关的

18. 不属于创伤后常见精神障碍的是
A. 焦虑　　B. 双向心境障碍
C. 创伤后应激障碍　　D. 解离
E. 药物和酒精依赖

19. 对创伤患者的心理创伤评估不包括
A. 临床访谈　　B. 结构化访谈
C. 心理测验　　D. 生理健康评估
E. 物质评估

20. 情感耐受性训练指
A. 稳定化技术　　B. 放松训练
C. 识别和质疑自动化思维　　D. 认知重构
E. 抵制释放紧张的行为

21. 创伤反应的评估中不涉及
A. 患者的激活再体验反应　　B. 患者的回避反应
C. 患者的情感失调情况　　D. 患者的环境情况
E. 患者的症状反应

22. 创伤治疗的适应人群不包括
A. 抑郁症患者　　B. 创伤后应激障碍患者
C. 长期遭受性虐待的患者　　D. 长期遭受家庭暴力的患者
E. 早期遭受情感虐待的患者

【A3/A4 型题】

（23～24 题共用题干）

临床上治疗心理创伤的模式并不单一，由于心理创伤和一般的心理问题和障碍还是有所区别，所采用的治疗方式可能略有不同。

23. 强调运用非言语的象征方式表达患者潜意识中隐藏的内容，连接意识和无意识，身体动作和内心感受，使心理创伤得到治愈和转化的疗法是
A. 心理动力学取向的治疗方法　　B. 认知行为疗法
C. 眼动脱敏和再加工治疗　　D. 绘画治疗
E. 虚拟现实治疗技术

24. 对于眼动脱敏和再加工治疗理论，正确的描述是
    A. 以治疗时间相对较长、但彻底神奇著称
    B. 目前只应用在心理创伤的治疗中
    C. 眼动脱敏和再加工治疗加速了信息处理和创伤性记忆的适应性解决，在治疗中产生类似快速眼动睡眠的神经生物状态
    D. 在脑海中想象经历创伤的情景，重新体验负性认知时，将与创伤相关的认知和情感图片化
    E. 该疗法培训相对简单，缺乏科学性

（25～26 题共用题干）

创伤后应激障碍是心理创伤后一种常见的创伤后反应。一般分为两种，有急性应激障碍（ASD）和创伤后应激障碍（PTSD）。

25. 对创伤后应激障碍的说法正确的是
    A. PTSD 和 ASD 在创伤人群中十分普遍
    B. PTSD 的症状主要是创伤事件的再体验和对创伤相关刺激的回避
    C. ASD 不能随着时间自发消失
    D. PTSD 的诊断需要等半年之后
    E. ASD 是 3 个月内表现出的症状

26. 一个曾经在公园的松林里遭遇过性侵犯的人，再次闻到松树的气味时再一次体验到曾经的痛苦情绪是由于
    A. PTSD 的侵入性体验　　B. PTSD 的扳机激活体验
    C. PTSD 的回避反应　　D. PTSD 的防御性遗忘
    E. PTSD 的警觉反应

【B1 型题】

（27～30 题共用备选答案）
    A. 认知理论
    B. 行为理论
    C. 信息加工理论
    D. 社会认知理论
    E. 双重代表理论

27. 通过经典条件反射习得了恐惧，是指

28. 个体形成了记忆恐惧网络才导致创伤的发生，而记忆恐惧网络引发了逃跑和回避行为，是指

29. 个体的情绪、行为反应与生理不适不仅与事件或环境有关，更重要的是与个体当时的自动化思维有关，是指

30. 把信息加工理论和社会认知理论结合起来，是指

二、多项选择题

1. 创伤性事件是否会造成心理创伤取决于
    A. 事件发生的时间　　B. 事件本身的性质
    C. 事件对患者的意义　　D. 患者社会支持系统的完善程度

E. 患者年龄的大小

2. 以下关于创伤理论的说法中，正确的是

A. 精神分析学派强调个体对创伤事件的记忆而不是创伤事件本身

B. 行为理论认为动物和人类均是通过经典条件反射习得了恐惧

C. 认知行为理论认为PTSD患者的回避行为是通过经典条件反射建立起来的

D. 信息加工理论认为因为个体形成了记忆恐惧网络才导致创伤的发生，而记忆恐惧网络引发了逃跑和回避行为

E. 双重代表理论把信息加工理论和社会认知理论结合起来，认为感觉输入取决于有意识和无意识的信息加工过程，从而形成两类记忆

3. 对于创伤的艺术治疗包括

A. 绘画治疗　　B. 阅读治疗

C. 书法治疗　　D. 音乐治疗

E. 舞蹈治疗

4. 创伤性回忆是

A. 单一的、片段的知觉回忆　　B. 一定和创伤经历有关

C. 画面回忆最常见　　D. 回忆不能随着时间的流逝而减少

E. 叙事性的回忆为主

5. 下列关于PTSD说法正确的是

A. PTSD常常被认为是由1种(或多种)方式接触于实际的或被威胁的死亡、严重的创伤或性暴力

B. PTSD的特征，如再体验、回避行为和高唤醒水平

C. PTSD患者常常会有分离性反应(例如闪回)，感觉或举动类似创伤事件重复出现

D. 造成PTSD接触于象征或类似创伤事件某方面的内在或外在线索时，产生强烈或持久的心理痛苦

E. PTSD患者可能出现躯体化、解离、认同障碍或人际关系障碍等

6. 情感耐受性训练包括

A. 稳定化技术　　B. 放松训练

C. 识别和质疑自动化思维　　D. 认知重构

E. 创伤加工

7. 创伤后精神障碍包括

A. 双向心境障碍　　B. 季节性抑郁

C. 抑郁症　　D. 精神病性抑郁

E. 创伤性哀伤

8. 下列属于创伤性事件的有

A. 台风　　B. 泥石流

C. 战争　　D. 强奸

E. 暴力冲突

9. EMDR的实施流程包括

A. 收集患者病史

B. 准备(寻找并发现要处理的记忆，进行至少1个月的稳定化处理)

C. 评估、加工过程、脱敏

D. 植入正性认知

E. 身体扫描、结束、再评估

10. 对创伤经历进行评估时要注意的原则包括

A. 评估前，建立基本的信任和友好的治疗关系

B. 评估前了解患者的来访原因

C. 要以独立和批判性的态度问问题，因为患者可能说谎

D. 当创伤暴露引发强烈情绪时，治疗师需要用冷处理的方式让患者自行平复情绪，否则可能引起移情反应

E. 无须进行反复评估

三、名词解释

1. 心理创伤
2. 创伤性事件
3. 创伤治疗
4. 认知行为治疗
5. 眼动脱敏和再加工治疗
6. 绘画治疗
7. 创伤后应激障碍
8. 解离
9. 激活再体验反应
10. 创伤暴露

四、简答题

1. 简述创伤性事件是否构成心理创伤的影响因素。
2. 简述Ⅰ型创伤和Ⅱ型创伤的特点。
3. 简述认知行为理论对心理创伤的基本理论观点。
4. 简述EMDR的治疗规程。
5. 简述常见的创伤后精神障碍。
6. 简述创伤后应激障碍的症状特点。
7. 简述创伤治疗的基本技术。
8. 简述心理创伤的评估内容。
9. 简述创伤治疗的基本过程。
10. 简述创伤治疗的核心原则。

五、论述题

1. 女性，大三学生，下课后回寝室开门发现室友上吊自杀死亡。患者与室友关系良好，在室友自杀前曾注意到室友近期表现异常，因自己事情忙碌，本打算过几天事情忙完之后找室友好好聊聊，不料室友竟会上吊。事情发生后患者请假在家休息1个月，后感觉好些回来上课。但一回寝室感觉完全无法靠近，再度请假；后换宿舍楼，依然深受困扰。在事情发生的3个月后，患者前来治疗。患者自述经常失眠、做噩梦，梦到室友自杀的情景以及问她为什么不救她，患者完全无法靠近以前的宿舍楼，经常会哭泣，内疚自己没有早点找室友和她谈谈，否则室友可能还活着，感觉好像是自己杀了室友一样。目前没有办

法正常学习，只能在每堂课尽量出现在教室，但会经常走神或者睡着，每天晚上又非常恐惧睡觉，一闭上眼睛就出现当时目睹的画面。请问，如果你是治疗师，在第一次治疗中，你需要做什么。

2. 女性，39 岁，某事业单位职员。3 个月前开车上班途中发生车祸。车祸发生原因为行驶途中前车急停，张某车速较快，刹车不及时而与前车相撞。患者当时没系安全带，车祸发生时整个人飞向挡风玻璃，轻微受伤。车祸后在家休息了两周之后重新开始上班。患者报告自己出现明显的创伤症状，有严重的驾驶焦虑和回避行为。目前上班都由丈夫接送，患者希望通过治疗改善自己的状况。如果你是治疗师，你会选择哪种治疗方法？请写出你的治疗流程和采用的技术。

参考答案

一、单项选择题

【A1 型题】

1. D　2. C　3. D　4. A　5. A　6. B　7. E　8. A　9. A　10. B
11. C　12. B　13. B　14. E　15. A　16. C　17. E　18. B　19. E　20. D
21. D　22. A

4. 解析：此题是考查学生对于创伤型回忆特殊性的理解程度。创伤性回忆主要是以单一、片段的知觉回忆存在（A），而且并不一定与创伤经历有关（B）。画面回忆最常见（80%～90%）（C）。部分混乱的感官印象和凌乱的片段的回忆（而非叙事式的回忆）（E）是心理创伤的典型症状之一，而且很少随时间的流逝而减少（D），所以需要及时、正确地处理，否则一生都会带着这些创伤性的记忆。所以答案选择 A。

15. 解析：此题是考查学生对于一个事件是否造成心理创伤的影响因素的掌握程度。创伤性事件是否构成心理创伤取决于：事件本身的性质（B），事件对患者的意义（C），个体本身的年龄、个性特征（E）和心理素质、性别、经济地位、家庭史，个体的社会支持系统的完善程度（D）。而事件发生的早晚并不是事件是否会对个体造成心理创伤的影响因素，故答案选择 A。

【A3/A4 型题】

23. D　24. C　25. A　26. B

24. 解析：此题是考查学生对于眼动脱敏和再加工疗法特点的掌握程度。EMDR 要求患者想象经历创伤时的情景，注视着这段创伤性记忆，重新体验负性的认知，并将与创伤相关的认知和情感语言化（D）。眼动脱敏和再加工治疗加速了信息的处理和创伤性记忆的适应性解决，在治疗中产生的类似快速眼动睡眠的神经生物状态（C）。EMDR 治疗广泛应用于心理创伤的治疗和焦虑障碍、恐怖症、性功能障碍、恐怖袭击和疼痛的治疗等领域（B）。该疗法以见效快、彻底、神奇而著称（A），而该疗法非常强调严格的培训、严密的组织机构、科学研究（E）。故答案选择 C。

【B1 型题】

27. B　28. C　29. A　30. E

二、多项选择题

1. BCDE　2. ABDE　3. ABCDE　4. ACD　5. ABCDE　6. AB　7. CDE

8. ABCDE 9. ABCDE 10. AB

三、名词解释

1. 心理创伤：是由负性生活事件所引起的个体的心理问题及症状。

2. 创伤性事件：是指那些严重威胁个体安全或者躯体完整性，引起个体身心巨变的威胁性的、灾难性反应的事件，通常使个体感受到强烈的恐惧、无助、失控和毁灭性的威胁。

3. 创伤治疗：是指针对经历创伤性事件，形成心理创伤的患者的心理治疗，它并不是一种治疗方法或者一种治疗模式，而是由多种治疗方法构成，针对患者的心理创伤进行干预的治疗模式的总和。

4. 认知行为治疗：引导患者重新思考对于自己、他人以及与创伤有关的情形或事件的负性认知和信念，重新评估这些消极的假设推论，建立一个更具适应性的对自我和对他人的信念，在特定的背景下动态理解创伤性事件。

5. 眼动脱敏和再加工治疗：由夏皮罗博士创建，通过眼睛横向移动能够促进大脑对创伤事件的认知加工以及负性的创伤相关认知的认知重建。

6. 绘画治疗：绘画治疗主要运用非言语的象征方式表达患者潜意识中隐藏的内容，通过连接意识和无意识，身体动作和内心感受，使得心理创伤得到治愈和转化。

7. 创伤后应激障碍：是个体在亲身经历、目睹或获悉创伤事件后马上或过了相当长时间后出现的一种精神障碍，包括持续地回避与创伤事件有关的刺激、与创伤事件相关的侵入性症状、认知和心境方面的负性改变、警觉或反应性有显著的改变，症状持续时间超过1个月。

8. 解离：其特征是意识、记忆、身份、情绪、知觉、躯体表象、运动控制和行为的正常整合感被破坏或变得不连贯。思维、感受、知觉和记忆的改变所引起的正常意识的变化常见于对创伤事件的反应，不能归因于潜在的躯体疾病或成瘾性物质所致的生理效应。

9. 激活再体验反应：激活再体验反应是指对某些刺激突然引起的创伤后情绪、记忆和认知反应。

10. 创伤暴露：指让患者参与任何可以唤起或激发患者对先前创伤事件记忆的活动，以降低患者的恐惧、焦虑情绪。创伤暴露既可以是患者暴露于自己对创伤事件的回忆，也可以是患者与治疗师对创伤事件进行讨论，或患者将创伤事件写下来，读给自己或治疗师听。

四、简答题

1. 答题要点：创伤性事件是否构成心理创伤的影响因素：事件本身的性质，事件对患者的意义，个体本身的年龄、个性特征和心理素质、性别、经济地位、家庭史，个体的社会支持系统的完善程度等。

2. 答题要点：心理创伤Ⅰ型创伤通常是在成年期发生，偶发性的，一般具有创伤后应激障碍的症状特点，如经历一次偶发交通事故后出现的症状；心理创伤Ⅱ型创伤通常发生在儿童期，一般是重复发生的严重创伤过程，此时个体心理功能尚处于发展过程，常具有复杂型的创伤后应激障碍的特点，如儿童期长期的躯体虐待、情感虐待或性虐待后造成的边缘性人格障碍。

3. 答题要点：认知理论认为，在创伤这一巨大应激下个体的注意力相当狭窄，短期记忆力明显受损，创伤记忆就以碎片化的形式保存在个体大脑中。个体对事件或环境的解释、判断、寓意等功能不良性的认知与其情绪、行为和生理症状有关。当创伤的记忆片段被激活，出现了功能不良性的认知，引发恐惧和焦虑，由于泛化作用和次级条件作用，使得与受创时的刺激相类似的其他刺激（条件刺激）也能引发恐惧反应，用回避或逃避行为应对扳机事件后，恐惧和焦虑会减轻，反过来会强化回避行为，即回避行为得到了负性强化，由此引发功能不良性的行为策略。

4. 答题要点：标准 EMDR 八个阶段——规程：患者病史（判断该患者是否适合 EMDR 疗法）；准备（寻找并发现要处理的记忆、要进行至少 1 个月的稳定化处理）；评估；加工过程 / 脱敏（对患者的无条件接纳）；植入正性认知；身体扫描（认知、情绪、躯体感觉）；结束；再评估。

5. 答题要点：创伤后应激障碍（PTSD）、急性应激障碍（ASD）、创伤后其他常见精神障碍，其中包括抑郁症、创伤后创伤性哀伤、广泛性焦虑、惊恐发作、解离障碍、躯体症状及相关障碍、物质相关及成瘾障碍、精神分裂症谱系及其他精神病性障碍、自伤自杀、伤人与人格障碍。

6. 答题要点：PTSD 的症状主要是三大类：创伤事件的再体验、对创伤相关刺激的回避和一般反应的麻木感，以及维持高唤醒水平。一般来说，再体验通常通过闪回、侵袭式思维或对创伤的记忆，以及暴露在创伤事件回忆的刺激下出现生理症状和疾病反应；回避症状包括认知回避、行为回避、解离或者生理性的回避（如情感麻木等）；高唤醒状态通常以易惊吓、易激惹、睡眠问题或注意力集中困难表现出来。

7. 答题要点：除了 EMDR 技术外，常见的创伤治疗的技术还有心理教育（宣教）、情绪减压和调控训练、认知重构技术、创伤暴露和创伤加工技术、促进未来安全和发展的技能训练。

8. 答题要点：心理创伤的评估包括临床访谈、结构化访谈、心理测验和生理健康评估四部分。

9. 答题要点：创伤治疗一般分为三个阶段：建立治疗关系；针对创伤的治疗，包括对创伤和创伤症状的心理教育、对减少应激反应或情绪调节的训练、对创伤相关信息的认知干预等；帮助患者重新融入社会，恢复其社会功能。

10. 答题要点：创伤治疗的核心原则包括：提供和保障创伤个体的安全；提供和保障个体的稳定状态；保持积极稳定的治疗关系；"定制式"的治疗；在治疗全程中都要注意监控反移情。

五、论述题

1. 答题要点：

在初次创伤治疗中，治疗师的重点在于与患者建立良好信任的治疗关系。治疗师可以收集患者的基本信息，对患者进行心理创伤的评估，包括临床访谈、结构化访谈、心理测验和生理健康的评估四部分的内容。临床心理评估通常包括患者安全状况的评估、患者心理稳定性和应激耐受性的评估、创伤经历的评估、创伤后反应的评估以及创伤后精神病性状况的评估。在此基础上，如果时间允许，治疗师可以和该患者商量治疗的目标和治疗的方案设置。

2. 答题要点：

该患者的问题是由于车祸导致的创伤后反应。在治疗之前，治疗师可以先给患者进行评估，包括半结构化的面谈和标准化的测试，了解患者的症状、症状严重程度以及症状对社会和职业功能损害的情况。再根据该患者的具体需要选择相应的治疗方法，如眼动脱敏和再加工技术，或者认知行为疗法都可以。

创伤治疗一般分为三个阶段：建立治疗关系；针对创伤的治疗，包括对创伤和创伤症状的心理教育、对应激反应减少或情绪调节的训练、对创伤相关信息的认知干预等；帮助患者重新融入社会，恢复其社会功能。

在具体的治疗中，除了EMDR和认知行为治疗技术外，常见的创伤治疗的技术有心理教育（宣教）、情绪的减压和调控训练、认知重构技术、创伤暴露和创伤加工技术、促进未来安全和发展的技能训练。治疗师可以根据自己选择的具体治疗方法选择相应的技术。

（梁　红　李献云）

第九章　催 眠 治 疗

学 习 纲 要

【本章学习目的与要求】

目的：通过本章学习，了解催眠治疗的发展历史和基本理论，能熟知催眠的特点，了解催眠治疗前的准备工作，催眠治疗的适用范围。能初步掌握简单的催眠感受性的测定方法、催眠的诱导方法及唤醒，并能够辨别催眠程度。

掌握：

1. 催眠治疗的概念。
2. 催眠程度的区分。
3. 催眠感受性及其测定技术。
4. 催眠治疗的导入、深化、治疗及唤醒技术。

熟悉：

1. 催眠治疗的各种诱导方法。
2. 催眠治疗的实施过程。
3. 催眠治疗的临床应用。

了解：

1. 催眠治疗的发展历史。
2. 催眠治疗前的准备工作。
3. 催眠治疗的适应证。

【本章主要内容】

第一节　催眠治疗概述

1. **催眠治疗**　催眠(hypnosis)是指通过连续、反复的感知觉刺激，引导当事人进入一种注意力高度集中的、知觉范围窄化的特殊意识状态的过程。而催眠术(hypnotism)是指把人导入催眠状态的技术。催眠治疗则是指利用催眠术及结合其他心理干预手段进行心理治疗的方法。处于催眠状态的人的暗示性会明显提高，患者与催眠师保持密切的感应关系，会不加批判地接受催眠师的暗示指令，从而达到治疗的目的。

2. **催眠历史**　可分为三个阶段：①早期的催眠术探索；②麦斯麦术与动物磁性论；

③催眠时代。

3. **催眠治疗的分类** ①按言语性暗示配合不同的感官刺激分类：言语暗示加视觉刺激、言语暗示加听觉刺激、言语暗示加皮肤感受刺激；②按人数分类：个别催眠、集体催眠；③按意识状态分类：觉醒催眠、睡眠催眠、麻醉药物催眠；④按从观念运动开始的催眠法分类：后（前）倒法和扬（降）手法、两手合分催眠法、两手摇动催眠法、身体摇动催眠法。

4. **催眠程度的区分** 催眠状态可分为浅、中、深三个层次。

第二节 催眠治疗的基本理论

1. **条件反射说** 巴甫洛夫认为条件反射是催眠现象的生理基础。

2. **暗示感应说** 催眠状态是一种暗示性睡眠，产生这种睡眠的基础是人类普遍存在的暗示性。

3. **非常意识状态说** 或称为变换意识状态，是指一类与“正常的、理性的清醒意识状态”不同，具有短暂性和自愿性特征的意识状态。

4. **神经心理综合性理论** 心理暗示通过感受器接收信息，经由大脑加以分析、综合，产生相应的生理、心理学变化。这一综合性理论，又称为“二层次学说”。

第三节 催眠治疗的实施过程

1. **治疗前准备** 无论患者是自愿还是被动接受催眠，实施催眠前催眠师都要对其进行访谈，根据其文化程度、社会背景、催眠感受性的强弱，进行必要的准备工作，并遵守催眠师的基本伦理道德规范。

2. **催眠导入和深化** 导入是指将患者从正常的清醒状态诱导到催眠状态的过程。深化是指通过继续引导加深患者的催眠程度。

3. **实施治疗** 催眠术需要与其他心理治疗的方法和技术手段相结合，催眠师可根据自己掌握的熟练程度以及患者的问题，采用不同的干预措施。

4. **催眠觉醒** 治疗完成后，需解除患者的催眠状态，让其将缩窄的意识重新扩展，恢复清醒。唤醒前必须解除可能对患者造成不良影响的暗示。

5. **解释与指导** 患者清醒后，催眠师应对其进行必要的解释和指导。

第四节 催眠治疗的基本技术

1. **催眠感受性测查技术** 催眠感受性，是指患者对催眠暗示性刺激量的敏感程度，或者进入催眠状态的难易程度。测查技术有注视转睛法、闭眼法、举手法、摆手法、躯体摇摆法、后倒法、前倾法、四肢放松法、嗅觉检验法、通电法、按摩法等。

2. **催眠导入技术** ①从观念运动开始的催眠法：后倒法、扬手法、双手合分法、身体摇动催眠法；②放松法；③凝视法；④言语结合听觉法；⑤手触法；⑥惊愕法；⑦快速催眠法；⑧灯光音乐催眠法；⑨药物暗示催眠法；⑩集体催眠法等。

3. **催眠深化技术** 倒数法、正数法、下楼梯或电梯法等。

4. **催眠后暗示技术** 直接暗示法、模拟想象法、情绪宣泄法、系统脱敏法、认知矫正法、后催眠暗示法等。

5. **催眠唤醒技术** 计数法、拍手法、敲钟法、定时法等。

第五节 催眠治疗的临床应用

1. **催眠治疗的适应证与禁忌证** 适应证包括各种常见的心理、生理障碍及潜能开发等。禁忌证主要有精神病性障碍急性期、患有严重躯体疾病、无法配合治疗者以及严重恐惧催眠无法消除者。

2. **临床应用举例** 失眠症、原发性高血压。

【难点与注意点】

1. 催眠程度的区分。
2. 催眠的基本理论。
3. 催眠治疗的实施过程及基本技术。
4. 催眠治疗的适应证和禁忌证。

习 题

一、单项选择题

【A1 型题】

1. 对于催眠疗法，下列描述正确的是
   A. 一般运用暗示方法，使患者产生一种无意识状态
   B. 处于催眠状态的人暗示性无明显提高
   C. 患者和催眠师保持密切感应关系，会完全服从催眠师的暗示
   D. 催眠师在睡眠状态下对患者加以暗示实施干预
   E. 催眠状态下患者处于睡着的状态
2. 18 世纪对催眠治疗的发展影响较大的是
   A. 麦斯麦　　B. 弗洛伊德
   C. 沙可　　D. 布瑞德
   E. 艾瑞克森
3. 催眠时代始于以下医生中的
   A. 麦斯麦　　B. 弗洛伊德
   C. 沙可　　D. 布瑞德
   E. 艾瑞克森
4. 实验心理学家加入到催眠术的研究是
   A. 20 世纪 30 年代　　B. 20 世纪 40 年代
   C. 20 世纪 50 年代　　D. 20 世纪 60 年代
   E. 20 世纪 70 年代
5. 浅度催眠状态下，下列选项正确的是
   A. 给其白开水喝时，虽催眠师暗示是糖水，被试者不能辨别
   B. 认识和判断能力减弱
   C. 醒来后，对于催眠状态中的暗示内容及周围情况的变化能回忆
   D. 意识清晰度正常

E. 肌肉状态正常

6. 某催眠师催眠时持一发亮物体，令患者双眼集中注视数分钟，然后用言语暗示，这种催眠是

A. 言语暗示加上听觉刺激
B. 言语暗示加上平衡觉刺激
C. 言语暗示加上视觉刺激
D. 言语暗示加上皮肤感受刺激
E. 言语暗示加上嗅觉刺激

7. 对于暗示性不强的人或者 7 岁以下的小孩，可以采用

A. 集体催眠
B. 觉醒催眠
C. 睡眠催眠
D. 麻醉药物催眠
E. 自我催眠

8. 实施催眠前

A. 对于自愿接受催眠者可以直接进行催眠，对被动接受催眠者需要加以解释
B. 对于过去曾经有过催眠经验的患者无须进行催眠感受性测试
C. 催眠师需要先与患者建立良好的关系再进行催眠治疗
D. 催眠师无须特殊准备
E. 对于青少年患者，处于保护目的，催眠师可以在未征得患者同意的前提下告诉家长相关催眠内容

9. 令患者站立，左右手同步前后摆动，催眠师叫停时看其反应以测试催眠感受性的方法是

A. 举手法
B. 摇手法
C. 摆手法
D. 躯体摇摆法
E. 扬手法

10. 有关催眠的基本理论是

A. 巴甫洛夫在对人实验的基础上提出了条件反应说
B. 巴甫洛夫认为催眠是不完全的、带有部分觉醒的睡眠
C. 影响力最大的学说是非常意识状态说
D. 暗示感应学说的主要倡导者是弗洛伊德
E. 布瑞德提出了神经心理综合性理论

11. 最古老有效的催眠诱导术是

A. 扬手法
B. 凝视法
C. 手触法
D. 言语结合听觉法
E. 惊愕法

12. 深度催眠状态下

A. 意识清晰度下降，呈嗜睡样
B. 如果给其白开水喝，催眠师暗示是糖水，会感到是甘甜的糖水
C. 肌肉微松弛，感到疲劳无力
D. 面部表情呆滞，部分服从催眠师指令
E. 醒来后对催眠状态中的暗示内容和周围情况不能回忆

13. 催眠治疗可应用于

A. 精神分裂症急性期患者
B. 躁狂症发作期患者

C. 重症躯体疾病患者　　D. 神经症患者
E. 对催眠有严重恐惧，解释后仍持怀疑者

14. 权威派催眠师中<u>不包括</u>
A. 李厄保　　B. 伯恩海姆
C. 沙可　　D. 弗洛伊德
E. 艾瑞克森

15. 下列关于催眠的说法，**错误**的是
A. 催眠暗示可以减少疼痛感
B. 催眠能够引起人感知觉变化
C. 催眠状态下的个体一定会有强烈的情绪体验
D. 催眠能够对人的记忆产生影响
E. 催眠能够对睡眠产生影响

16. 对于催眠感受性的说法，**错误**的是
A. 人人都有催眠感受性
B. 催眠感受性有个体差异
C. 通过引导，催眠感受性可以提高
D. 催眠治疗前一般需做催眠感受性测试
E. 难以进入催眠状态者，其催眠感受性强

17. 对于催眠治疗前的准备工作，叙述**错误**的是
A. 对于被动接受催眠的患者，需要根据其特点进行施术前心理准备工作，主动自愿者则不需要
B. 催眠师需要向患者说明什么是催眠治疗，解释催眠的原理及实施方法
C. 催眠师应了解患者催眠治疗的动机、目的和迫切性，以及患者对催眠治疗的认识程度
D. 催眠师要努力和患者建立良好的治疗关系
E. 催眠室内室温不宜过热过冷

18. 常用的催眠感受性测试的方法<u>不包括</u>
A. 注视转睛法　　B. 闭眼法
C. 抬手法　　D. 躯体摇摆法
E. 数数法

19. 下列关于中度催眠状态的说法中，**错误**的是
A. 意识范围明显缩小，患者只能与催眠师保持联系，对外界其他刺激毫无知觉
B. 肌肉明显松弛，不能抬脚举臂
C. 对相似或近似事物辨别能力减退，但对鲜明差异的事物能识别
D. 清醒后，对催眠状态下的情况部分能回忆
E. 常失去自主能力，但有时也会出现抵抗

20. 催眠唤醒法中<u>不包括</u>
A. 计数法　　B. 拍手法
C. 敲钟法　　D. 定时法
E. 惊愕法

21. 下列关于催眠治疗的说法中，**不正确**的是
A. 催眠室内光线要柔和
B. 催眠室要保持幽静、舒适
C. 催眠室内可放置鲜花和香水，使气味好闻
D. 催眠治疗实施前需先与患者进行访谈
E. 催眠治疗过程中应该为患者保密

22. 催眠疗法的适应证**不包括**
A. 抑郁症
B. 单纯性肥胖
C. 考试焦虑症
D. 性功能障碍
E. 精神分裂症发作期

【A3/A4 型题】

（23～24 题共用题干）

催眠感受性是指患者对催眠暗示性刺激量的敏感程度，容易进入催眠状态者，其催眠感受性强，反之则低。催眠感受性受到许多主客观因素的影响。

23. 需要借助于仪器测试催眠感受性的方法是
A. 摇手法
B. 后倒法
C. 通电法
D. 嗅觉检验法
E. 摆手法

24. 令患者闭眼勿睁开的催眠感受性测试法为
A. 注视转睛法
B. 闭眼法
C. 言语结合视觉刺激法
D. 四肢放松法
E. 按摩法

（25～26 题共用题干）

催眠的诱导方法种类繁多，各有特色，包括观念运动开始的催眠法、放松法、凝视法、言语结合听觉法、手触法、惊愕法、快速催眠法、灯光音乐催眠法、药物暗示催眠法、集体催眠法等。催眠师可以根据患者的需要选择最适合的方法。

25. 快速催眠法是
A. 瞬间达到深度催眠状态的催眠法
B. 对于暗示性较差的人比较容易实施
C. 快速催眠法主要应用于强迫症等治疗
D. 可实施在重性心血管疾病的患者中
E. 适合用于幼儿

26. 药物暗示催眠术
A. 通常采用麻醉作用类的药物
B. 常采用 5% 的葡萄糖酸钙 10ml 缓慢静脉注射
C. 无须结合言语暗示催眠
D. 一般适用于不容易进入催眠状态或者暗示性不强的人
E. 适合初学者试用的催眠术

【B1型题】

（27～30题共用备选答案）

A. 麦斯麦
B. 李厄保
C. 沙可
D. 布瑞德
E. 艾瑞克森

27. 动物磁性说的提出者是
28. 提出"催眠"一词的人是
29. 南锡学派的代表人物是
30. 合作式催眠的代表人物是

二、多项选择题

1. 下列关于催眠的说法，**错误**的是
A. 在催眠状态下人的注意力难以集中
B. 催眠状态下人的意识范围变窄
C. 催眠是一种神奇的魔术
D. 催眠状态是一种类睡眠状态
E. 催眠经常被用于某些宗教仪式

2. 以下属于催眠后暗示技术的是
A. 直接暗示法　B. 模拟想象法
C. 情绪宣泄法　D. 系统脱敏法
E. 后催眠暗示法

3. 以下属于按从观念运动开始的催眠法分类的是
A. 后倒法　B. 两手合分催眠法
C. 两手摇动催眠法　D. 身体摇动催眠法
E. 扬手法

4. 以下对催眠程度的描述中，正确的是
A. 催眠程度的深浅因人而异
B. 测定催眠程度一般是以催眠中所产生的现象作为标准
C. 浅度催眠中，患者意识清晰度下降，呈嗜睡样
D. 中度催眠中，患者会表现出明显的依顺现象
E. 深度催眠中，患者会丧失分辨能力

5. 常用的催眠唤醒技术有
A. 计数法　B. 拍手暗示法
C. 敲钟法　D. 定时法
E. 摆手法

6. 南锡学派的催眠师包括
A. 李厄保　B. 伯恩海姆
C. 沙可　D. 弗洛伊德
E. 艾瑞克森

7. 对催眠机制进行解释的理论包括
   A. 条件反应说　　B. 暗示感应说
   C. 非常意识状态说　　D. 人际反应学说
   E. 神经心理综合性理论
8. 言语暗示可以配合不同的感官刺激进行催眠诱导，常见的有
   A. 言语暗示加视觉刺激　　B. 言语暗示加听觉刺激
   C. 言语暗示加皮肤感觉刺激　　D. 言语暗示加嗅觉刺激
   E. 言语暗示加平衡觉刺激
9. 以下有关催眠治疗的说法中，正确的是
   A. 催眠治疗最重要的步骤是治疗前的准备
   B. 催眠师可根据患者的催眠感受性特点采用不同的导入技术
   C. 大多数情况下，把患者诱导进入催眠状态就可以解决问题
   D. 唤醒前必须把所有可能对患者造成不良影响的暗示解除
   E. 患者清醒后，催眠师应对其进行必要的解释和指导
10. 催眠治疗可用于
   A. 消除或减轻心理应激，治疗神经症
   B. 改善情绪和睡眠，防治各种心身疾病
   C. 培养学习兴趣，增强记忆力、注意力等
   D. 矫正各种不良习惯或行为，如吸烟、厌食
   E. 治疗性功能障碍及更年期综合征等

三、名词解释

1. 催眠
2. 催眠治疗
3. 催眠感受性
4. 凝视法
5. 快速催眠法
6. 惊愕法
7. 直接暗示法
8. 模拟想象法
9. 情绪宣泄法
10. 后催眠暗示

四、简答题

1. 简述催眠治疗的特点。
2. 简述催眠治疗的分类。
3. 简述催眠程度的区分。
4. 简述催眠感受性的测试方法。
5. 简述催眠治疗的实施过程。
6. 简述催眠深化的常用技术。
7. 简述催眠后暗示的常用技术。
8. 简述催眠唤醒技术。

9. 简述催眠治疗的禁忌证。

10. 简述催眠治疗的适应证。

五、论述题

1. 试述常用的催眠导入技术。

2. 女性，33 岁，某公司中层管理人员。自述工作压力过大，近期失眠逐渐加重，心情焦虑郁闷，希望通过催眠治疗改善睡眠状况。如果你是治疗师，请大致写出你的治疗方案和流程。

参考答案

一、单项选择题

【A1 型题】

1. D　2. A　3. D　4. A　5. C　6. C　7. C　8. C　9. C　10. B
11. B　12. E　13. D　14. E　15. C　16. E　17. A　18. E　19. A　20. E
21. C　22. E

8. 解析：此题考查学生对于催眠实施前准备工作的理解程度。催眠术在实施前无论患者是否自愿接受催眠，事先有无催眠经验，都必须对患者进行施术前的心理准备工作，包括说明什么是催眠治疗，测试催眠感受性，催眠师需要与患者建立良好的关系；催眠师要有良好的职业道德和心理素质，尊重患者的人权，保护其隐私。故答案选择 C。

19. 解析：此题考查学生对于催眠程度的掌握程度。意识范围明显缩小，患者只能与催眠师保持联系，对外界其他刺激毫无知觉是深度催眠状态下的表现。B、C、D 均为中度催眠状态下的表现。故答案选 A。

【A3/A4 型题】

23. C　24. B　25. C　26. D

25. 解析：此题考查学生对于快速催眠法的掌握程度，即瞬间进入催眠状态的催眠法。对于暗示性较强，或经其他催眠法取得成功后的患者，易于施行。突然的、快速催眠法主要应用于乙醇中毒、厌食症和强迫症等。对于那些不能忍受强烈和突然刺激或患有严重心血管疾病的患者、孕妇、小儿等应禁用。故答案选择 C。

【B1 型题】

27. A　28. D　29. B　30. E

二、多项选择题

1. ACD　2. ABCDE　3. ABCDE　4. ABCE　5. ABCD　6. AB　7. ABCE
8. ABC　9. BDE　10. ABCDE

三、名词解释

1. 催眠：是指通过连续、反复的感知觉刺激，引导当事人进入一种注意力高度集中的、知觉范围窄化的特殊意识状态的过程。

2. 催眠治疗：是指利用催眠术把患者导入催眠状态以实施心理干预的心理治疗方法。

3. 催眠感受性：是指患者对催眠暗示的敏感程度，或者进入催眠状态的难易程度。容易进入催眠状态者，其催眠感受性强，反之则低。

4. 凝视法：是最古老的也是最有效的催眠诱导术之一。使用这种方法时，让患者的目光固定于某一发光的物体上或催眠师的眼睛，同时用言语来暗示催眠。

5. 快速催眠法：即瞬间进入催眠状态的催眠法。对于暗示性较强，或经其他催眠法取得成功后的患者，易于施行。

6. 惊愕法：就是在使对方感到惊恐、大吃一惊的瞬间施加暗示，使瞬间的内心空虚状态固定下来的催眠诱导法。

7. 直接暗示法：是指将患者导入催眠状态后，催眠师用坚决果断的语言直接暗示患者的方法。

8. 模拟想象法：患者在催眠状态下，根据催眠师的引导语，有目的地想象某种情境，并且有一种身临其境的感觉。这种想象训练可以模拟患者害怕、担心的人、物或情境消除其恐惧，帮助患者放松减压，提高患者的适应能力等。

9. 情绪宣泄法：引导患者在催眠状态下宣泄压抑在潜意识中的负性情绪，如愤怒、焦虑、担忧、悲伤等，术后患者往往会有如释重负的感觉。这也是当前催眠师常用的治疗手段。

10. 后催眠暗示：在催眠状态下施以暗示，让患者在醒后某时执行某种行动，患者清醒后往往会按指令执行，称之为后催眠暗示。

四、简答题

1. 答题要点：催眠治疗是当前常用的一种较为特殊的心理治疗方法。催眠治疗师通过连续、反复的感知觉刺激，引导患者进入一种注意力高度集中的、知觉范围窄化的特殊的意识状态，即催眠状态（也称为恍惚状态），并在催眠状态下进行心理干预。处于催眠状态的人暗示性会明显提高，患者与催眠师保持密切的感应关系，比清醒状态下更容易接受催眠师的暗示和引导。

2. 答题要点：①按言语性暗示配合不同的感官刺激分类：言语暗示加视觉刺激、言语暗示加听觉刺激、言语暗示加皮肤感受刺激；②按人数分类：个别催眠、集体催眠；③按意识状态进行分类：觉醒催眠、睡眠催眠、麻醉药物催眠；④按从观念运动开始的催眠法分类：后（前）倒法和扬（降）手法、两手合分催眠法、两手摇动催眠法、身体摇动催眠法。

3. 答题要点：大多数学者把催眠状态分为浅、中、深三个级别。浅度状态下意识清晰度下降，呈嗜睡样，肌肉微松弛，感到疲劳无力，眼微闭，保持着认识和判断能力；中度状态下意识呈恍惚状态，意识范围缩小，在催眠下肌肉明显松弛，不能抬脚举臂，对于相似或近似事物辨别能力减退，而对有鲜明差异的事物能识别；深度状态下意识范围明显缩小，患者只能与催眠师保持联系，对外周其他刺激毫无知觉，面部表情呆滞，绝对服从催眠师的指令，有一种明显的依顺现象，丧失分辨能力。

4. 答题要点：催眠感受性的常用测试方法有注视转睛法、闭眼法、举手法、摇手法、摆手法、躯体摇摆法、后倒法、前倾法、四肢放松法、嗅觉检验法、通电法、按摩法。

5. 答题要点：①治疗前准备；②催眠导入和深化；③实施治疗；④催眠觉醒；⑤解释与指导。

6. 答题要点：倒数法、正数法、下楼梯或电梯法等。

7. 答题要点：直接暗示法、模拟想象法、情绪宣泄法、系统脱敏法、认知矫正法、后催眠暗示法等。

8. 答题要点：计数法、拍手法、敲钟法、定时法等。

9. 答题要点：禁忌证主要有精神病性障碍急性期、患有严重躯体疾病、无法配合治疗者以及严重恐惧催眠无法消除者。

10. 答题要点：①神经症、应激相关以及躯体形式障碍；②心境（情感）障碍；③伴有生理紊乱及躯体因素的行为综合征（如进食障碍、睡眠障碍、性功能障碍等）；④儿童与青少年的行为与情绪障碍；⑤成人人格与行为障碍；⑥各类心身疾病如原发性高血压、消化性溃疡、癌症、痛经、盆底肌松弛、经前期紧张症及更年期综合征等；⑦培养学习兴趣，增强记忆力、注意力，提高学习效率；⑧减肥、戒烟、戒酒、潜能开发等。

五、论述题

1. 答题要点：

催眠导入技术主要包括：①从观念运动开始的催眠法：后倒法、扬手法、双手合分法、身体摇动催眠法；②放松法；③凝视法；④言语结合听觉法；⑤手触法；⑥惊愕法；⑦快速催眠法；⑧灯光音乐催眠法；⑨药物暗示催眠法；⑩集体催眠法等。

2. 答题要点：

该患者的失眠病因是对工作压力难以适应，心情压抑、情绪不佳所造成。催眠疗法对这种病症有较高的疗效。在催眠师言语的诱导下，能使患者达到全身乃至心灵深处的放松。催眠师的循循善诱，能使患者摆脱所有影响睡眠的症结；再通过针对性的言语指令，使一切造成挫折、压力、紧张、不安的因素得以宣泄，深层的病因被消除，而且能使患者体验到身心放松的快感和愉悦。只要经常体验这种松弛状态，自然会恢复正常的睡眠功能。

因此，针对该患者的症状，在实施催眠之前对其解释催眠疗法的本质，了解其目的、动机，对其进行催眠感受性测试，根据她的具体情况采取适合的催眠诱导方法。如可以采取放松法进行导入。在导入后进行暗示。指导语可如下所示：

"……你应该了解，人的大脑有很大的潜力，失眠并没有什么可怕的后果，即使是长期失眠也不会拖垮人，甚至失眠所伴随的一些不适也不能完全归因于失眠本身。经过我这次对你的治疗后，你的睡眠将好转，从今以后晚上睡得很安稳，睡得很香很甜，不再做噩梦，也不再需要任何安眠药都可以很快入睡，一直睡到早上天大亮后才醒来。睡吧！再熟睡一点！睡后你将变得精神爽朗，头脑也不昏不痛；睡眠改善之后，你能集中注意力，记忆力也会增强，你能记住所有需要记住的东西。现在你体会到格外的舒适和宁静……"

此外，治疗失眠的催眠疗程不是一次就结束的，而是要逐渐完成。一般第1次施行是使患者适应催眠术，可先了解疾病症结和心理创伤因素，作一般性的暗示性治疗；第2次催眠治疗前，应根据其心理因素有准备、有系统地进行分析，在治疗中运用解释性心理治疗，并予以强有力的暗示；第3次应根据第1、2次治疗收效的情况，再加以必要的解释，提高患者的信念和信心，病情好转后要根据具体情况确定治疗计划，以巩固疗效。

（郝树伟）

第十章　焦点解决短期治疗

学习纲要

【本章学习目的与要求】

目的：通过本章的学习，了解焦点解决短期治疗的产生背景，掌握焦点解决短期治疗的基本观点，掌握其架构与操作技术，从而全面地了解焦点解决短期治疗。

掌握：

1. 焦点解决短期治疗的操作流程。
2. 焦点解决短期治疗的基本观点。
3. 焦点解决短期治疗的架构。

熟悉：

1. 焦点解决短期治疗常用的建设性预设问句。
2. 焦点解决短期治疗应用范围。

了解：

1. 焦点解决短期治疗产生的背景。
2. 焦点解决短期治疗的局限。

【本章主要内容】

第一节　产生的背景

1. **焦点解决短期治疗(SFBT)的定义**　是指以寻找解决问题的方法为核心的短程心理治疗技术。它是近二十几年来逐步发展成熟的心理治疗模式，是在20世纪80年代由美国威斯康辛州密尔沃基(Milwaukee)的短期家庭治疗中心(brief family therapy center)的创办者Steve de Shazer及其韩国裔夫人Insoo Kim Berg共同发展起来的。

2. **焦点解决短期治疗产生的背景**　后现代哲学思潮的出现；系统观念的影响；社会发展的需求。

第二节　基本观点

1. **事出并非一定有因**　焦点解决短期治疗的治疗师们认为事出不一定有因，与其在治疗中耗费时间去寻找原因，不如直接指向目标，尽快寻找解决之道。对于解决问题而言，探讨其成因并无太大必要，因为问题的成因和解决方法之间并不存在必然的联系。治疗的核心任务是帮助来访者想象他（她）期望的情形会发生什么样的变化、有什么不同、问题想得到解决的必要条件是什么。

2. **“问题症状”同样也具有正向功能** 给某种行为贴上某个症状的标签是武断的，同样的行为在其他情景中则可能被赋予不同的意义，它们可能变成适宜的或者正常的。治疗师的一个主要任务是帮助来访者对他们的生活一天天地感到越来越满意。这种满意一般包括使行为正常化以及帮助他们重新建构行为的新的意义。

3. **合作与沟通是解决问题的关键** 在言谈的过程中，来访者和治疗师的关系是一种合作的、互动的关系。来访者总是会说明他们如何去思考改变的发生，而当治疗师了解来访者的想法与做法时，治疗师和来访者合作并解决问题就成为了必然。

4. **不当的解决方法是造成问题的根本** 症状或问题通常是人们试图解决问题但却“形成不适当的习惯模式”，问题本身不是问题，而是解决问题的方法不当而导致问题的出现。治疗师找寻弹性的问题解决方法，并且相信来访者是有能力找寻出适当的解决方法的。

5. **患者是自身问题的专家** 认为来访者是他（她）自身问题的专家，治疗师的任务只是“引发”来访者运用自己的能力和经验去产生改变，而不是“制造”改变。

6. **从积极正向的意义出发** 强调来访者的正向力量，成功的经验和来访者的可能性。从正向的角度——即“来访者想要什么，而非不要什么”来拟定治疗目标，强调做什么能够解决问题。

7. **滚雪球效应** 引导来访者看到小改变的存在、看重小改变的价值，促进小改变的发生与持续。

8. **凡事都有例外** 凡事都有例外，只要有例外发生，就能从例外中找到解决的方法。

9. **改写故事，创造改变** 治疗师会在治疗过程中建构一个问题行为已解决的情境，而且讨论出多种解决方法，找出来访者有效的行为，鼓励来访者多做一点。

10. **时间和空间的改变有助于问题解决。**

第三节 架构与操作技术（略）

第四节 应用与局限

1. **操作流程** 焦点解决短期治疗的谈话过程可分为三个阶段：①建构解决的对话阶段；②休息阶段；③正向回馈阶段。第一个阶段约为40分钟，其他两个阶段则各为10分钟左右。

2. **对话架构** 主要包含了目标架构、例外架构和假设解决架构等。

3. **常用的建设性预设问句类型** 转变问句、例外问句、奇迹问句、刻度问句、EARS询问。

4. **焦点解决短期治疗的应用范围** 焦点解决短期治疗虽然产生的历史不长，但是它已经被广泛运用于治疗儿童与青少年的各种心理健康问题，包括行为障碍、焦虑、抑郁及药物滥用的治疗。当前包括各类环境、人口的研究与各种可能性的使用都表明SFBT的有效性将在更广泛的范围内被证实。

5. **焦点解决短期治疗局限** 第一，对于较严重的心理障碍，短期治疗效果不明显；第二，对患者历史与更广泛评价的忽视；第三，SFBT的更一般化的局限性在于它使得早期那种策略系统模式，即严格遵守狭隘模式与那种认为一种模式能适合所有人的信念更加永恒；第四，SFBT过于强调理论与技术方面的策略模式。

【难点与注意点】

焦点解决短期治疗的操作技术。

习　题

一、单项选择题

【A1型题】

1. 焦点解决短期治疗发展于
   A. 20世纪60年代　　B. 20世纪70年代
   C. 20世纪80年代　　D. 20世纪90年代
   E. 21世纪初
2. 焦点解决短期治疗的晤谈时间，大约为
   A. 30分钟　　B. 40分钟
   C. 50分钟　　D. 60分钟
   E. 70分钟
3. 焦点解决短期治疗谈话过程的建构解决的对话阶段，约用时
   A. 30分钟　　B. 40分钟
   C. 50分钟　　D. 60分钟
   E. 70分钟
4. 焦点解决短期治疗的发源地在
   A. 英国　　B. 德国
   C. 美国　　D. 中国
   E. 法国
5. 焦点解决短期治疗的核心是
   A. 探索过去经历的影响　　B. 分析潜意识内容
   C. 寻找解决问题的方法　　D. 行为训练
   E. 探讨问题形成的原因
6. 焦点解决短期治疗认为心理疾病是
   A. 幼年精神创伤所致　　B. 不被周围人接纳尊重使然
   C. 奖惩不当或学习训练不够造成的　　D. 事出并非一定有因
   E. 不合理的认识引起的
7. 焦点解决短期治疗认为治疗师的任务是
   A. 引发患者运用自己的能力及经验产生改变
   B. 教导患者正确的生活方式
   C. 制造患者行为的改变
   D. 直接告诉患者怎样处理问题
   E. 以上皆是

8. 目标架构的主要目的是
A. 描述遥远的希望
B. 发泄对生活的抱怨
C. 探索曾经的例外
D. 澄清想要的目标
E. 假设问题解决的方法
9. 对焦点解决短期治疗产生影响的观念是
A. 心理动力学
B. 行为主义
C. 认知主义
D. 后现代主义
E. 人本主义
10. 焦点解决短期治疗认为问题症状是
A. 病态的
B. 弱点
C. 一定能够解决的
D. 有正向功能的
E. 必有产生原因的
11. 刻度问句的作用是
A. 探究此时此刻可以做些什么
B. 协助患者将抽象的概念以比较具体的方式加以描述
C. 协助患者看到自己的能力和资源
D. 鼓励患者发现问题解决的方向
E. 引导患者讲出发生了什么好的改变
12. 焦点解决短期治疗认为来访者是
A. 解决自身问题的专家
B. 有心理疾病患者
C. 需要指导的患者
D. 永远无法解决自身问题
E. 无能的求助者
13. 焦点解决短期治疗认为问题的根源是
A. 人格问题
B. 生理问题
C. 社会问题
D. 早年家庭教养方式
E. 不当的解决方法
14. EARS 询问的“S”代表的是
A. 扩大
B. 再次询问
C. 引发
D. 增强
E. 再造
15. EARS 询问的“E”代表的是
A. 扩大
B. 再次询问
C. 引发
D. 增强
E. 再造
16. 关于焦点解决短期治疗的基本观点，下列选项错误的是
A. 事出一定有因
B. 凡事都有例外
C. 合作与沟通是解决问题的关键
D. 从积极正向的意义出发
E. 时间及空间的改变有助于问题解决
17. 焦点解决短期治疗的基本架构**不包括**
A. 目标架构
B. 例外架构

C. 假设解决架构　　D. 分析架构
E. 探索例外

18. 在焦点解决短期治疗中，**不可取**的询问方法是
A. “问题发生时的原因是什么？”
B. “可以做什么让问题不再继续下去？”
C. “如果有一天，你醒来后有一个奇迹发生了，问题解决了，是否会有什么事情变得不一样？”
D. “何时忧郁会少一点？”
E. “如果在你面前有一个水晶球，可以看到你美好的未来，你猜你会看到什么？”

19. 关于焦点解决短期治疗流程，下列选项**错误**的是
A. 建构解决的对话阶段　　B. 自由联想阶段
C. 休息阶段　　D. 正向回馈阶段
E. 共三个阶段

20. 关于焦点解决短期治疗的产生背景，下列选项**错误**的是
A. 后现代哲学思潮的出现　　B. 系统观念的影响
C. 行为主义疗法的发展　　D. 社会发展的需求
E. 心理研究社系统观的影响

21. 关于常用的建设性预设问句的类型，下列选项**错误**的是
A. 转变问句　　B. 例外问句
C. 奇迹问句　　D. EARS 询问
E. 探索问句

22. 关于焦点解决短期治疗的应用领域，下列选项**错误**的是
A. 个体治疗　　B. 器质性疾病治疗
C. 团体治疗　　D. 专业督导
E. 员工帮助计划

23. 关于对话架构，下列选项**错误**的是
A. 主要包含了目标架构、例外架构和假设解决架构等
B. 来访者可以通过这些架构建构出其故事及真实世界
C. 对话架构是邀请治疗师与来访者同时进入共同建构
D. 通过架构治疗师可以对来访者问题行为进行指导干预
E. 可以对旧有经验产生新解释

24. 关于例外架构问句，下列选项**错误**的是
A. 询问来访者问题何时不发生，那时候成功的方法
B. 询问来访者当问题结束或快要结束时候的处理
C. 询问来访者过去曾经有过的偶发成功经验
D. 询问来访者做了什么，让问题没有更糟糕
E. 询问来访者治疗的目标，帮他(她)澄清想要的目标

25. 下列选项中，**不属于**奇迹问句方式的是
A. “如果有一天，你醒来后有一个奇迹发生了，问题解决了，是否会有什么事情变得不一样？”

B. “当问题已经解决的时候，如果我是墙上的壁虎（摄像机、灯等），正在看着你，我会看到你有什么不同？我会看到你做了什么？你的家人（老师、同学、同事、朋友等）又是如何可以知道的？他们会有什么不一样的反应？”

C. “如果给你一只想象中的魔法棒，你挥动它，你会发生什么样的改变？你发现自己变成什么样子了？”

D. “如果在你面前有一个水晶球，可以看到你美好的未来，你猜你会看到什么？”

E. “你说你每次心情不好就会暴饮暴食，那你什么时候会心情不好却没有吃东西或只是吃少一点的东西？”

【A3/A4 型题】

（26～28 题共用题干）

男性，40 岁。酒精成瘾，最近因为酒驾被交警处罚，决定开始戒酒。治疗师根据其情况制订了焦点解决短期治疗的治疗计划。晤谈时间定为大约 60 分钟。谈话过程可分为三分阶段：①建构解决的对话阶段；②休息阶段；③正向回馈阶段。第一阶段约为 40 分钟，其他两个阶段则各为 10 分钟左右。

26. 第一阶段的主要任务是
   A. 资料收集及引发来访者正向思考的目标
   B. 整理对话内容
   C. 与幕后观察咨询治疗的协同者讨论
   D. 赞美及信息提供
   E. 布置家庭作业

27. 第二阶段的主要作用是
   A. 给予休息的机会
   B. 使得正向回馈更为聚焦、组织及有方向性
   C. 整理思考问题形成的原因
   D. 让其平复心情
   E. 澄清要解决的主要问题

28. 第三阶段的主要任务是
   A. 寻找“设定良好”的目标
   B. 发展多元解决策略
   C. 探索例外
   D. 整理上一阶段对话内容
   E. 提供正向的回馈、有意义的信息及家庭作业

【B1 型题】

（29～32 题共用备选答案）

A. 合作与沟通是解决问题的关键　　B. 滚雪球效应
C. 从积极正向的意义出发　　D. 患者是自身问题的专家
E. 事出并非一定有因

29. “从正向的角度来拟定治疗目标，强调做什么能够解决问题”，体现的观点是
30. 强调治疗师要让治疗适合患者，而不是让患者来适应治疗习惯，符合上述观点中的
31. “当最先出现的小改变曾经获得过成功，那么行动起来将更容易”，体现的是上述观

点中的

32. “强调建构解决方法而不是寻找问题，治疗的核心任务是帮助患者想象他期望情形会发生什么变化，有什么不同，想得到解决的必要条件是什么”，体现的是上述观点中的

二、多项选择题

1. 关于焦点解决短期治疗的叙述，正确的是
   A. 产生于20世纪90年代
   B. 由美国的Steve de Shazer创立
   C. 由韩国的Insoo Kim Berg创立
   D. 认为事出一定有因
   E. 过于强调理论与技术方面的策略模式
2. 焦点解决短期治疗中建构解决的对话阶段包括
   A. 对话架构　　B. 目标架构
   C. 信息提供　　D. 例外架构
   E. 假设解决架构
3. 焦点解决短期治疗的建构解决的对话阶段包括
   A. 赞美　　B. 目标架构
   C. 例外架构　　D. 信息提供
   E. 假设解决架构
4. 奇迹式提问包括
   A. 水晶球提问　　B. 魔法棒提问
   C. 拟人化提问　　D. 刻度式提问
   E. 结局式提问
5. 焦点解决短期治疗的产生与下面理论无关的是
   A. 精神分析理论　　B. 行为主义理论
   C. 后现代哲学　　D. 系统观念
   E. 认知理论
6. 符合焦点解决短期治疗的理念的是
   A. 来访者是自己问题的专家　　B. 事出未必有因
   C. 从积极正向的意义出发　　D. 凡事都有例外
   E. 改写故事，创造改变
7. 目标架构的主要目的是
   A. 澄清来访者想要的目标
   B. 建立治疗的工作目标
   C. 对来访者问题的类型和严重程度初步诊断
   D. 发泄对生活的抱怨
   E. 描述遥远的希望
8. 关于焦点解决短期治疗操作流程的下列描述中，正确的是
   A. 每个阶段工作目标一致　　B. 一次约为60分钟
   C. 分为三个阶段　　D. 中间有休息阶段
   E. 有正向回馈阶段

9. 属于焦点解决短期治疗的适用范围是

A. 行为障碍 B. 焦虑

C. 抑郁 D. 药物滥用

E. 精神分裂症发作期

10. 焦点解决短期治疗的适用领域包括

A. 个体治疗 B. 团体治疗

C. 家庭治疗 D. 专业督导

E. 员工帮助计划

三、名词解释

1. 焦点解决短期治疗
2. 滚雪球效应
3. 例外
4. 建设性预设问句
5. 从积极正向的意义出发
6. EARS 询问
7. 刻度问句
8. 转变问句
9. 改写故事创造改变
10. 不当的解决方法是问题的根源

四、简答题

1. 简述焦点解决短期治疗的过程。
2. 焦点解决短期治疗的基本观点有哪些(至少说出5点)。
3. 简述焦点解决短期治疗中"事出并非一定有因"的观点。
4. 简述焦点解决短期治疗中"患者是自身问题的专家"的观点。
5. 简述焦点解决短期治疗中"滚雪球效应"的观点。
6. 简述焦点解决短期治疗中"凡事都有例外"的观点。
7. 简述焦点解决短期治疗中奇迹问句的主要功能。
8. 简述焦点解决短期治疗中刻度问句的主要功能。
9. 简述焦点解决短期治疗中"不当的解决方法是问题的根源"的观点。
10. 简述焦点解决短期治疗中 EARS 询问技术主要功能。

五、论述题

1. 论述焦点解决短期治疗的应用与局限。
2. 论述焦点解决短期治疗的三个架构的各自主要目标。

参考答案

一、单项选择题

【A1型题】

1. C 2. D 3. B 4. C 5. C 6. D 7. A 8. D 9. D 10. D

11. B 12. A 13. E 14. B 15. C 16. A 17. D 18. A 19. B 20. C

21. E　22. B　23. D　24.E　25. E

5. 解析：本试题考核对焦点解决短期治疗核心理念的理解。焦点解决短期治疗是指以寻找解决问题的方法为核心的短程心理治疗技术。SFBT 所持有的一个重要理念是——事出并非一定有因，因此在治疗中与其耗费时间去寻找原因，不如指向目标，尽快寻找解决之道。

6. 解析：本试题考核对焦点解决短期治疗与传统现代治疗学派的区别。SFBT 所持有的一个重要理念是——事出并非一定有因。传统的现代治疗学派认为一切心理问题或疾病的出现都有其内在的原因，找出原因，对因下药，这样才能达到治本的效果。如精神分析学派认为心理疾病是幼年精神创伤所致，人本学派认为是不被周围人接纳和尊重使然；行为学派却认为是奖惩不当或学习训练不够造成的；而认知学派则强调是不合理的认识引起的。从后现代的角度来看，这些不过是各种学派的主观解释而已。

14、15. 解析：EARS 询问，E 代表“引发（eliciting）”，引导来访者讲出发生了什么样好的转变；A 代表“扩大（amplifying）”，详细讲述改变，拓展例外的发生与比例；R 代表“增强（reinforcing）”，赞许当事人在有效改变发生时所展现出的成功与力量；S 代表“再次询问（start again）”，去思考与寻求“还有什么是比较好的”。

19. 解析：本试题考核对焦点解决短期治疗流程的掌握。焦点解决短期治疗的流程可分为三个阶段：①建构解决的对话阶段；②休息阶段；③正向回馈阶段。第一阶段约为 40 分钟，其他两个阶段则各为 10 分钟左右。

【A3/A4 型题】

26. A　27. B　28. E

【B1 型题】

29. C　30. A　31. B　32. E

二、多项选择题

1. BCE　2. ABDE　3. BCE　4. ABCE　5. ABDE　6. ABCDE　7. AB
8. BCDE　9. ABCD　10. ABCDE

三、名词解释

1. 焦点解决短期治疗：是指以寻找解决问题的方法为核心的短程心理治疗技术。

2. 滚雪球效应：焦点解决短期治疗认为，小的开始是成功的一半，小的目标可以带动患者解决行动的信心与动机，尤其是当最先出现的小改变曾经获得过成功，那么行动起来将更容易。

3. 例外：焦点解决短期治疗中的例外是指那些在患者过去的生活经验中，可能出现问题的时候，问题却没有发生的情况。例外是问题严重程度比较轻微的情况，例外也可以是假设问题解决景象中的解决方法或行动。

4. 建设性预设问句：是焦点解决短期治疗中使用的一种言语技术，治疗师通过所选择的方向、所使用的语言而产生的暗示与教育作用，影响患者改变他的知觉，导引出正向解决的思考方向。

5. 从积极正向的意义出发：焦点解决短期治疗强调来访者的正向力量，而不是关注他们的缺陷；强调来访者成功的经验，而不是失败；强调来访者的可能性，而不是他们的局限性。焦点解决短期治疗是从正向的角度——即“来访者想要什么，而非不要什么”来拟定治疗目标，强调做什么能够解决问题。

6. EARS 询问：E 代表“引发（eliciting）”，引导来访者讲出发生了什么样好的转变；A 代表“扩大（amplifying）”，详细讲述改变，拓展例外的发生与比例；R 代表“增强（reinforcing）”，赞许当事人在有效改变发生时所展现出的成功与力量；S 代表“再次询问（start again）”，去思考与寻求“还有什么是比较好的”。

7. 刻度问句：是协助来访者将抽象的概念以比较具体的方式加以描述，在焦点解决短期心理疗法中最常用的刻度问句是 0～10 的刻度量表，10 代表所有的目标都实现，而 0 代表最坏的可能性。

8. 转变问句：是以“可以做什么让问题不再继续下去？”这样的问句取代“问题发生时的原因是什么？”，即采用探究此时此刻可以做些什么的问句。

9. 改写故事创造改变：当一位来访者谈及他所不喜欢的、当前的处境，SFBT 治疗师会在治疗过程中建构一个问题行为已解决的情境，而且讨论出多种解决方法，找出来访者有效的行为，鼓励来访者多做一点。

10. 不当的解决方法是问题的根源：焦点解决短期治疗假设：症状或问题通常是人们试图解决问题但却“形成不适当的习惯模式”，问题本身不是问题，而是解决问题的方法不当，导致问题的出现，甚至会带来更大的问题。

四、简答题

1. 答题要点：焦点解决短期治疗的过程：①建构解决的对话阶段；②休息阶段；③正向回馈阶段。第一个阶段约为 40 分钟，其他两个阶段则各为 10 分钟左右。

2. 答题要点：焦点解决短期治疗的基本观点有：①事出并非一定有因；②“问题解决”同样也具有正向功能；③合作与沟通是解决问题的关键；④不当的解决方法是造成问题的根本；⑤患者是自身问题的专家；⑥从积极正向的意义出发；⑦滚雪球效应；⑧凡事都有例外；⑨改写故事，创造改变；⑩时间和空间的改变有助于问题的解决。

3. 答题要点：事出并非一定有因，在治疗中与其耗费时间去寻找原因，不如指向目标，尽快寻找解决之道。SFBT 强调建构解决方法而不是寻找问题，治疗的核心任务是帮助患者想象他期望情形会发生什么变化，有什么不同，想得到解决的必要条件是什么。

4. 答题要点：SFBT 认为患者有能力自己解决问题，治疗应从强调患者的优点而非缺点着手。不以精神病理的缺点看待人类行为，不特别去深究问题行为的根源，而是相信患者本身具备所有改变现状的资源，强调利用患者本身的资源达到改变的目标，提供机会让患者去积极发现改变的线索。患者是其自身问题的专家，治疗师的任务只是“引发”患者运用自己的能力及经验产生改变，而不是“制造”改变。

5. 答题要点：SFBT 认为，小的开始是成功的一半，小的目标可以带动患者解决行动的信心与动机，尤其是当最先出现的小改变曾经获得过成功，那么行动起来将更容易。治疗师在治疗过程中要引导患者看到小改变的存在，看重小改变的价值，促进小改变的发生与持续。

6. 答题要点：凡事都有例外，只要有例外发生，就能从例外中找到解决的方法。患者所抱怨的问题一定有例外存在，只是被患者忽略了，治疗师的责任是协助患者找出例外，引导患者去发现所抱怨的问题没有发生或没那么严重的时候，到底发生了什么事。

7. 答题要点：奇迹问句的主要功能：①协助来访者确定治疗目标。②帮助来访者知道问题的解决方法。③协助来访者构思未来的景象，以便引出与问题相关的解决信息。④创造一个渐进式故事的一部分。来访者常叙述的是一个"递减的故事",即情况是如何变得越来越糟糕的故事。奇迹问句可以帮来访者看到一个未来渐进好转的故事。⑤将奇迹问句作为一次情绪体验。有时随着来访者对奇迹发生后的情境描述,会伴随情绪体验。而这同时又促进了来访者以更积极的态度面对以后的生活。

8. 答题要点:刻度问句的主要功能:①描述具体化、行动化;②可用来做治疗进展的指标;③可供来访者以特别的方式定义自己;④可以协助来访者对过去经验的观察,预测未来的可能性;⑤可用于来访者对任何事情的知觉,包括自信、问题改变前后水平、愿意为改变付出的努力等。

9. 答题要点:焦点解决短期治疗假设:症状或问题通常是人们试图解决问题但却"形成不适当的习惯模式",问题本身不是问题,而是解决问题的方法不当,导致问题的出现,甚至会带来更大的问题。因此,治疗策略不是问题解决导向,而是解决发展导向。它认为治疗师在面对每个问题时,应考虑问题的多面性及特殊性,找寻弹性的问题解决方法,并且相信来访者是有能力、有责任找寻出适当的解决方法的。

10. 答题要点:EARS 询问技术主要功能:①协助当事人发现治疗期间生活上发生的例外,探讨促使例外再次发生的方式。②建构以当事人力量和资源为基础的会谈氛围。

五、论述题

1. 答题要点

(1)焦点解决短期治疗的应用范围:焦点解决短期治疗虽然产生的历史不长,但是它已经被广泛运用于治疗儿童与青少年的各种心理健康问题,包括行为障碍、焦虑、抑郁及药物滥用的治疗。当前各类环境、人口的研究与各种可能性的使用都表明了 SFBT 将在更广泛的范围内被证实是有效的。虽然这种尝试性的结论还有待更细致的研究,但过去二十年的研究表明,SFBT 正从一个"接受开放审判"阶段过渡到一个"有效性"阶段。这些研究,包括个案报告与早期跟踪研究,它们为执行更严格控制的调查提供基础,也为 SFBT 有效性提供更令人信服的证据。当然,还需要有更多严格的研究来证明 SFBT 是否真正有效,在什么情况下对什么样的人群有效。除此以外,对加强 SFBT 对儿童当前心理健康问题干预的发展与限制还需要做得更多,创新的临床实践与系统的变化过程研究相结合会有助于这个过程,而且如果与既往的研究结果相结合,就会为 SFBT 干预提供更坚固的实验基础。

(2)焦点解决短期治疗局限:焦点解决短期治疗也有一定的局限性。第一,有研究表明对于较严重的心理障碍,短期治疗即使是达到 25 次以上也不能比长期治疗更有效。第二,我们不能否认对一些个案而言能发生快速的改善,但这有赖于许多因素的相互作用。也就是说,个案是否能更快地适应新的环境依赖于过去经验对当前功能的影响。一部分个案也许能在不探讨过去经验的情况下有所改善,但其他个案可能不行。这也引出 SFBT 的第二个局限,即它对历史与更广泛评价的忽视。第三,SFBT 的更一般化的局限性在于它使得早期那种策略系统模式,即严格遵守狭隘模式与那种认为一种模式能适合所有人的信念更加永恒。第四,SFBT 过于强调理论与技术方面的策略模式。

2. 答题要点

目标架构的主要目的是邀请来访者进入治疗对话,澄清其想要的目标,同时也建立治疗的工作目标。例外架构则是邀请来访者去谈其所认为的问题何时不会发生,或是发现来访者想要的目标或解决方式早已存在的事实与内容是什么。如果是曾经有过的解决方式,就多做一点；如果有偶发的成功经验，就去寻找如何才能再次发生。催化来访者看到例外的存在，激发来访者的信心与能力，更懂得有意识地选用成功的方法。假设解决架构则是邀请来访者进行头脑风暴，假想如果问题已经解决或是目标达成之时，他（她）会是什么样子，跟现在会有什么不同？并鼓励来访者去做目前可以做得到的那一小部分。

（高　玥）

第十一章　格式塔心理治疗

学 习 纲 要

【本章学习目的与要求】

目的：通过本章的学习，了解格式塔疗法的发展历史，熟悉格式塔疗法的基本理论和基本概念，掌握其治疗目标及常用技巧，从而全面了解格式塔心理治疗。

掌握：

1. 格式塔治疗的主要步骤。
2. 格式塔疗法的主要技术。

熟悉：

1. 格式塔治疗对人的本质的看法。
2. 格式塔治疗师和来访者的关系特点。
3. 格式塔疗法的优势与局限。

了解：

1. 格式塔疗法的发展历史。
2. 格式塔心理治疗的理论背景。
3. 格式塔心理治疗的治疗案例。

【本章主要内容】

第一节　概　　述

1. **格式塔**　是指物理的、生物的、心理的或象征的结构或形态，其构成因素并不是各组成部分间的简单相加，而是一种完整的结构或形式。

2. **格式塔治疗发展简史**　皮尔斯是格式塔治疗的创建者和主要实践者。

3. **格式塔心理治疗理论背景**　皮尔斯的理论受到多种思想的影响，包括精神分析理论、格式塔心理学、现象学、存在主义、场理论、整体论等。格式塔治疗的基本假设是个体本身可以有效地应对他们的生活问题。格式塔治疗师的中心任务是帮助来访者觉察到他们如何干扰了自己对当前的感受和体验，帮助来访者充分体验他们此时此刻的存在。

第二节　基 本 理 论

1. **格式塔治疗对人的本质的看法**　格式塔治疗的观点植根于存在主义哲学和现象学。

皮尔斯相信人类有能力和力量成长和发展成为他们想要成为的人。通过觉察，个体可以认识和体验到过去的应对方式如何在现在阻碍了自己更为真实地生活。

皮尔斯认为人格有三个亚系统：存在、自我和自我形象。自我和自我形象是在个体和环境的相互作用中发展而来的。自我就是觉察，是直觉的知识和选择。自我是基于对个体需要的信任，而当我们不信任内在的需要和能力的时候，自我形象就出现了。

2. **基本概念** 未完成事件指的是来访者尚未获得圆满解决或彻底弥合的既往情境，特别是创伤性或艰难的情境。未完成事件一般包括未表达的情感。这些未表达的情感没有在觉察中得到充分的体验，它们在背景中徘徊不去，驱使个体在日常生活中不时地将它们呈现出来，在当前生活中干扰着个体与自身和他人有效接触。

此时此地指向：客观现实是不存在的。现实就是你此时此刻可体验到的觉察的总体。格式塔治疗师要努力使来访者保持在当前状态中。在格式塔治疗中，通过将过去尽可能带入当前而加以处理。

觉察是一种体验形式，是一个人对自身的存在以及对世界"是什么"有所察觉。觉察就对此时此地正在发生的事情的非语言感知。觉察的最佳状态是保持不断自我更新的连续过程。

责任：为自己的生活承担责任是拥有健康人格的个体的特征。觉察对于负责任的选择和行为是至关重要的。

接触：促成成长和发生改变的必要条件。在接触的过程中，通过设定自我界限，即将自我与环境中的其他人分离开来，我们得以定义自己的身份。

场理论：场中所有因素相互作用构成了场。来访者一直都在根据自己目前的需要、早年或过去的经验、固定的体验和应对方式以及未完成事件在积极主动地组织场。

图形 - 背景：个体有多种需要，这些需要有层次地组织形成一种需要层次。最重要的需要在前景中形成图形，其他需要消退为背景。当需要满足后，这个此前最重要的需要从前景中消退为背景，而第二重要的需要则上升为首要需要。

适应不良的本质：健康的个体可以根据每一种新的情境灵活选择接触的程度，在避免接触 - 部分接触 - 充分接触的连续谱上选择恰当位置。但神经症患者不知道什么时候应当接触，而什么时候应当撤回。多数神经症是由于对成长过程的长期的日复一日的干扰造成的。有四种主要的边界障碍阻碍了个体与环境的接触，导致了神经症的形成，它们分别是内射、外射、回射、融合。

第三节 治疗过程

1. **治疗目标** ①帮助来访者认识到自我资源和环境资源，并有效利用；②完全体验当下的此时此刻，达到自己能够觉察的状态。

2. **治疗师的功能和角色** 治疗师的作用在于通过与求助者接触，使他们具有自我的觉察能力，引导来访者积极地投入，以积极的态度学习和认识自己，尝试新的行为并应用到实际的生活中。

3. **治疗中来访者的体验** 来访者需要决定他们希望从治疗中得到什么，来访者为自己——为自己的思维、情感和行为承担越来越多的责任。

4. **治疗师和来访者的关系** 我 - 你、此时此刻的接触，以当前为中心，强调双方直接的体验。在治疗关系中，重要的因素包括：共情，非言语线索，自发性，真诚。

第四节 基本技术

实验是治疗师根据来访者的具体情况推荐或建议，由治疗师和来访者共同构建出来的。通过在相对安全的治疗条件下体验自己的情感和行为，来访者将更有能力去面对生活中的困难和紧急情况。对来访者和来访者需要的尊重和敏感，会增加实验的治疗潜能。另外，治疗师要小心地评估实验的强度。治疗师邀请来访者进行实验，来访者有权拒绝。重要的是来访者在实验过程中获得过程性的结果。由来访者决定自己希望达到的目标，决定何时停止练习或脱离接触。实验结束后，咨询师要帮助来访者及时总结经验，将来访者在实验过程中的感悟及时言语化。

1. **对话的游戏** 人格中不同部分之间的对话，帮助个体更清楚地辨认出内射，更充分地体验到冲突。这种对话可以在人格的任何两个部分或者同一特征的两极之间进行，通过来访者对两个方面的觉察、接受和整合，冲突可以得到解决。

2. **轮替、负责与秘密** 通过轮替技术，帮助来访者处理那些使他们感到恐惧的事情；通过“我为……负责”练习，扩展觉察范围，帮助来访者认识和接受他们的情感；通过“我有一个秘密”，帮助来访者探索他们对于泄露自己感到羞耻或罪恶的事件的恐惧。

3. **投射的游戏** 帮助来访者觉察投射的存在。

4. **反转技术** 请来访者扮演某个和他(她)所表达的角色或立场正好相反的角色或立场，和自身中被否认、被隐藏的部分建立接触，并逐渐把这一面整合到自己的人格中。

5. **预演游戏** 预演帮助来访者觉察自己花了多长时间来准备扮演自己的社会角色，也可以用于培养对于当前环境中存在的选择的觉察，或缓解对未来事件的预期导致的紧张，也可以用于隐蔽练习和模仿适当行为。

6. **扩大游戏** 使个体对于身体语言传递的微妙信号和线索有更好的觉察，使得内在的意义更加清晰。

7. **保持感受** 当来访者想要逃避时，治疗师督促来访者保持这种感受，鼓励来访者更深地进入这种他们试图回避的情感和行为。

8. **接触和退缩** 允许来访者体验从治疗过程中短暂的退缩，等来访者放松和平静下来，再邀请来访者重新回到当前。

9. **感觉定位** 鼓励来访者直接体验身体内与当前的情绪相联系的感觉。

10. **对抗和扮演** 鼓励来访者面对自我中拒绝承认的部分；邀请来访者扮演自身不能接受的特征或其他部分，让来访者真实感受这些部分。

11. **家庭作业** 将来访者在治疗中的领悟、可能性和意义在日常生活中得到实施。家庭作业必须适用于来访者的冲突领域，还应当根据来访者尝试新行为的意愿和现有的能力来设计。

12. **梦的工作** 格式塔治疗试图把梦带回到生活中，重新创建梦，重新经历梦，就好像它现在正在发生一样，帮助来访者更好地觉察到自己情感的范围，接触到自我中某些没有被很好认识或接受的部分，承认它们并为它们承担责任。

第五节 治疗案例(略)

第六节 评 价

1. **格式塔治疗的贡献** ①强调治疗过程的体验性，鼓励来访者直接接触情感和表达情感；②注重深入到来访者的潜意识中，觉察自己的想法和情感，进一步了解自我；③强调对行为的应用；④强调发挥来访者的创造性潜能；⑤强调整合而不是改变；⑥逐渐开始重视人格的认知成分；⑦可以很好地处理焦虑、恐惧、躯体化、适应障碍、职业问题和人际问题等多种问题。

2. **格式塔治疗的局限** ①运用象征或使用象征性术语沟通有困难的人可能无法通过格式塔治疗得到很好的帮助；②格式塔治疗师必须有处理强烈情感的丰富经验；③治疗师有可能只注重格式塔技术的应用，从而阻碍了来访者自主性的增长；④传统的格式塔治疗过于强调个体的作用；⑤治疗师应避免为了自己的需要而过快推动来访者，忽视了来访者的能力和意愿；⑥在团体条件下，处于观察位置的成员们比较被动，从治疗中获益的机会较少。

【难点与注意点】

1. 格式塔疗法的基本假设。
2. 格式塔疗法的治疗目标。
3. 格式塔疗法中治疗关系的特点。
4. 格式塔疗法中各种技术的目的。

习　题

一、单项选择题

【A1 型题】

1. 格式塔治疗的创始人是
   A. 皮尔斯　　B. 魏特海默
   C. 勒温　　D. 霍妮
   E. 戈尔茨坦
2. 标志着格式塔治疗的创立的书籍是
   A.《格式塔治疗：人格的兴奋与成长》
   B.《自我·饥饿和攻击》
   C.《格式塔疗法：逐字逐句》
   D.《格式塔方法：见证疗法》
   E.《格式塔咨询与治疗技术》
3. 本质而言，格式塔治疗的性质是
   A. 体验性的　　B. 结构化的
   C. 内省性的　　D. 实践性的
   E. 思辨性的
4. 格式塔治疗的核心是
   A. 体验　　B. 解释
   C. 觉察　　D. 整合
   E. 领悟
5. 格式塔治疗的人性观的基础是

A. 现象学和唯物主义　　B. 现象学和存在主义
C. 机械论和唯物主义　　D. 现象学和逻辑实证论
E. 人本主义和唯物主义

6. 格式塔治疗认为，促进成长与改变的必要条件是
A. 接触　　B. 体验
C. 强化　　D. 领悟
E. 支持

7. 个体让生活中的某些人或某些物为原本来自于自我内部的东西负责，是
A. 回射　　B. 外射
C. 内射　　D. 融合
E. 归因

8. 如果个体不加消化和吸收就囫囵吞下从环境中接受的概念、事实、伦理和标准，是
A. 回射　　B. 外射
C. 内射　　D. 融合
E. 归因

9. 在格式塔治疗中，最为重要的是
A. 治疗技术的恰当运用　　B. 来访者的心理发展水平
C. 咨访关系的好坏　　D. 咨询师的胜任能力
E. 来访者的改变动机

10. 治疗师邀请有交流障碍的来访者扮演一个热衷于交往、能够与每个人交流的人，体现的格式塔技术是
A. 预演练习　　B. 反转技术
C. 投射游戏　　D. 对话游戏
E. 轮替技术

11. 下列选项中，不属于格式塔心理治疗核心的是
A. 激发患者强烈的自我支持感　　B. 辨认自己的未完成事件
C. 生活在此时此刻　　D. 觉察当下的感受
E. 有直接的体验

12. 下列观点中，不属于格式塔心理治疗对人的本质的看法的是
A. 个体有能力承担生活的责任
B. 相信个体内在的治愈力
C. 个体在任何情况下都是希望受到积极关注的
D. 人的身体和精神、人与环境构成了相互统一的整体
E. 个体在不断地努力维持机体内在的平衡

13. 下列选项中，不属于格式塔心理治疗中患者的责任的是
A. 决定他们希望从治疗中得到什么
B. 决定他们如何为自己的心理疾病负责
C. 决定他们如何为自己的思维承担责任
D. 决定他们如何为自己的情感承担责任
E. 决定他们如何为自己的行为承担责任

14. 下列选项中，**不属于**格式塔心理治疗师为与患者建立关系应做到的是

A. 与患者建立一种平等的、尊重的关系

B. 关注患者的非言语线索

C. 时刻与患者保持联系

D. 感受患者的感受，并作出反应

E. 提供一个接纳的、安全的、专业的环境

15. 下列选项中，**不属于**空椅技术的作用的是

A. 使患者的内射外显

B. 充分地体验到冲突，辨认出冲突，使冲突整合

C. 帮助患者接触到自身的一些情感方面

D. 辨别未完成事件

E. 整合未完成事件中的关系

16. 下列选项中，**不属于**格式塔心理治疗的技术的是

A. 对话游戏　　B. 梦的工作

C. 预演游戏　　D. 投射游戏

E. 解释技术

17. 下列选项中，**不属于**格式塔心理治疗中实验目的的是

A. 已经存在于觉察中的因素之间建立新的联系

B. 将先前只有肤浅认识的内容带入到觉察中心

C. 检验来访者对于治疗师的信念的正确性

D. 完成未完成事件

E. 探索新的行为模式

【A2 型题】

18. 大学生小李经常逃课，也没有好好复习，期末考试不及格，但他却将这次失败归因于教授，责备教授讲课深奥难懂，这反映了下列机制中的

A. 内射　　B. 外射　　C. 觉察

D. 融合　　E. 回射

19. 每当小汪感到被人伤害，非常生气时，他总是会对自己说“都怪我，我自己怎么就不能做得更好呢?”，这反映了下列机制中的

A. 内射　　B. 外射　　C. 觉察

D. 融合　　E. 回射

20. 妈妈从小教育小芳：“一定不能让别人知道你的弱点，否则一定会趁机伤害你”，小芳牢记在心，长大之后也从来不跟别人谈论自己的真实感受，这反映了下列机制中的

A. 内射　　B. 外射　　C. 觉察

D. 融合　　E. 回射

【A3/A4 型题】

（21～25 题共用题干）

一位成年女性前来咨询，她主诉：幼年时父母离异，她跟随母亲生活，与父亲失去了联系，非常渴望父爱。长大后，她先后与多名年长异性建立亲密关系，但关系发展总是不顺利。

21. 在工作中，咨询师首先应该做的是
A. 努力和来访者建立良好的工作联盟
B. 让来访者充分表达内心深处的痛苦体验
C. 对来访者的人格类型做出诊断
D. 对来访者的行为模式提出解释
E. 建议来访者尝试不同的行为方式

22. 从格式塔治疗的角度来看，针对这位来访者的治疗主要任务是
A. 充分理解由于幼年父爱缺乏导致的痛苦和渴望
B. 充分承担自己的生活责任，理解目前关系模式的弊端
C. 充分觉察内心对父爱的渴望以及对行为模式的影响
D. 改变满足内心渴望的方式，和同龄异性建立亲密关系
E. 改善与异性交往的模式，提升亲密关系质量

23. 来访者在成年时不断与年长异性建立亲密关系，是因为
A. 未完成事件的影响　　B. 性本能的影响
C. 不合理信念的影响　　D. 环境的影响
E. 缺乏责任心的影响

24. 在治疗中，咨询师让患者想象自己回到幼年时期，与父亲对话，是运用了
A. 合理想象技术　　B. 对话游戏技术
C. 投射技术　　D. 预演游戏技术
E. 扩大游戏技术

25. 在治疗中，咨询师让患者想象自己是一名父亲，该怎样与子女建立关系，是运用了
A. 预演游戏技术　　B. 对话游戏技术
C. 扩大游戏技术　　D. 轮替技术
E. 保持情感技术

【B1 型题】

（26～30 题共用备选答案）
A. 找到患者的生活方式中自己应负起的责任
B. 帮助患者充分体验他们此时此刻的感受
C. 推动和激发患者充分而自发的觉察
D. 患者可以有效地应对他们的生活问题
E. 提高患者对主观体验的觉察能力，使自我与环境之间达到整合

26. 格式塔心理治疗的基石是
27. 格式塔心理治疗的基本前提是
28. 格式塔心理治疗的基本假设是
29. 格式塔心理治疗的中心任务是
30. 格式塔心理治疗关注的焦点是

二、多项选择题

1. 格式塔治疗的理论背景有
A. 格式塔心理学　　B. 现象学
C. 存在主义　　D. 场理论

E. 整体论

2. 格式塔的治疗技术有

A. 对话游戏　　B. 自由联想

C. 反转游戏　　D. 梦的解析

E. 冥想

3. 格式塔治疗的目的包括

A. 帮助患者达到自我觉察的状态

B. 帮助患者达到完善和整合

C. 帮助患者学会自我支持

D. 帮助患者学会为自己承担责任

E. 帮助患者解决生活中的问题

4. 患者在治疗中扮演出自己对面试的紧张，并夸大其紧张动作，来预先体验他未来的面试过程。以上包含了格式塔治疗技术中的

A. 接触　　B. 预演游戏

C. 扩大游戏　　D. 扮演

E. 对话游戏

5. 格式塔心理治疗的目标有

A. 帮助患者从“环境支持”转向“自我支持”

B. 达到自己能够觉察的状态

C. 通过坚持让患者处于体验的此时此刻，培养患者的自我发现

D. 通过有觉察的负责任的选择，发展患者的自我支持系统

E. 通过自我发现和重新获得失去的功能，促进整合和动机系统

6. 格式塔治疗的贡献有

A. 强调对非语言信息的觉察

B. 强调解决阻碍患者整合的能量，发挥其创造性潜能

C. 深入患者潜意识，更好认识自己

D. 强调对患者无条件积极关注，尊重患者的需要

E. 强调对患者潜意识内容的关注

7. 格式塔治疗的局限有

A. 过于强调对自己承担责任的重要性，忽视了对他人的责任

B. 过于强调对体验的觉察，不太重视人格的认知成分

C. 概念相对模糊，难于提取清晰可证的假设

D. 没有涉及整体的人，而只是涉及他（她）的体验

E. 在团体游戏中难以把握个体的感受

8. 格式塔心理治疗中对治疗师的要求有

A. 参与对患者新生活的创建

B. 不是单纯地利用各种治疗技巧

C. 治疗师对患者进行倾听和共情

D. 对患者无条件的积极关注

E. 能够促进患者的自我体验和觉察

9. 一个富有创造力的咨询者必须具备的特质包括
   A. 较好的时间感
   B. 觉察患者情绪激发点的能力
   C. 知道心理的“钥匙”放在何处，以及何时用这些钥匙
   D. 灵活应变的能力——放过一些东西，以便进入其他更有价值的领域
   E. 愿意竭尽全力去鼓励患者承担责任

10. 格式塔心理治疗的步骤包括
   A. 表达阶段　　B. 鉴别阶段
   C. 肯定阶段　　D. 选择与整合阶段
   E. 总结阶段

11. 一位有强迫倾向、休学在家的患者前来咨询。在咨询过程中，咨询师通过空椅技术、预演游戏、扩大游戏等技术，使患者逐渐觉察到过去的自己总是追求完美，希望自己能受到周围所有人的钦佩和赞美。通过进一步的咨询，患者逐渐接受了不完美的自己；通过进一步的实验，患者预演在生活中即将面临的不完美的场面。渐渐地，患者有自信继续走进学校，走进人群中。以上咨询案例中，反映了咨询师在咨询中的作用包括
   A. 使患者具有自我觉察能力
   B. 使患者体验到真实的自我
   C. 使患者形成积极的态度来认识自己
   D. 使患者尝试着创造新的行为来面对生活
   E. 使患者注意自己发生了哪些改变

三、名词解释

1. 格式塔（Gestalt）
2. 觉察（awareness）
3. 自我形象（self-image）
4. 场理论（field theory）
5. 未完成事件（unfinished business）
6. 融合（confluence）
7. 空椅技术（empty chair or two chair strategy）
8. 外射（projection）

四、简答题

1. 简述格式塔治疗对于来访者适应不良本质的认识。
2. 格式塔心理治疗中治疗师的功能和角色是什么？
3. 格式塔心理治疗的理论基础是什么？
4. 格式塔治疗中，治疗师与来访者的关系有什么特点？
5. 格式塔治疗中，实验的目的有哪些？
6. 格式塔心理治疗的步骤是什么？
7. 空椅技术的作用有哪些？
8. 格式塔疗法的局限有哪些？

五、论述题

1. 试述格式塔治疗的治疗过程和各阶段的工作重点。

2. 格式塔治疗的常用技术有哪些？

3. 格式塔治疗中的注意点有哪些？

参考答案

一、单项选择题

【A1型题】

1. A　2. B　3. A　4. C　5. B　6. A　7. B　8. C　9. C　10. B

11. C　12. C　13. B　14. C　15. D　16. E　17. C

1. 解析：皮尔斯的理论受到多种思想的影响，戈尔茨坦、霍妮、魏特海默、勒温的思想都曾对皮尔斯产生影响，但皮尔斯创造性地整合了这些学者的观点，并加以创新性的应用，形成了自己独特的理论。皮尔斯被公认为格式塔治疗的创始人。

2. 解析：皮尔斯在《自我、饥饿和攻击——对弗洛伊德理论的修订》中首次运用“格式塔治疗”这个术语，阐述了关于传统精神分析和完整有机体的观点，这本书也标志着他从精神分析领域中分离出来，创立格式塔治疗。

3. 解析：格式塔治疗关注的焦点是提高来访者对自己的主观体验的觉察。格式塔治疗师的中心任务是帮助来访者觉察到他们如何干扰了自己对当前的感受和体验，帮助来访者充分体验他们此时此刻的存在。因而，格式塔治疗本质上是体验性的。

4. 解析：格式塔治疗关注的焦点是提高来访者对自己的主观体验的觉察。格式塔治疗师的中心任务是帮助来访者觉察到他们如何干扰了自己对当前的感受和体验，帮助来访者充分体验他们此时此刻的存在。格式塔治疗本质上是体验性的，而觉察是格式塔治疗的核心。

【A2型题】

18. B　19. E　20. A

【A3/A4型题】

21. A　22. C　23. A　24. B　25. A

23. 解析：从该案例中可见，患者幼年时缺乏父爱，成年后不断与年长异性建立亲密关系，该患者缺乏父爱属于其未完成事件，这种过去的经验一直影响着现在其与男性建立亲密关系，因此答案是A。

【B1型题】

26. C　27. A　28. D　29. B　30. E

二、多项选择题

1. ABCDE　2. AC　3. ABCD　4. ABCD　5. ABCDE　6. ABC

7. ABCE　8. ABCE　9. ABCDE　10. ABCD　11. ABCD

11. 解析：从该案例中可见，患者觉察到过去的自己总是追求完美，说明患者有觉察自我的能力；而患者逐渐接受了不完美的自己，说明患者体验到真实的自我；患者在咨询室预演，表现了其积极的态度去认识自己；而当患者愿意走进学校时，说明患者正尝试着创造新的行为来面对生活。因此答案是ABCD。题目中没有涉及选项E。

三、名词解释

1. 格式塔(Gestalt)：物理的、生物的、心理的或象征的结构或形态，其构成因素并不是各组成部分间的简单相加，而是一种完整的结构或形式。

2. 觉察（awareness）：觉察是一种体验形式，是一个人对自身的存在以及对世界“是什么”有所察觉。

3. 自我形象（self-image）：自我形象是虚假的，精心制作的。自我形象阻碍觉察，防止我们和现实接触，导致我们否认自我的某些部分而过分认同另外一些部分。如果我们将权威的那些与我们自身需要并不一致的价值观和行为加以内射，试图遵循一系列专制的“应当”和“必须”，就会忽视自身的需要，卷入到自我形象的实现而不是自我实现。

4. 场理论（field theory）：场中所有因素相互作用构成了场。没有哪个因素可以独立于场中的其他因素而发挥作用。

5. 未完成事件（unfinished business）：指的是来访者尚未获得圆满解决或彻底弥合的既往情境，特别是创伤性或艰难的情境。未完成事件一直会对个体产生影响，个体可能会感受到模糊的挫败感或不适感，或者出现一些莫名的躯体症状，也会在当前生活中干扰个体与自身和他人有效接触。

6. 融合（confluence）：在自我与环境之间缺乏界限。新生儿以及处于短暂的忘我境界的成年人处于这个状态，是正常的。在不太极端的融合状态，个体不能容忍差异的存在。处于病理性融合状态的个体并不能觉察到自我与他人的界限。

7. 空椅技术（empty chair or two chair strategy）：是格式塔治疗最著名的技术，是使来访者的内射外显的方式之一。空椅技术实际上是一种角色扮演技巧。通过对话，来访者可以更清楚地辨认出内射，更充分地体验到冲突。通过来访者对冲突不同方面的接受和整合，冲突可以得到解决。空椅技术也可以用于处理未完成事件，帮助来访者在一个重要的关系中达到完成。空椅技术还可以使来访者更加清楚地觉察到自己的行为是如何受到他人行为的影响。

8. 外射（projection）：是使环境中的某些人或某些物为原本来自于自我内部的东西负责。外射者无法接受自己的情感，把自己的情感附着在他人身上。偏执是极度外射的结果。

四、简答题

1. 答题要点：皮尔斯认为，神经症患者的接触 - 撤回节律是不平衡的。健康的个体可以根据每一种新的情境灵活选择接触的程度，在避免接触 - 部分接触 - 充分接触的连续谱上选择恰当位置。但神经症患者不知道什么时候应当接触而什么时候应当撤回，丧失了选择的自由。

有四种主要的边界障碍阻碍了个体与环境的接触，导致了神经症的形成，分别是内射、外射、回射、融合。从心理上囫囵吞下整个的概念和观点被称为内射。外射是使环境中的某些人或某些物为原本来自于自我内部的东西负责。回射是个体把他们本应当针对他人做的事情转向针对自己。融合是在自我与环境之间缺乏界限。

2. 答题要点：

（1）通过与求助者接触，使他们具有自我的觉察能力并体验当时他们是怎样的人。

（2）治疗师作为一个不是单纯运用技术的人展现在患者面前。

（3）治疗师参与到新生活的创建当中。

（4）治疗师自身保持协调、平衡的状态，使咨访双方一起进步。

3. 答题要点：

（1）格式塔心理学为格式塔心理治疗奠定心理学基础。

(2) 现象学建议通过自我观察而达到对自我体验的清醒的觉察。

(3) 存在主义关注的是人类直接体验到的当下。

(4) 场理论关注的是整体，在这个整体中，每个部分都相互联系、相互影响。

(5) 整体论对于图形 - 背景构成的强调，为格式塔治疗的一些重要概念提供了基础。

4. 答题要点：格式塔治疗中的治疗关系常被描述为我 - 你、此时此刻的接触。治疗师和来访者都存在于此刻，充分体验此刻，而且为此刻承担责任。治疗师和来访者都以当前为中心，强调双方直接的体验。

5. 答题要点：格式塔治疗中实验的目的包括：①澄清来访者已经觉察到的内容或使来访者对这些内容更加敏锐；②将先前只有肤浅认识的内容带入到觉察中心；③将个体需要但是被排斥在觉察之外的内容带入觉察；④将控制系统带入觉察，特别是阻碍思维或情感进入觉察中心的机制；⑤增强自我支持；⑥完成未完成事件；⑦探索新的行为模式等。

6. 答题要点：

(1) 表达阶段：充分表达自己，把自己内心的隐私统统表达出来，如果有一些掩饰，则不利于以后的治疗。

(2) 鉴别阶段：患者不可能完全表达出自己的情感，治疗师需要敏感地决断出患者话题的本质。

(3) 肯定阶段：咨询者必须鼓励患者正视那些浮现到意识域中的人格各部分（包括好的与坏的部分），并让他（她）觉察到，不论好与坏，这就是他（她）真实的"自我"，使患者为自我承担责任。

(4) 选择与整合：咨询者启发、示范、指导，以使患者不但对个人经验有全面深刻的觉察与认识，而且使患者的自我支持系统有很好的发展。

7. 答题要点：①可以帮助来访者更清楚地辨认出内射，更充分地体验到冲突。②可以用于处理未完成事件，帮助来访者在一个重要的关系中达到完成。③可以使来访者更加清楚地觉察到自己的行为是如何受到他人行为的影响。

8. 答题要点：①运用象征或使用象征性术语沟通有困难的人，可能无法通过格式塔治疗得到很好的帮助；②格式塔治疗师必须有处理强烈情感的丰富经验；③治疗师可能只注重格式塔技术的应用，阻碍了来访者自主性的增长；④传统的格式塔治疗过于强调个体的作用；⑤治疗师应避免为了自己的需要而过快推动来访者，忽视了来访者的能力和意愿；⑥在团体条件下，处于观察位置的成员们比较被动，从治疗中获益的机会较少。

五、论述题

1. 答题要点：

①建立关系与评估：积极努力和来访者建立良好的工作联盟，和来访者协同做出评估，对来访者的核心主题和主要应对模式形成全面的认识；②表达阶段：让来访者充分表达；③鉴别阶段：细致观察来访者的各种表现，识别来访者未曾意识到或者有意掩饰的体验；④肯定阶段：鼓励来访者正视人格各部分不论好与坏，这就是他真实的"自我"，并帮助来访者感到自我的全部责任感；⑤选择与整合：帮助来访者发展自我支持系统，选择一种更为适宜的应对方式，接受自己尚未达到某些目标的事实，承担生活的责任。

2. 答题要点

(1) 对话的游戏：人格中不同部分之间的对话，帮助个体更清楚地辨认出内射，更充分地体验到冲突。这种对话可以在人格的任何两个部分或者同一特征的两极之间进行，通过来访者对两个方面的觉察、接受和整合，冲突可以得到解决。

（2）轮替、负责与秘密：通过轮替技术，帮助来访者处理那些使他们感到恐惧的事情；通过“我为……负责”练习，扩展觉察范围，帮助来访者认识和接受他们的情感；通过“我有一个秘密”，帮助来访者探索他们对于泄露自己感到羞耻或罪恶的事件的恐惧。

（3）投射的游戏：帮助来访者觉察投射的存在。

（4）反转技术：请来访者扮演某个与他所表达的角色 / 立场正好相反的角色或立场，和自身中被否认、被隐藏的部分建立接触，并逐渐把这一面整合到自己的人格中。

（5）预演游戏：预演帮助来访者觉察自己花了多长时间来准备扮演自己的社会角色，也可以用于培养对于当前环境中存在的选择的觉察，或缓解对未来事件的预期导致的紧张，也可以用于隐蔽练习和模仿适当行为。

（6）扩大游戏：使个体对于身体语言传递的微妙信号和线索有更好的觉察，使得内在的意义更加清晰。

（7）保持感受：当来访者想要逃避时，治疗师督促来访者保持这种感受，鼓励来访者更深地进入这种他们试图回避的情感和行为。

（8）接触和退缩：允许来访者体验从治疗过程中短暂的退缩，等来访者放松和平静下来，再邀请来访者重新回到当前。

（9）感觉定位：鼓励来访者直接体验身体内与当前的情绪相联系的感觉。

（10）对抗和扮演：鼓励来访者面对自我中拒绝承认的部分；邀请来访者扮演自身不能接受的特征或其他部分，让来访者真实感受这些部分。

（11）家庭作业：将来访者在治疗中的领悟、可能性和意义在日常生活中得到实施。家庭作业必须适用于来访者的冲突领域，还应当根据来访者尝试新行为的意愿和现有的能力来设计。

（12）梦的工作：格式塔治疗试图把梦带回到生活中，重新创建梦，重新经历梦，就好像它现在正在发生一样，帮助来访者更好地觉察到自己情感的范围，接触到自我中某些没有被很好认识或接受的部分，承认它们并为它们承担责任。

3. 答题要点

第一，制订治疗计划。对可能产生的需要、结果及薄弱环节有总体把握。

第二，评估治疗的适宜性。确定格式塔是否适合患者，以及对于这位患者，你是否是最适合的治疗师。

第三，治疗师对于治疗过程有着敏锐的觉察力，在将大部分精力用于关注此时此刻不断变换的新情境时，及时调整治疗方向。

第四，患者的参与性。治疗过程中从患者的角度决定采用何种技术，从患者的治疗进展角度决定何时回顾与分享治疗想法。

第五，慎重采用技术。格式塔治疗不是单纯地使用各种技术，治疗师的人格特征以及治疗师与患者的关系是治疗的关键。

（苏　英）

第十二章 叙事治疗

学习纲要

【本章学习目的与要求】

目的：通过本章的学习，了解叙事疗法的发展背景、应用评价，熟悉叙事治疗的过程和案例对话特点，掌握其基本理论及特色对话技术，从而全面地了解叙事疗法。

掌握：

1. 叙事治疗的主要概念。
2. 叙事隐喻的基本理论内容。
3. 社会文化中的主流论述。
4. 叙事治疗对人与问题的界定。
5. 叙事治疗技术中的外化对话、改写对话、重塑对话。

熟悉：

1. 社会主义建构理论对语言的观点及两种权利的比较。
2. 叙事治疗的其他技术。
3. 叙事治疗操作的基本过程。
4. 叙事治疗案例的对话特点。

了解：

1. 叙事治疗的发展背景。
2. 叙事治疗的后现在主义理论基础。
3. 叙事治疗的应用评价。

【本章主要内容】

第一节 概 述

1. **叙事治疗** 叙事治疗是以故事叙说的方式，将生活中人与人之间发生的故事置于治疗过程的中心，通过治疗师的引导性提问，通过外化对话、改写对话、重塑对话以及支撑性对话等过程，鼓励来访者探索内心，从自己的故事中重新诠释生命的意义，从而构建自己渴望的生活，并获得身心的改变。

2. **叙事治疗的创始人** 澳大利亚临床心理学家麦克·怀特（Michael White）及新西兰的大卫·爱普斯顿（David Epson）于20世纪80年代提出此理论。

3. **生命故事的内涵** 故事通过认知构架形成。在诠释的过程中，所创造的意义影响了我们的生活、行为和在生活中采取的行动。

4. **叙事隐喻** 叙事隐喻是贯穿在叙事治疗过程中的主线和灵魂，也是叙事治疗最核心的理念。主要包括：问题故事、支线故事和多重故事。

5. **社会建构论** 现实是由语言构成的，两种权利——传统式权力和现代式权力，社会文化中的主流论述使问题产生，人与问题的关系。

第二节 方法与过程

1. **外化对话** 用来将个体与问题分开的方法，是叙事治疗最主要的治疗理念和技术。

2. **改写对话** 改写对话要求人们发展他们生活中的故事，同时也帮助人们觉察曾被忽视的“特殊事件”或是“例外”。

3. **重塑对话** 重塑对话把人生视为一个由各种成员组成的协会，通过特定的方法让人认识到自己对自己的看法是自己过去和现在经历过的人、事物共同影响的结果。

4. **见证对话** 局外见证者会根据某种特定的方式，通过重述来对来访者的故事做出回应。

5. **制作文件** 通过文件，可将治疗效果延伸至来访者真实生活中，并可在咨询结束后持续显现治疗效果。

6. **叙事治疗的操作过程** 主要包括以下六个步骤：从问题之外开始了解来访者、进行双重聆听、将人和问题分开、重塑生命故事、见证和记录及结束治疗前的询问。

第三节 案例对话实录与分析

1. **外化对话的案例实录** 本部分摘录了 Jill（吉尔）治疗师对来访者的两次连续会谈的片段，可以反映出 Jill 与来访者拉薇妮进行外化对话的影响和作用。

2. **改写对话的案例实录** 这段咨询实录是迈克·怀特对一个问题孩子以及孩子的妈妈一起进行的访谈，主要针对这个问题孩子一次意外的行为进行加强，起到了意想不到的效果。

第四节 应用与评价

1. **叙事治疗的方法对于心理学研究具有重要的意义** 叙事作为一种方法在心理学研究中有不可替代的作用。

2. **叙事治疗的理念是传统心理治疗观念的巨大转变** 叙事治疗相信来访者才是自己的专家，治疗师只是陪伴的角色。

3. **发现生命的意义比问题本身更为重要** 对待生命的积极态度就会释放出不同方向的能量。

4. **叙事治疗与中国文化的适应性** 叙事治疗的关系取向与中国人关系中的自我观符合。

【难点与注意点】

1. 叙事隐喻的基本理论内容。

2. 社会建构理论对叙事治疗的影响。

3. 外化对话的技巧和步骤。
4. 改写对话的过程和提问方式。
5. 重塑对话的过程和提问方式。
6. 叙事治疗的操作过程。

习 题

一、单项选择题

【A1 型题】

1. 叙事治疗的核心概念是
A. 界定仪式
B. 外化对话
C. 故事塑造
D. 叙事隐喻
E. 改写对话

2. 对叙事疗法影响最大的观点是
A. 后现代主义观点
B. 现代观点
C. 系统观点
D. 行为学派观点
E. 人本主义观点

3. 叙事心理治疗的关键是
A. 揭示潜意识
B. 重新编排故事
C. 自我接纳
D. 行为矫治
E. 改变本性

4. 叙事治疗过程中的主线和灵魂是
A. 主线故事
B. 支线故事
C. 叙事隐喻
D. 多重故事
E. 生命故事

5. 叙事治疗的代表人物是
A. Michael White
B. John Watson
C. C.R Rogers
D. Sigmund Freud
E. Carl Jung

6. 支线故事是指
A. 问题故事
B. 人生故事
C. 多重故事
D. 潜在的意义故事
E. 重新编排后的故事

7. 通过一系列具有限制性的所谓潜规则和传统，维持某种特定的世界观，大多数人所知的、所持有的、所行动的，都是一种心知肚明的价值观是指
A. 传统式权力
B. 现代式权力
C. 传统观念
D. 主流论述
E. 文化价值观

8. 叙事治疗的理论的提出时间是
A. 20 世纪 80 年代
B. 20 世纪 90 年代

C. 19世纪90年代
D. 20世纪70年代
E. 19世纪80年代

9. 叙事的功能是
A. 教导来访者正确的生活方式
B. 使来访者出现重大积极的人格改变
C. 了解生命的意义
D. 使来访者对自己早年经历有明确的认识
E. 探讨问题形成的原因

10. 后现代哲学的代表人物是
A. 米歇尔·傅柯
B. 麦克·怀特
C. 大卫·爱普斯顿
D. 保罗·萨特
E. 马丁·塞利格曼

11. 问题外化的作用是
A. 改变问题
B. 将个体与问题分开
C. 消灭问题
D. 忽略问题
E. 给个体贴上问题的标签

12. 语言的特征是
A. 指导
B. 绝对化
C. 表达
D. 叙述
E. 澄清

13. 重塑对话的目的是
A. 提供修改生活协会中的成员资格的机会
B. 对来访者叙述中的含义作进一步的澄清
C. 使来访者重新整合和表达自己的情感和意图
D. 治疗师重构来访者的故事
E. 摆脱和过去、现在生活中具有重要关系的人之间的关系

14. 独特结果是指
A. 与问题故事相同的情境或事件
B. 个体会注意并赋予重要意义的事件
C. 那些无法由充满问题的主要故事所预测的情节或经验
D. 来访者身上存在的矛盾事件
E. 治疗师协助来访者清楚准确地表述目前所体验的情感或所经历的事情

15. 叙事治疗中治疗师与来访者的关系是
A. 平等、互相尊重的关系
B. 指导与被指导的关系
C. 老师与学生的关系
D. 医生和患者的关系
E. 上司与员工的关系

16. 下列关于“生命故事”的理解，<u>**错误**</u>的是
A. 在诠释生命经验这方面，人类扮演着主动的角色

B. 对经验的诠释涉及认知架构
C. 故事通过认知构架形成
D. 麦克·怀特运用了现代主义对于诠释的解读
E. 诠释意味着人们是通过先入为主的概念理解世界

17. 后现代主义把焦点放在语言如何构成我们的信念和世界，下列理解**错误**的是
A. 语言是文化的产物，承载着假设，通过既定的意义影响着人们如何诠释经验
B. 语言本身具有澄清、扭曲和过度简化的特征
C. 言语是中性和主动的
D. 意义是由人与人之间的互动与对话产生的
E. 诠释性对话会带出一个“意义”，一段“故事”

18. 下列关于叙事疗法的观点的说法，**错误**的是
A. 个体的问题存在于社会、文化、政治以及人际关系的背景之中，同时也存在于个体内部
B. 问题产生于人与主流论述的关系中
C. 叙事治疗更倾向于现代权力的运作
D. 叙事治疗强调人们通过来自文化和社会的有色眼镜，而非自然的生物或心理因素诠释和理解他们带到咨询室里的故事
E. “问题”只是问题，人不等于问题

19. 下列**不属于**叙事治疗的对话技术是
A. 问题外化　　B. 解构问题
C. 重塑对话　　D. 情感反应
E. 改写对话

20. 下列**不属于**问题外化的过程的是
A. 定义问题
B. 描述问题的影响，经由生命中不同的范畴来定位问题的影响
C. 评估问题的影响
D. 论证评估
E. 寻找独特事件

21. 下列关于重塑对话说法**错误**的是
A. 麦克·怀特提出重塑对话是根据一个观念：身份认同奠基于核心自我
B. 重塑对话把人生视为一个由各种成员组成的协会
C. 重塑对话给来访者提供了一个修改生活协会中的成员资格的机会
D. “生活协会”的成员指的是一个人过去、现在和对未来的心理投射中的重要人物，这些重要人物的话对这个人身份认同的形成具有影响力
E. 在重塑对话的过程中可以通过提问来邀请来访者描述他人对他（她）的人生所做出的贡献

22. 关于现代式权力的说法，**错误**的是
A. 现代式权力如同国王或者其他长老的权力
B. 以自我监察的方式执行
C. 经由自我和同辈规范的评价来建立社会控制

D. 在广泛且不断转变的社群中发展传播

E. 促使人们以理想化的规范去看外部事务，或者自我比较，且基于这些规范的价值来寻求认同

23. 改写对话的过程**不包括**

A. 寻找独特事件

B. 细节询问——把事件发展为故事

C. 询问意义

D. 定义问题

E. 延伸到未来

24. 见证对话的内容**不包括**

A. 识别一个表达　　B. 描述意象

C. 共鸣　　D. 转移或者转化

E. 制作文件

25. **不属于**重塑对话的主题的是

A. 他人对你的人生所做的贡献

B. 进入他人的观点，从他们的眼光看待你自己，思考这对你的身份认同造成了什么不同

C. 经由生命中不同的范畴来定位问题的影响

D. 你对他人的人生所做的贡献

E. 思考能够为他人的身份认同带来什么不同

【A3/A4 型题】

（26～28 题共用题干）

来访者：你知道，它没有那么强烈，可是有些东西开始在扰动。你知道吗？我只是觉得……

治疗师：听听看，它是什么。

来访者：好。

治疗师：你说有些东西开始在扰动，你的意思是什么呢？

来访者：好，我有非常想吐的感觉，并不是真的吐出来。

治疗师：嗯哼。

来访者：我的心跳开始加速，几乎觉得必须到浴室洗澡？嗯，我的意思是我开始流汗。

治疗师：嗯哼。

来访者：然后我开始做这整件事，喔，我们坐在那里，他们都注视着我，虽然不很严重，可是我不习惯那种情形，我说了些蠢话，只是我实在没有什么可说的。当我要开始分析整件事时，它就使我完全无话可说。

治疗师：好，嗯，害怕是怎么知道该选什么时间，它怎么知道什么时候可以逮到你？什么时候可以进来制造想吐的感觉？还有……

来访者：好，用这种方式提问题很有趣。害怕是怎么知道什么时候可以来逮到我？嚇，这实在很有趣。

26. 治疗师："你说有些东西开始在扰动，你的意思是什么呢？"属于

A. 复述技术　　B. 解释技术

C. 对峙技术　　D. 理解核查技术
E. 具体化技术

27. 治疗师："好，嗯，害怕是怎么知道该选什么时间，它怎么知道什么时候可以逮到你？什么时候可以进来制造想吐的感觉？还有……"属于

A. 给问题命名　　B. 使问题客观化
C. 拟人化描述　　D. 描述问题的影响
E. 定义问题

28. 在之后的会谈中，治疗师会要求来访者谈及自己对抗问题的成功经历，属于

A. 重塑对话　　B. 寻找支线故事
C. 问题外化　　D. 寻找主流论述
E. 发掘独特事件

【B1 型题】

（29～30 题共用备选答案）

A. 问题外化
B. 改写对话
C. 重塑对话
D. 见证对话
E. 制作文件

29. 将人和问题分开的对话技术是

30. 在治疗中重构自我认同，使来访者能够重拾和过去、现在生活中具有重要关系的人之间的关系的对话技术是

二、多项选择题

1. 见证对话内容包括

A. 识别一个表达　　B. 描述意象
C. 共鸣　　D. 转移或者转化
E. 具体化问题

2. 将人和问题分开的主要方法有

A. 制作文件　　B. 进行双重聆听
C. 命名问题　　D. 重塑故事
E. 外化问题

3. 叙事治疗的操作过程主要包括

A. 从问题之外开始了解来访者　　B. 进行双重聆听
C. 将人和问题分开　　D. 重塑生命故事
E. 见证和记录

4. 在改写对话时，把事件发展为故事的提问方式有

A. 对于经历的细节进行提问
B. 在时间和空间上扩展经历的提问
C. 询问过程
D. 询问动机
E. 使问题客观化

5. 问题外化的技巧有
   A. 寻找独特事件　B. 具体化技术
   C. 使问题客观化　D. 给问题命名
   E. 拟人化描述
6. 问题外化的步骤包括
   A. 定义问题　B. 描述问题的影响
   C. 评估问题的影响　D. 论证评估
   E. 寻找独特事件
7. 叙事隐喻包括
   A. 问题故事　B. 生命故事
   C. 多重故事　D. 支线故事
   E. 重构后的故事
8. 叙事治疗的创始人有
   A. 澳大利亚的麦克·怀特　B. 澳大利亚的大卫·爱普斯顿
   C. 澳大利亚的麦克·爱普斯顿　D. 新西兰的大卫·爱普斯顿
   E. 新西兰的麦克·怀特
9. 叙事治疗特色的对话技术包括
   A. 改写对话　B. 问题外化
   C. 重塑对话　D. 系统脱敏
   E. 理解核查技术
10. 制作文件可以起到的作用是
    A. 治疗师仔细思考哪部分故事想要重述
    B. 如何介绍叙事治疗的理念以及如何跟进
    C. 通过制作文件，可以重述和思考一个故事
    D. 文件可以传递信息
    E. 文件可以通过共同的目的把生命联系起来

三、名词解释

1. 叙事（narrative）
2. 叙事治疗（narrative psychotherapy）
3. 叙事隐喻（narrative metaphor）
4. 问题故事（problem story）
5. 支线故事（alternative story）
6. 问题外化（externalizing of problems）
7. 独特结果（unique outcome）
8. 重塑对话（re-membering conversation）

四、简答题

1. 麦克·怀特对于“生命故事”的解释是什么？
2. 叙事隐喻包含了几种故事？
3. 叙事治疗的功能和意义是什么？
4. 主流论述的特征是什么？

5. 传统式权力和现代式权力的区别是什么？

6. 叙事治疗如何界定人与问题的关系？

7. 外化问题的技巧有哪些？

8. 重塑对话有哪几个主题？

9. 在叙事治疗中，如何将人和问题分开？

10. 叙事治疗的操作过程主要包括哪几个步骤？

五、论述题

1. 叙事治疗的理论基础是什么？

2. 叙事治疗对现代心理学研究以及心理治疗有何影响？

参考答案

一、单项选择题

【A1 型题】

1. D　2. A　3. B　4. C　5. A　6. D　7. D　8. A　9. C　10. A
11. B　12. E　13. A　14.C　15. A　16. D　17. C　18. A　19. D　20. E
21. A　22. A　23. D　24. E　25. C

9. 解析：叙事的功能在于了解生命的意义，并且在日常生活中，通过点点滴滴的行动来实践。

11. 解析：用来将个体与问题分开的方法便是所谓的外化练习。

12. 解析：语言本身具有澄清、扭曲和过度简化的特征，在注解的过程中，语言扮演着间接而举足轻重的角色。

【A3/A4 型题】

26. E　27. C　28. E

【B1 型题】

29. A　30. C

29. 30. 解析：用来将个体与问题分开的对话技术；重塑对话把人生视为一个由各种成员组成的协会，通过特定的方法让人认识到自己对自己的看法是自己过去和现在经历过的人和事物共同影响的结果，可以看到不同的可能性，可以在治疗中重构自我认同，使来访者能够重拾和过去、现在生活中具有重要关系的人之间的关系。

二、多项选择题

1. ABCD　2. CE　3. ABCDE　4. ABCD　5. CDE　6. ABCD　7. ACD
8. AD　9. ABC　10. ABCDE

三、名词解释

1. 叙事（narrative）：本意是指行为和具有连续性的体验，比较清晰的一种表述是：叙事是为了告诉某人发生了什么事的一系列口头、符号或行为的序列。

2. 叙事治疗（narrative psychotherapy）：是以故事叙说的方式，将生活中人与人之间发生的故事置于治疗过程的中心，通过治疗师的引导性提问，通过外化对话、改写对话、重塑对话以及支撑性对话等过程，鼓励来访者探索内心，从自己的故事中重新诠释生命的意义，从而构建自己渴望的生活，并获得身心的改变。

3. 叙事隐喻(narrative metaphor):在由叙事隐喻指导的治疗中,通过体验、讲述和再讲述来访者人生中尚未被故事化的因素所构成的故事,治疗师同他们一起工作,来为其人生找到新的意义。

4. 问题故事(problem story):当人们寻求咨询时,他们常常被困在一个非常单薄的人生故事中,在叙事治疗中,把这个单薄的问题故事叫作主线故事。

5. 支线故事(alternative story):治疗师觉察来访者或明或暗提及的,却不被问题故事的情节所决定的好的事件,即支线故事。

6. 问题外化(externalizing of problems):是麦克·怀特及大卫·爱普斯顿发展出来的,是叙事治疗最主要的治疗理念和技术。个体并没有能力发现这些压制他们的"主流论述",于是必须透过重新辨识自己与他人关系的想法,用使问题外化的方式,产生自身意义和主流叙事意义一体化的知识。

7. 独特结果(unique outcome):是指那些无法由充满问题的主要故事所预测的情节或经验。

8. 重塑对话(re-membering conversation):把人生视为一个由各种成员组成的协会,通过特定的方法让人认识到自己对自己的看法是自己过去和现在经历过的人和事物共同影响的结果,使来访者在治疗中重构自我认同,能够重拾和过去、现在生活中具有重要关系的人之间的关系。

四、简答题

1. 答题要点:在这个对于生命故事的解释中,麦克·怀特运用了后现代主义对于诠释的解读,即诠释意味着人们并非依据生活的本来面貌理解世界,而是通过先入为主的概念理解世界。"人类是诠释的动物——在诠释生命经验这方面,我们扮演着主动的角色。这意味着对经验的诠释必然涉及认知架构,此架构提供经验背景,而人要从中归纳意义。故事通过认知构架形成。在诠释的过程中,所创造的意义影响了我们的生活、行为和在生活中采取的行动。生命故事或自我叙说的过程传达出我们决定撷取及对外表达的生命经验片段;故事或自我假说决定我们如何塑造生命故事。我们并非通过生命故事存活,而是故事塑造、组成并'拥抱'着我们的生活。"

2. 答题要点:①问题故事;②支线故事;③多重故事。

3. 答题要点:叙事治疗以故事的叙说为主线,它具有表达内容和方法上的多样性和复杂性。叙事是人们为自己的经验寻找意义的实现方式。叙事的功能在于了解生命的意义,并且在日常生活中,通过点点滴滴的行动来实践。它给人们提供了解过去生命事件以及计划未来行动蓝图的架构,其重要性在于彰显人类存在的意义。

4. 答题要点:主流论述是一种文化的实践,它给人们提供思维和语言的原料,提供概念和行动。主流论述通过一系列具有限制性的所谓潜规则和传统,维持某种特定的世界观,使得某些现象可以被发现,某些现象不为人所知,使得这个世界,大多数人所知的、所持有的、所行动的,都是一种心知肚明的价值观。

5. 答题要点:①来源;②执行方式;③控制方式;④认同方式。

6. 答题要点:问题产生于人与主流论述的关系中,以及主流论述情境性和随着时间的推移变化上,叙事治疗最大的贡献就是把人与问题分开。"问题"只是问题,人不等于问题,这是叙事治疗最重要的核心理念之一。

7. 答题要点:①使问题客观化;②给问题命名;③拟人化描述。

8. 答题要点：①他人对你的人生所做的贡献；②进入他人的观点，从他们的眼光看待你自己，思考这对你的身份认同造成了什么不同；③你对他人的人生所做的贡献；④思考能够为他人的身份认同带来什么不同。

9. 答题要点：①命名问题；②外化问题。

10. 答题要点：①从问题之外开始了解来访者；②进行双重聆听；③将人和问题分开；④重塑生命故事；⑤见证和记录；⑥结束治疗前的询问。

五、论述题

1. 答题要点

(1) 叙事隐喻：麦克·怀特非常重视叙事的隐喻，认为叙事隐喻是贯穿在叙事治疗过程中的主线和灵魂，也是叙事治疗最核心的理念。①问题故事；②支线故事；③多重故事。

(2) 社会建构论：后现代主义对叙事疗法有深远影响。①现实是由语言构成的；②传统式权力和现代式权力；③社会文化中的主流论述使问题产生。

(3) 人与问题的关系："问题"只是问题，人不等于问题，这是叙事治疗最重要的核心理念之一。

2. 答题要点

(1) 叙事治疗的方法对于心理学研究具有重要的意义：①说故事的叙事方法可以视为对现存的思辨、实验、调查、观察和其他传统方法的补充。②叙事作为一种方法在心理学研究中有不可替代的作用。③叙事可以作为研究成果的一种表述方式。

(2) 传统心理治疗观念的巨大转变：①叙事治疗将看待来访者和其问题的视角，由内在病理转变到发现并重视来访者内在知识和正向力量。②叙事治疗经由问题外化、独特结果及发展替代故事的对话过程，催化来访者得以和充满问题的人生分开。

(3) 发现生命的意义比问题本身更为重要：在治疗师和来访者处于"叙事心理治疗"时，他们所面对的不是一种可以置身事外的"工具"或"技术"，而是来访者的生命故事。

(4) 叙事治疗与中国文化的适应性：①叙事心理治疗很好地维护了来访者面子，在外化过程中，治疗师对积极的例外事件给予关注，让来访者不必担心面子问题，多谈"闪光点"，重拾信心，而更加容易做出改变。②叙事治疗的关系取向与中国人关系的自我观符合。

（赵静波　马倩雯）

第十三章　集体心理治疗

学习纲要

【本章学习目的与要求】

目的：了解集体心理治疗的发展，熟悉各种心理治疗理论基础，掌握不同理论集体心理治疗的技术和有效的原理；能够在集体心理治疗中运用相应的技术。

掌握：

1. 集体心理治疗概念。
2. 集体心理治疗的有效原理。
3. 集体心理治疗成员的选择标准。

熟悉：

1. 集体心理治疗的分类。
2. 集体心理治疗的基本思路。
3. 集体心理治疗的基本过程。
4. 集体心理治疗的基本技术。

了解：

1. 集体心理治疗的特殊方法。
2. 治疗师的功能和角色。
3. 集体心理治疗的由来。

【本章主要内容】

第一节　概　　述

1. **集体心理治疗**　是指对一组患者集体施行心理治疗，利用患者之间的相互影响，以取得每个成员的人格和行为的改善。

2. **集体治疗的基本思路**　在治疗师引导下，随着时间的进展，成员逐渐形成一种亲近、坦诚、互助合作、相互支持的关系和氛围，使他们尝试以另一种角度来面对生活，通过观察分析别人的问题而对自己的问题有更深刻的认识，得到治疗性的改变。

3. **集体心理治疗的由来**　集体心理治疗起源于欧美。集体心理治疗的发展经历了一段历史时期，许多心理学家和精神病学家都为它的发展作出过贡献。

4. **集体心理治疗分类**　活动性集体、支持性集体、问题导向集体、治疗性集体。

5. **治疗师的功能和角色** 治疗者是治疗集体的领导者，一般由1～2名受过专业训练的人员组成，他们可以是心理学家、精神病学家或社会工作者。

6. **集体成员的筛选** 治疗者对集体成员的选择，一方面根据一定的理论基础和集体性质来决定，另一方面是遵循多数集体治疗所共有的选择原则。

第二节 基本理论

集体心理治疗的有效原理：集体的情感支持；群体的相互学习；群体的正性体验；重复与矫正“原生家庭模式”与情感。

第三节 基本过程

1. **治疗前准备阶段** 在集体成立之前，需要治疗师确定有关治疗结构的一系列具体决定，如集体的名称、大小，集体的周期、新成员的加入、治疗频率及每次治疗持续的时间等事项。典型的集体通常有七八位成员，集体可分开放性和封闭性（封闭性集体的成员始终不变）。大多数参加集体治疗的成员都有一种期待性焦虑，因此，治疗师需要与集体成员进行一次或多次准备性会谈。

2. **初始阶段** 这一阶段从首次聚会开始，治疗师的主要任务是帮助每个成员建立最初的接触和联系。治疗师应该把整个集体看作一个整体，同时又关注每一个人在这个新集体中的主观体验。

3. **发展阶段** 发展阶段是整个集体治疗的重心，是冲突与和谐并存期。

（1）权利争夺。

（2）凝聚力集体。

（3）治疗师不仅需要接纳被攻击，同时也要探讨、理解和解决攻击、诋毁的根源。

（4）成员对治疗师过高期望的破灭和对现实的理解与接受。

4. **治疗终期阶段** 治疗师组织讨论通过集体治疗每位成员都有哪些收获，原来不适的情绪或行为反应有哪些改善，人际交往的能力是否提高，还存在哪些未解决的问题，以及如何在实际生活中加以改变等问题。

第四节 基本技术

1. **集体治疗开始的技巧** 典型的方式是以轮流方式，让成员发表他（她）对这次治疗的期望，以及是否愿意继续上次未完的任何问题，治疗师也可以问问上回自我坦露的那些人，他们散会后是否更深层地思考过那些事情。

2. **集体治疗结束的技巧** 在集体快结束之前，治疗师能教一些方法，以便能用简单的几句话把话题引到个人身上，治疗师最好教成员如何评估他们在集体中所获得的和付出的。

3. **特殊方法** 录像带，马拉松治疗，定式练习，书面总结。

【难点与注意点】

1. 集体心理治疗的有效原理。
2. 集体心理治疗的基本技术。

习 题

一、单项选择题

【A1 型题】

1. 集体心理治疗之父是
   A. 荣格　B. 弗洛伊德
   C. 普拉特　D. 罗杰斯
   E. 华生
2. 集体心理治疗人数最好是
   A. 3～5 人　B. 5～8 人
   C. 8～15 人　D. 15～20 人
   E. 20 人以上
3. 集体心理治疗问世于
   A. 20 世纪 20 年代　B. 20 世纪 30 年代
   C. 20 世纪 40 年代　D. 20 世纪 50 年代
   E. 20 世纪 60 年代
4. 集体心理治疗过程中的重心是
   A. 准备阶段　B. 初始阶段
   C. 发展阶段　D. 终期阶段
   E. 随访阶段
5. 集体心理治疗频率通常为
   A. 每周一或二次　B. 每周三次
   C. 每周四次　D. 每周五次
   E. 每月一次
6. 集体心理治疗成员的选择要求
   A. 严重抑郁患者　B. 有强烈求助愿望
   C. 急性精神分裂症患者　D. 偏执性人格
   E. 自恋癖
7. 集体心理治疗的成员中<u>**不能有**</u>
   A. 抑郁患者　B. 焦虑患者
   C. 心理创伤患者　D. 偏执狂
   E. 酒精依赖
8. 集体心理治疗开始方式通常为
   A. 轮流表达　B. 治疗时指定成员
   C. 找出最有特征的成员　D. 由最热情的成员表达
   E. 由表现差的成员表达
9. 集体心理治疗结束后成员可以
   A. 相互留言，方便日后联系　B. 可以私下聚会，共同促进
   C. 成为朋友，互相帮助　D. 集体成员共同参加聚会

E. 私下电话联络

10. 集体心理治疗成员**排除标准**之一是

A. 偏执性人格　B. 有特定的期望感

C. 情感压抑许久　D. 有足够的心理成熟度

E. 患有重大疾病

11. 人本主义集体治疗师的角色与功能是

A. 关注此时此地的情感问题

B. 协助成员逐渐挖掘他们现时行为的潜意识因素

C. 创造自由表达的气氛

D. 积极地创造新情境

E. 拥有发现、探讨和推动成员和集体能量发展的能力

12. 集体心理治疗追求的最终效果是

A. 增进心理健康　B. 强身健体

C. 获得资源　D. 消遣迁移

E. 获得提升

13. 属于以解决某种特定问题为导向组成的集体是

A. 结构式集体　B. 戒酒集体

C. 夫妻集体　D. 精神病患者家属集体

E. 开放式集体

14. 以下属于集体心理治疗发展阶段的任务的是

A. 集体成员相识　B. 增强集体凝聚力

C. 确定集体契约　D. 解决分离情绪

E. 强化团体体验

15. 属于集体心理治疗的特点的是

A. 效率高　B. 对指导者要求低

C. 能解决所有的心理问题　D. 效果不明显

E. 问题易反复

16. 对于人际吸引的基本规律，正确的是

A. 邻近吸引　B. 相似吸引

C. 互补吸引　D. 人格吸引

E. 以上全对

17. 集体治疗的共同目标包括

A. 自我探索与理解他人　B. 自我批评

C. 募集资金　D. 暴露隐私

E. 以上全错

18. 以下关于筛选集体治疗成员的方法正确的是

A. 电话咨询　B. 体能测试

C. 文化考试　D. 心理测验

E. 视频咨询

19. 以下方法中，适用于集体治疗结束阶段的效果评估的是

A. 指导者自我评估　B. 集体成员评估
C. 心理量表评估　D. 行为观察评估
E. 以上均正确

20. 应该停止集体治疗的活动计划的情况是
A. 成员自愿加入　B. 成员精神振奋
C. 指导者缺乏经验　D. 团体气氛和谐
E. 团体有成员迟到

21. 以下对象最**不适合**集体心理治疗的有
A. 乐观的人　B. 有固定职业的人
C. 极端内向的人　D. 爱哭的人
E. 活泼的人

22. 以下**不属于**集体心理治疗的共同目标的是
A. 自我探索　B. 沟通交流
C. 人际竞争　D. 理解他人
E. 相互学习

23. 集体心理治疗起作用的机制**不包括**
A. 集体的情感支持
B. 群体的相互学习
C. 群体的正性体验
D. 重复与矫正"原生家庭模式"与情感
E. 集体的人际交往

24. 在集体成立之前，治疗师**不需要**确定的有关治疗结构的具体决定是
A. 集体的名称、大小
B. 集体的周期
C. 新成员的加入
D. 治疗频率及每次治疗持续的时间
E. 增强集体的凝聚力

25. 集体心理治疗的功能**不包括**
A. 个人晋升　B. 教育功能
C. 发展功能　D. 预防功能
E. 治疗功能

26. 下列集体心理咨询的特点**不正确**的是
A. 感染力强　B. 效率高
C. 效果容易巩固　D. 特别适用于人际适应不良的人
E. 特别适用于不善于与人交流的人

27. 关于集体治疗的场所要求**不正确**的是
A. 足够的空间　B. 在闹市区
C. 避免干扰　D. 有安全感
E. 温馨舒适

28. **不适合**参加集体治疗的个体是

A. 残疾人士　　B. 自我封闭者
C. 内向者　　D. 老年人
E. 儿童

29. 下列关于集体治疗氛围的说法<u>不正确</u>的是
A. 竞争气氛　　B. 接纳气氛
C. 自由气氛　　D. 宽容气氛
E. 融洽气氛

30. 下列关于集体心理治疗的功能描述<u>不正确</u>的是
A. 教育功能　　B. 始发功能
C. 预防功能　　D. 治疗功能
E. 互助功能

二、多项选择题

1. 存在主义治疗方法三大代表人物是
A. 欧文·亚隆　　B. 维克多·弗兰克
C. 普拉特　　D. 罗洛·梅
E. 弗洛伊德

2. 集体心理治疗前选择成员的标准包括
A. 强烈的治疗动机　　B. 严重抑郁
C. 足够的心理成熟度　　D. 具有强烈的好奇心
E. 文化程度高

3. 集体心理治疗程序包括
A. 治疗前准备　　B. 初始阶段
C. 发展阶段　　D. 治疗终期阶段
E. 随访阶段

4. 可以从事集体心理治疗的治疗者包括
A. 临床心理学家　　B. 心理医生
C. 社会工作者　　D. 心理健康教育者
E. 心理治疗师

5. 集体心理治疗的有效原理包括
A. 集体的情感支持
B. 群体的相互学习
C. 群体的正性体验
D. 重复与矫正“原生家庭模式”与情感
E. 给予建议指导

6. 集体心理治疗中能得到有效处理的常见问题是
A. 车祸后心理恐惧　　B. 酒精依赖
C. 乳腺癌术后　　D. 高血压患者
E. 夫妻关系不协调

7. 集体心理治疗效果不好的患者包括
A. 严重抑郁患者　　B. 急性精神分裂症

C. 自恋癖 D. 抑郁
E. 慢性精神分裂症患者

8. 集体心理咨询可以应用于
A. 学校 B. 企业
C. 医院 D. 社区
E. 商场

9. 集体咨询的共同目标包括
A. 自我探索 B. 自我批评
C. 沟通交流 D. 理解他人
E. 暴露隐私

10. 集体心理咨询是
A. 一种心理咨询过程 B. 在个体情景下进行
C. 在集体情景下进行 D. 是一个自我为中心的过程
E. 是一种助人的过程

三、名词解释

1. 集体心理治疗
2. 同质性集体
3. 异质性集体
4. 治疗性集体
5. 支持性集体
6. 原生家庭模式
7. 活动性集体
8. 问题导向集体
9. 领悟互助原则

四、简答题

1. 集体心理治疗中的集体类型可以分为几种？
2. 集体心理治疗的主要特点是什么？
3. 集体心理治疗初始阶段的基本特征有哪些？
4. 集体心理治疗终期阶段需要注意哪些问题？
5. 简述集体心理治疗的基本设置。
6. 简述集体心理治疗的治疗程序。
7. 简述集体治疗中领悟互助原则。

五、论述题

试述集体心理治疗的有效原理。

参考答案

一、单项选择题

【A1 型题】

1. C　2. B　3. C　4. C　5. A　6. B　7. D　8. A　9. D　10. A

11. A 12. A 13. B 14. B 15. A 16. E 17. A 18. D 19. E 20. C
21. C 22. C 23. E 24. E 25. A 26. E 27. B 28. B 29. A 30. B

10. A 解析：偏执性人格的患者在集体心理治疗中不仅很难获得帮助，更会影响其他成员的心理变化，也会破坏集体的和谐性。

二、多项选择题

1. ABD 2. AC 3. ABCD 4. ABE 5. ABCD 6. ABCDE 7. ABC
8. ABCD 9. ACD 10. ACE

三、名词解释

1. 集体心理治疗：集体心理治疗是指由经过专业训练并具有集体心理治疗资质的治疗师有目的性地把有心理障碍（精神或情绪问题）或人格改变的人组成一个集体而进行的一种心理治疗方法。

2. 同质性集体：同质性是指集体成员在年龄、性别、背景、社会成熟度以及主要问题表现等方面具有相同的特性。

3. 异质性集体：异质性是指集体成员在年龄、性别、背景、社会成熟度以及主要问题表现等方面具有相异的特性。

4. 治疗性集体：包含各种心理治疗理论取向的集体心理治疗和为达成某种特定目的及人格改变和个人成长为目的的集体。

5. 支持性集体：治疗师给予某些方面的知识性的讲解和宣传引导以及精神上的疏解。如精神病患家属集体。

6. 原生家庭模式：就是指每个人在自己小时候所体验的家庭关系。

7. 活动性集体：为了某种特定的集体目标而组成的集体，如慈爱伙伴集体。

8. 问题导向集体：以解决某种特定问题为导向组成的集体。

9. 领悟互助原则：集体心理治疗的功效之一，就是要帮助人去体会到“人人需要互助”的人生道理，肯帮助别人，为别人着想，以便利人利己，求得共同幸福的生活。

四、简答题

1. 答题要点：①活动性集体；②支持性集体；③问题导向集体；④治疗性集体。

2. 答题要点：在治疗师引导下，随着时间的进展，成员逐渐形成一种亲近、坦诚、互助合作、相互支持的关系和氛围，使他们尝试以另一种角度来面对生活，通过观察分析别人的问题而对自己的问题有更深刻的认识，得到治疗性的改变。

3. 答题要点：

(1) 集体成员可能同时对许多问题关注并寻求共同点。

(2) 治疗师不仅要关注整个集体的完整性，同时也要关注每一个成员在团体中的表现和主观体验。

(3) 成员之间的沟通方式和话题可能都是相对固定和局限的，逐渐才会发展出相互给予支持和寻求建议。

(4) 成员对治疗师怀有敬仰的感情和过高的期望。

4. 答题要点：除了对集体治疗进行总结以外，治疗师还可让成员在最后一次集体会谈结束后仍有聚会，借以整合在集体活动过程中所获得的一切。同时一定要注意一些基本原则，即在治疗结束后的聚会中，一定要所有集体成员都到场，不能变成私下三三两两的聚会而脱离集体。治疗师一定要告诉集体成员，除了集体结束后的共同聚会外，他们绝不可以在集体以外私下交往。

5. 答题要点：

(1) 选择合适的治疗地点、环境和需要的道具。

(2) 制订集体心理治疗设置和集体规范，如时间、地点、付费、保密协议等。同时指出集体成员不宜在集体活动以外的场合有来往，否则可能会影响整个集体治疗的进行和效果。

6. 答题要点：①治疗前准备阶段；②初始阶段；③发展阶段；④治疗终期阶段。

7. 答题要点：集体心理治疗的功效之一，就是要帮助人去体会到“人人需要互助”的人生道理。在这个过程中，由于有很多彼此帮助的机会，有些患者会突然发现自己对其他人的重要性。

五、论述题

答题要点：

(1) 集体的情感支持　被他人接受与容纳；被保护“感情宣泄”；相同性的发现。

(2) 群体的相互学习。

(3) 群体的正性体验　领悟互助原则——集体心理治疗的功效之一，就是要帮助人去体会到“人人需要互助”的人生道理，肯帮助别人，为别人着想，以便利人利己，求得共同幸福的生活。在这个过程中，由于有很多彼此帮助的机会，有些患者会突然发现自己对其他人的重要性。这经常是一种新的体验，它可以促使患者提高自信，因为对任何人来说，被需要的感觉是很重要的。在集体中，患者有机会帮助别人，也就有机会付出自己，外展、延伸自我的功能，这就是一种促进成长的有效途径。

(4) 重复与矫正“原生家庭模式”与情感　重复与矫正“原生家庭模式”。所谓“原生家庭模式”就是指每个人在自己小时候所体验的家庭关系。

（王　琳）

第十四章　沙游戏治疗

学习纲要

【本章学习目的与要求】

目的：学习沙游戏治疗的基本理论、基本技术，沙游戏治疗室的基本配置，沙游戏治疗的实施过程，治疗师的角色和态度。

掌握：

1. 沙游戏治疗的概念。
2. 沙游戏治疗的基本理论。
3. 沙游戏治疗中治疗师的角色和态度。
4. 沙游戏治疗室的基本配置。

熟悉：

1. 沙箱的规格和沙具的分类。
2. 沙游戏治疗的导入和记录，沙游戏作品的体验和对话，沙游戏作品的分析和拆除。
3. 沙游戏治疗中儿童案例与成人案例的不同之处。

了解：

1. 沙游戏治疗的历史。
2. 沙游戏治疗的应用。
3. 沙游戏治疗的局限与展望。

【本章主要内容】

第一节　沙游戏治疗概述

1. **沙盘类治疗的区分**　以沙箱、沙具、沙为载体的治疗方法有不同的称谓，英文有sandplay和sandtray。sandplay特指以荣格分析心理学理论为支撑的治疗体系，中文译为沙盘游戏治疗、沙游戏治疗和箱庭疗法，sandtray译为沙盘治疗。

2. **沙游戏治疗的定义**　是在治疗者的陪伴下，个案从沙具架上自由挑选沙具，在盛有细沙的特制沙箱里进行自我表现的一种心理疗法，该疗法以荣格分析心理学为主要理论支撑。

3. **沙游戏治疗的历史**　《地板游戏》由英国作家威尔斯于1911年发表，为沙游戏治疗的诞生提供了灵感。世界技法由洛温菲尔德创立，转变自《地板游戏》中的游戏方法，被认为是沙游戏治疗的前身。卡尔夫是荣格派沙游戏治疗的创始人。

4. **沙游戏的引进** 始于 20 世纪 90 年代，张日昇和申荷永分别将箱庭疗法和沙游戏治疗介绍到国内。

5. **沙游戏治疗的优势** 能表达出个体无法用口语说出的情绪；可以为个案创造一个必要的“治疗距离”；可以提供界线及限制，这会为个案带来安全感；能有效克服个案的抗拒；具有非常好的理论亲和力。

6. **沙游戏治疗室** 沙游戏治疗室是沙游戏治疗实施的场所，和面谈式心理咨询与心理治疗室一样，应符合安全、保密及舒适的要求。沙箱和沙具的摆放还要考虑便于选取和制作。

7. **沙游戏治疗室的基本配置** 沙游戏治疗室最基本的配置包括沙箱、沙子和沙具。

8. **沙箱** 沙箱是一个容器，它有边界的限定，其大小和颜色也有具体的规定。目前，内径为 57cm×72cm×7cm 的沙箱是国内较为统一使用的大小。沙箱的材质一般为木质，它的内侧须涂成蓝色，沙箱内部的蓝色在沙游戏中是关键的内容之一。

9. **沙子** 使用沙子也是沙游戏疗法的一大特征。沙子的特性介于液体和固体之间，具有流动性和可塑性。玩沙子常常会让人体验到欢乐的童年，带来一种童年的回归，能消除紧张和焦虑。沙子颜色的选用一般为多见的黄色，也有白色。沙子还可分为干沙和湿沙，各有特点和优势。

10. 沙具 即沙游戏治疗中使用的各式各样的玩具，它是沙游戏治疗的语言，是个案用来表现内心世界的形象物。一般来说，配备有基本类别的沙具就可以进行沙游戏治疗，主要包括：人物类、动物类、植物类、建筑物类、交通工具类、物品类、场景类和其他等。

第二节 沙游戏治疗的基本理论和方法

1. **沙游戏疗法的基本理论** 主要有荣格的分析心理学、卡尔夫所理解的东方哲学和文化、卡尔夫本人在实践中形成的一些思想。

2. **个体无意识与集体无意识** 个体无意识主要内容是情结，情结指的是围绕着一个共同主题的一群情绪、记忆和思绪，它是个体无意识层中发生的，人们自己很难意识到。集体无意识是荣格理论体系的核心，主要由原型组成。组成集体无意识的原型是一套超越文化、年龄等个体差异的、先于个体经验的心理组织倾向。

3. **道家思想** 道家主张“道可道，非常道”，即“凡是可以言说的都不是道”。主张“道法自然”，认为万事万物的运行法则都是遵守自然规律的。对道法的理解和把握，道家重视“自悟”，认为那是仁者见仁、智者见智的。道家还主张“无为”，指一切遵循客观规律行事。

4. **《太极图说》** 为周敦颐所著。卡尔夫把周敦颐的太极图和哲学理念作为理解沙游戏治疗的重要理论基础。“太极”是宇宙的本原，人和万物都是由于阴阳二气和水火木金土五行相互作用构成的。

5. **卡尔夫本人的一些思想** 主要包括母子一体性、自由而受保护的空间、象征性的体验。

6. **沙游戏治疗的基本原则** 主要包括无意识水平的工作和象征性的分析原理。

7. **游戏治疗的实施过程** 以一次沙游戏治疗为例，一般包括四个基本程序：沙游戏治疗的导入；沙游戏作品的制作；沙游戏作品的体验与对话；沙游戏作品的拆除。

8. **初始沙盘的分析** 卡尔夫认为初始沙盘能够反映出个案当下问题的本质，能提供治疗的方向及治愈的可能，并启发治疗师的工作。

9. **一般沙游戏作品的分析**　不对个案的作品进行即时的解释，而是进行延迟性解释。在个案完成其作品后，治疗师不能进行太主动的诠释，包括对于沙具象征意义的解释，以及对作品本身的分析和评价。对于个案的作品，治疗师持完全接纳的态度，视每一个作品都是独特的，都是个案尝试处理自己创伤、问题的努力。这种态度本身就对个案起着非常重要的支持作用。

第三节　应用、研究与评价

1. **应向儿童明确一些沙游戏的基本要求**　①可以玩架子上的任何玩具；②如果弄坏了什么，治疗师会去修，但不能有意破坏；③游戏时不可以伤害自己，也不可以伤害治疗师；④治疗结束后，由治疗师来收拾，儿童就不必管了。

2. 注意儿童与成人的一些区别，包括所完成沙游戏作品的表达方式，对自我的察觉以及对话的方式等。对儿童强化规则和限制性是非常必要和重要的。

3. **团体沙游戏疗法**　是指有一定规则限制的团体沙游戏治疗方法。它的治疗环境不需要很多的沙箱，只要一个标准规格的沙箱就可以。团体成员按照抽签或猜拳决定的顺序分轮进行箱庭的制作，所有的成员轮完一次即为一轮，整个过程中不允许成员间进行任何语言或非语言的交流和互动。

4. **沙游戏治疗的应用范围非常广泛，可用于心理治疗、诊断以及心理教育等**。

5. **沙游戏的局限与展望**　近几十年，沙游戏获得了广泛的认同并取得了重要的成果。但是，关于沙游戏仍存在分歧和不足。在中国，沙游戏治疗有着非常好的前景。

【难点与注意点】

1. **沙具的收集**　理论上，沙具越多，个案的选择余就地越大，其创作“语言”就越丰富，创造性也越强。但是，沙具的收集往往是一个长期的过程，并非一次集全，也没有必要过度地求全求多。一般来说，配备有基本类别的沙具就可以进行沙游戏治疗。目前，国内市场已经有现成的、不同配置的、成套的沙箱和沙具可购买。直接购买会比较快捷方便，但缺乏独特的风格，沙游戏治疗师可根据实际情况进行抉择。

2. **沙游戏治疗的导入**　即沙盘制作前的引导，具体因人而异。如果个案自然地被沙箱和沙具吸引，可顺势引导，常见于儿童和部分成年人。而对于大多数个案，沙游戏的导入需要一个过程，需要治疗师恰当的解释和介绍。也会有一些个案不愿意尝试沙游戏，治疗师不可强求。

3. **治疗师的角色和态度**　在沙游戏治疗中，治疗师应扮演好静默的陪伴者和见证者的角色；本着无条件积极关注的态度。要为个案营造自由和受保护的空间；允许个案根据自己的意愿来进行沙游戏治疗，不对沙盘制作进行指点、干涉，不对沙游戏作品进行好坏的评价和随意的分析。治疗师尽可能不主动与个案交流，而是用心感受个案，进行无意识层面的交流。

4. **沙游戏作品的分析**　在沙游戏治疗过程中，不主张向个案解释沙具的象征意义，也不对其作品进行分析和评价。接受个体的独特性以及他们处理其创伤、问题、疾病的方式。去欣赏而不是去解释，这使得沙游戏起到治疗作用。解释可能带来种种不利影响，主张延迟性解释。从沙游戏作品的整合性、充实性、动力性和流畅性着眼分析作品。不仅仅是对最后完成的作品本身进行解释，还要对沙盘制作过程中个案的所有表现进行全面的考虑。分析沙具的象征意义要与个案的实际状况和整体沙盘相结合，不必刻板地赋予沙具一定的象征意义。

5. **儿童案例的注意点**　在儿童案例中，治疗师应注意到儿童与成年人的区别，包括儿童的行为特征、沙盘的表达方式、对自我的察觉以及对话的方式等。对儿童强化规则和限制性是非常必要和重要的。首次治疗时应向儿童明确一些沙游戏的基本要求。因为儿童的理解能力不强，治疗师在告知规则时语言要力求简洁，同时还要注意不应给予过多的信息。所有的孩子都需要清晰地界定什么是可以被接受，什么是不可被接受的行为，只有当他们知道行为的界限时，才会有安全感。

6. **团体沙游戏治疗的运用**　团体沙游戏疗法的基本设定包括物理环境和心理环境两个部分。限制性团体沙游戏对于物理环境的要求并不高，它强调的是参与者对于环境的设定，而不是环境本身，因而采用标准规格的设备即可，环境的布置也以方便、适度为准。团体沙游戏的心理环境主要指治疗师所营造的安全、受保护的空间。在治疗实施过程中，治疗师是一个见证者和促进者，为团体营造好的氛围。为此，治疗师应在开始时就清晰地告诉个案团体沙游戏的设置，并强调整个活动过程是特别安全和受保护的。另外，签署一份同意参与团体沙游戏的协议书对于双方都是保护。

习　题

一、单项选择题

【A1 型题】

1. 沙游戏治疗的创始人是
   A. 威尔斯　　B. 洛温菲尔德
   C. 卡尔夫　　D. 荣格
   E. 河合隼雄
2. 个体无意识的主要内容是
   A. 情结　　B. 原型
   C. 阿尼玛　　D. 阴影
   E. 自性
3. 原型系统中的核心原型是
   A. 人格面具　　B. 自性
   C. 阿尼姆斯　　D. 阴影
   E. 阿尼玛
4. 集体无意识的主要组成是
   A. 情结　　B. 原型
   C. 阿尼玛　　D. 阴影
   E. 自性
5. 世界技术的创始人是
   A. 威尔斯　　B. 洛温菲尔德
   C. 卡尔夫　　D. 荣格

E. 河合隼雄

6.《地板游戏》一书的作者是

A. 威尔斯　　B. 洛温菲尔德

C. 卡尔夫　　D. 荣格

E. 河合隼雄

7. 被称为“一种睁着眼睛做梦的过程”的是

A. 集体无意识　　B. 个体无意识

C. 积极想象　　D. 世界技术

E. 地板游戏

8. 被认为是沙游戏治疗前身的是

A. 集体无意识　　B. 个体无意识

C. 积极想象　　D. 世界技术

E. 地板游戏

9. 最早将沙游戏用于团体，开创团体沙游戏疗法的是

A. 卡尔夫　　B. 迪·多美妮科

C. 荣格　　D. 张日昇

E. 申荷永

10. 为沙游戏治疗的诞生提供灵感的是

A.《太极图说》　　B. 自性

C. 积极想象　　D. 世界技术

E.《地板游戏》

11. 最早将箱庭疗法引入国内的是

A. 河合隼雄　　B. 申荷永

C. 张日昇　　D. 卡尔夫

E. 洛温菲尔德

12. 荣格认为，“一个人最终成为他自己，成为一种整合性的，不可分割的，但又不同于他人的发展过程”是指

A. 个体无意识过程　　B. 集体无意识过程

C. 象征性过程　　D. 积极想象过程

E. 自性化过程

13. 著有《太极图说》的是

A. 杨雄　　B. 老子

C. 程颐　　D. 周敦颐

E. 朱熹

14. 应向儿童明确一些沙游戏的基本要求，以下正确的是

A. 告诉儿童不可以随意玩架子上的玩具

B. 如果破坏了玩具必须修理好

C. 游戏时不可以伤害自己，也不可以伤害治疗师

D. 治疗结束时，必须收拾好玩具才可以离开

E. 以上都正确

15. 以下关于象征的说法**错误**的是
A. 象征是个人和集体无意识的共同反映
B. 荣格认为象征本身有其治疗能力
C. 象征是原型的外在化表现
D. 象征只有通过原型才能有形地表现自己
E. 来源于希腊语言，其原意是身份的记号或标志
16. 以下关于道家思想说法**错误**的是
A. 道家思想以“道”为核心理念
B. 道家主张“道可道，非常道”
C. 老子提出“道法自然”，认为万事万物的运行法则都是遵守自然规律的
D. 对道法的理解和把握，道家重视“自悟”
E. 道家主张“无为”，即什么都不做
17. 以下关于沙游戏中沙子的说法**错误**的是
A. 沙子是沙游戏治疗中必不可少的重要工具
B. 沙子具有流动性和可塑性
C. 干沙可塑性更强，易造型
D. 使用沙子是沙游戏疗法的一大特征
E. 沙子在沙箱中的高度一般约为沙箱高度的一半
18. 以下关于沙箱的说法**错误**的是
A. 沙箱的材质必须为木质
B. 沙箱的内侧须涂成蓝色
C. 沙箱内部的蓝色在沙游戏中是关键内容之一
D. 沙箱有边界的限定
E. 国内较为统一使用内径为57cm×72cm×7cm大小的沙箱
19. 关于沙游戏治疗，以下说法**错误**的是
A. 在国内沙游戏治疗目前还处于起步阶段
B. 在国外沙游戏已经发展成为一种非常成熟和有效的治疗方法
C. 沙游戏治疗适用于不同年龄阶段的人群
D. 其方式除了个体，也有团体
E. 在国内沙游戏始于19世纪90年代
20. 关于“世界技术”，以下说法**错误**的是
A. 洛温菲尔德是世界技术的创始人
B. 世界技术的目标是让治疗师面质“世界”的创造者
C. 世界技术可以被不同理论取向的心理治疗师所应用
D. 世界技术被认为是沙游戏的前身
E. 沙游戏和世界技术在形式上是非常相似的
21. 关于积极想象技术，以下说法**错误**的是
A. 是荣格创造出来的
B. 是一种直接与无意识相接触的方法
C. 被称为是“一种睁着眼睛做梦的过程”

D. 其第一阶段是用象征的手法记录下无意识的内容

E. 从某种意义上，沙游戏治疗就是积极想象技术的一种应用

22. 关于阴影，以下说法**错误**的是

A. 是人类心灵中遗传下来最隐蔽、最深层、最黑暗的邪恶倾向

B. 是人最原始的一面

C. 阴影只是消极地存在

D. 每个人身上都有阴影

E. 意识到阴影的存在，本身就具有了某种积极的意义

23. 关于人格面具，以下说法**错误**的是

A. 是人们不愿意表现给别人的"自己"

B. 是人格的外层边界

C. 每个人都有多种不同的人格面具

D. 人格面具为各种社会交往提供了多重可能性

E. 过分关注人格面具可能引起人格各部分之间的对立和冲突

【A3/A4 型题】

（24～25 题共用题干）

荣格同意弗洛伊德关于无意识存在的观点，但是却不赞同弗洛伊德对无意识内容的解释。因此，荣格的无意识理论在弗洛伊德的基础上有了更深的层次，他把无意识分为"个体无意识"和"集体无意识"。

24. 关于个体无意识，以下说法**错误**的是

A. 个体无意识是荣格理论体系的核心

B. 个体无意识的主要内容是情结

C. 情结指围绕着一个共同主题的一群情绪、记忆和思绪

D. 情结是个体无意识层中发生的，人们很难自己意识到

E. 情结对于每个个体来说都是独特的

25. 关于集体无意识，以下说法**错误**的是

A. 集体无意识是人类普遍具有的

B. 集体无意识主要由原型组成

C. 原型存在于每个个体的内心深处

D. 集体无意识是个体习得的东西

E. 集体无意识是人格中最深层次和最具影响力的成分

【B1 型题】

（26～30 题共用备选答案）

A. 人格面具　　B. 阿尼玛　　C. 阿尼姆斯

D. 阴影　　E. 自性

26. 男性内在的女性成分是

27. 女性内在的男性成分是

28. 能够包容所有其他原型的原型是

29. 人类精神的核心因素，代表着一种整体人格的是

30. 类似于弗洛伊德的"本我"，是人最原始的一面的是

二、多项选择题

1. 一般认为沙游戏治疗的理论基础有
A. 荣格的分析心理学
B. 洛温菲尔德的世界技术
C. 东方文化和哲学
D. 卡尔夫在实践中产生的一些思想
E. 基督教
2. 沙游戏治疗的基本过程包括
A. 沙游戏治疗的导入
B. 沙游戏作品的制作
C. 沙游戏作品的体验与对话
D. 沙游戏作品的拆除
E. 沙游戏作品的重建
3. 沙游戏治疗室最基本的配置有
A. 沙箱
B. 沙子
C. 沙具
D. 沙发
E. 电脑
4. 将沙游戏治疗引入国内的心理学家有
A. 高觉敷
B. 申荷永
C. 张日昇
D. 车文博
E. 郭念锋
5. 以下关于沙具的说法正确的有
A. 指沙游戏治疗中使用的各式各样的玩具
B. 沙具越多越好，治疗师需要集全所有的沙具
C. 沙具的收集应该一次性完成
D. 沙具是沙游戏治疗的语言
E. 沙具必须有统一的规格和大小
6. 以下说法<u>错误</u>的是
A. 在沙游戏治疗中，不主张向个案解释沙具的象征意义
B. 在沙游戏治疗过程中，不对个案的作品进行分析和评价
C. 成年人更倾向于用比较具体的、物质的形式来表达自己
D. 没有必要对儿童强化规则和限制性
E. 对于儿童来说，沙游戏是一种自然的表达方式
7. 在卡尔夫看来，作为沙游戏治疗基础的东方哲学和文化主要包括
A. 中国的墨家思想
B. 中国的道家思想
C. 周敦颐的哲学思想
D. 中国的法家思想
E. 禅宗思想
8. 沙游戏治疗的基本原则主要包括
A. 无意识水平的工作
B. 无条件接纳
C. 母子一体性
D. 象征性的分析原理
E. 强化原则
9. 在沙游戏治疗中，治疗师应扮演的角色是
A. 点评者
B. 创作者
C. 陪伴者
D. 干涉者
E. 见证者
10. 以下说法正确的是
A. 阿尼玛是男性内在的女性成分

B. 阿尼姆斯让男子具有女子气

C. 父亲是女性的阿尼姆斯化身

D. 一个女性如果过分地展示自己的阿尼玛原型，那么她的男性气质就会比较突出

E. 一个男性如果过分地展示自己的阿尼姆斯原型，那么他会失去很多男性色彩

三、名词解释

1. 沙游戏治疗
2. 沙箱
3. 沙具
4. 情结
5. 集体无意识
6. 人格面具
7. 阴影
8. 自性
9. 母子一体性
10. 延迟性解释

四、简答题

1. 简述沙游戏治疗的理论基础。
2. 简述沙游戏治疗的历史。
3. 简述几种重要的原型。
4. 简述集体无意识与个体无意识的区别。
5. 简述积极想象技术的四个阶段。
6. 简述沙游戏治疗的实施过程。
7. 简述关于沙游戏作品拆除的不同观点及实际操作。
8. 在儿童案例中，沙游戏首次治疗时应向儿童明确哪些基本要求？
9. 在沙游戏治疗中，应注意到儿童与成人的主要区别有哪些？
10. 简述初始沙盘的分析。
11. 什么情况下应中断或制止沙游戏作品的制作？

五、论述题

1. 你如何看待沙游戏治疗中治疗师的角色和态度。
2. 怎样进行一般沙游戏作品的分析？

参考答案

一、单项选择题

【A1型题】

1. C　2. A　3. B　4. B　5. B　6. A　7. C　8. D　9. B　10. E
11. C　12. E　13. D　14. C　15. D　16. E　17. C　18. A　19. E　20. B
21. D　22. C　23. A

16. 解析：道家主张“无为”，并非什么都不做，而是指一切遵循客观规律行事。

22. 解析：阴影也并非只是消极地存在，它既包含着人性最坏的一面，也包含着人性最

有生命力的一面。

【A3/A4 型题】

24. A 25. D

【B1 型题】

26. B 27. C 28. E 29. E 30. D

二、多项选择题

1. ACD 2. ABCD 3. ABC 4. BC 5. AD 6. CD 7. BCE 8. AD 9. CE 10. AC

三、名词解释

1. 沙游戏治疗：又称箱庭疗法，是在治疗者的陪伴下，个案从沙具架上自由挑选沙具，在盛有细沙的特制沙箱里进行自我表现的一种心理疗法，该疗法以荣格分析心理学为主要理论支撑。

2. 沙箱：沙箱（也就是沙盘）通常是一个有边界限定的容器，大小、颜色和材质有具体的规定。目前，国内较为统一使用的沙箱内径为 57×72×7（cm）。沙箱的内侧须涂成蓝色，沙箱内部的蓝色在沙游戏中是关键的内容之一。

3. 沙具：沙游戏治疗中使用的各式各样的玩具，是个案用来表现内心世界的形象物，可以作为沙游戏治疗的语言。

4. 情结：情结指围绕着一个共同主题的一簇情绪、记忆和思绪，它不能被人们自己所意识到。对于每个个体来说情结都是独特的。

5. 集体无意识：是荣格理论体系的核心。集体无意识主要由原型组成，组成集体无意识的原型是一套超越文化、年龄等个体差异的、先于个体经验的心理组织倾向。荣格认为集体无意识是人格中最深层次和最具影响力的成分，反映了人类种系演变过程中所积累的经验，沉淀于每个个体的无意识深处，是人类普遍具有的。

6. 人格面具：一个人面对现实社会的一面，是人格的外层边界，是人们表现给别人的“自己”，其目的是以良好的自我形象得到社会的认可。

7. 阴影：阴影是人类心灵中遗传下来的最隐蔽、最深层、最黑暗的邪恶倾向，它包含了人类祖先具有的一切不道德的欲望、思想和本能，类似于弗洛伊德的“本我”，是人最原始的一面。

8. 自性：荣格把自性看作人类精神的核心因素，它代表着一种整体人格。自性是原型系统中的一个核心原型，是能够包容所有其他原型的原型。自性代表了一种“统合”和“统一”的力量，具有心理康复和治疗的作用。

9. 母子一体性：以母亲来代表治疗者在沙游戏治疗过程中应该具有的一种母性原理的态度，即关怀、保护和接纳个案，将个案视作一个具有无限发展潜力的人。某种程度上，治疗师就像母亲一样包容和接纳个案，这在沙游戏治疗中非常重要。

10. 延迟性解释：在治疗结束一段时间后进行，这个时间跨度有可能是好几年。在解释时，个案和治疗师共同回顾保存的沙游戏照片。事实上，不是由治疗师来解释，而是让患者自己整合这些材料，使其抓住治疗过程中的关键而产生内省、顿悟，这种方式提供给患者一个进一步重整并强化自我的机会。

四、简答题

1. 答题要点：卡尔夫创立的沙游戏疗法，融合了东西方的文化，其理论基础一般认为主要有三个：一是荣格的分析心理学，二是卡尔夫所理解的东方哲学和文化，三是卡尔夫本人在实践中形成的一些思想。

2. 答题要点：沙游戏治疗的历史：包括①沙游戏疗法的灵感：《地板游戏》；②沙游戏的前身："世界技法"；③沙游戏的诞生：创始人卡尔夫。

3. 答题要点：原型有许多的表现形式，其中有重要影响的有以下几种：①人格面具；②阿尼玛和阿尼姆斯；③阴影；④自性。

4. 答题要点：①从构成来看，个体无意识主要由情结构成，集体无意识主要由原型组成。②从来源来看，荣格认为个体无意识来源于个人的、可被认识的材料，还包括被遗忘、被压抑的内容以及创造性的内容。集体无意识的起源无从知晓，或无论如何不能归结为个体经验的获得物，荣格认为集体无意识是人格中最深层次和最具影响力的成分，反映了人类种系演变过程中所积累的经验，并沉淀于每个个体的无意识深处，是人类普遍具有的。也就是说，集体无意识是由遗传而来的，它的内容从来没有在意识里出现过，一个个体从出生起，其心理结构中就已经具备了集体无意识的内容。

5. 答题要点：积极想象技术大致可分为四个阶段。首先是放空心神，脱离自我意识，诱导出宁静的心灵状态，摆脱一切思绪，不做任何判断；其次，让幻想进入知觉范围，以自然观察的方法，注视无意识的内容，注视其自发出现和展开；接着，用书面形式或其他形式，如画画、雕塑、音乐和舞蹈等象征手法记录下这种体验；最后，心灵的意识开始有意地、积极地和无意识进行对话，对话的过程就如"两个具有对等权利的人之间的对话，他们都相信对方的论证正确，认为值得通过比较和讨论来修正互相矛盾的观点"。

6. 答题要点：沙游戏治疗的实施过程主要包括两个部分：一是个案运用沙子、沙具和沙箱进行沙盘的制作；二是治疗师邀请个案体验、描述和理解沙游戏作品。以一次沙游戏治疗为例，一般都包括以下几个基本程序：①沙游戏治疗的导入；②沙游戏作品的制作；③沙游戏作品的体验与对话；④沙游戏作品的拆除。

7. 答题要点：关于沙游戏作品的拆除，目前有两种不同的观点：一种观点认为，沙游戏作品应保持原封不动，直至个案离开之后，由治疗师进行拍摄记录并拆除；另一种观点则认为，沙游戏作品应该由个案本人在离开之前自己进行拆除。在实际操作中，治疗师可先询问个案的个人意愿，如果个案更愿意自己拆除，那么就由个案亲自动手拆除，治疗师则可注意观察拆除的过程；如果个案不愿意自己拆除，可以待个案离开之后，由治疗师进行拆除，但个案有权利知道他的作品将会在其离开之后拆除，因此治疗师需提前告知。

8. 答题要点：在儿童案例中，沙游戏首次治疗时应向儿童明确一些基本要求：

（1）告诉儿童可以玩架子上的任何玩具。

（2）如果弄坏了什么，治疗师会去修，但不能有意破坏。

（3）游戏时不可以伤害自己，也不可以伤害治疗师。

（4）可以用沙子做造型。

（5）治疗结束后，由治疗师来收拾，儿童就不必管了。

9. 答题要点：在沙游戏治疗中，应注意到儿童与成人的一些区别：

（1）对于儿童来说，游戏是一种自然的表达方式。

（2）与成年人相比，青少年和儿童更倾向于用比较具体的、物质的形式来表达自己。

（3）有时儿童会把过多的玩具倾倒在沙盘中，或者建造非常杂乱的场景，也有一些儿童会使用多个沙盘，儿童还会把玩具掩藏或掩埋在沙盘中。

（4）对儿童要少用面质，可以更多地使用第三人称的方式和儿童交谈。

（5）对儿童强化规则和限制性是非常必要和重要的。

10. 答题要点：个案完成的第一次沙游戏作品被称为初始沙盘，面对个案的初始沙盘时，需要反复思考以下问题：

（1）沙盘的能量点在哪里，哪里是个案能量聚集的地方，或者是沙盘的哪一个地方显得比较有生气。

（2）个案的问题表现在哪里，是通过什么呈现的，沙盘的哪一部分最让个案显得局促不安。

（3）沙盘中表现出了什么样的分组和组合。

（4）沙盘中表现了什么类型的问题。

（5）沙盘中呈现了能够提供帮助的资源或能量的来源吗？

还需要问自己三个问题，以判断是否完成了初始沙盘的工作任务：

（1）个案的问题是什么？也就是说，你在初始沙盘中发现了个案的问题吗？

（2）个案的无意识是否有表现，他（她）的意识与无意识的关系怎样？

（3）个案可能用什么样的方法来解决他（她）所面对的问题和困难？

11. 答题要点：若出现下列情况，则应中断或制止沙游戏作品的制作。

（1）不断重复过于悲惨及杀戮的情形。

（2）个案出现要破坏沙具的状况。

（3）超越箱子实体的界限，也超过了治疗者容许的界限范围时。

五、论述题

1. 答题要点：

在沙游戏治疗中，治疗师最主要的任务是为个案营造自由且安全的环境，治疗师应扮演好静默的陪伴者和见证者的角色；本着无条件积极关注的态度，允许个案根据自己的意愿来进行沙游戏治疗，不对沙游戏制作进行指点、干涉，不对沙游戏作品进行好坏的评价和随意的分析。治疗师尽可能不主动与个案交流，而是用心感受个案，进行无意识层面的交流。此外，还要进行沙盘制作的记录。

2. 答题要点：

在沙游戏治疗中，不对个案的作品进行即时的解释，而是进行延迟性解释。即时解释可能带来种种不利影响；延迟性解释或者不做解释，并不代表对于作品治疗师不能有任何的判断与理解，只是说，对于沙游戏疗法来说，让个案做他想做的事就是真正的治愈之道，不应以解释干扰这个进程；对个案作品进行分析，不仅仅是对最后完成的作品本身进行解释，还要对沙盘制作过程中个案的所有表现进行全面的考虑；分析沙具的象征意义要与个案的实际状况和整体沙盘相结合，不必刻板地赋予沙具一定的象征意义。

（胡远超）

第十五章　漂浮治疗

学习纲要

【本章学习目的与要求】

目的：通过本章的学习，掌握漂浮疗法的基本原理和治疗技术；熟悉漂浮治疗的具体实施过程；了解漂浮治疗和其他心理治疗方法的异同。

掌握：

1. 漂浮治疗的概念。
2. 漂浮治疗的基本原理。
3. 漂浮治疗的起效因子。
4. 漂浮治疗的适应证。

熟悉：

1. 漂浮治疗的主要工作程序。
2. 限制环境刺激在哪些方面起效。
3. 视觉化训练的概念和应用方法。

了解：

1. 漂浮治疗的各种评价。
2. 漂浮治疗在现代社会的应用前景。
3. 漂浮治疗和其他心理治疗方法的异同。

【本章主要内容】

第一节　概　　述

漂浮治疗的起源和发展：漂浮治疗主要是在限制环境刺激技术基础上发展起来的。限制环境刺激技术上发展出了小室治疗。漂浮治疗分为干式、湿式两种。

第二节　基本原理

1. **漂浮治疗和神经生物学**　漂浮治疗可以引导出一个特殊的意识状态。这一状态的主要脑波是theta波。另外，漂浮治疗可以改变人的神经标志。

2. **漂浮治疗和神经化学**　漂浮治疗可以显著降低血浆皮质醇（plasma cortisol）和促肾上腺皮质激素（adreno cortico tropic hormone）等压力相关的荷尔蒙的分泌。同时，漂浮治疗增加了内源性阿片肽（endogenous opioids）的分泌，如内啡肽。

3. **漂浮治疗和新离解性理论** 漂浮治疗中引导出的意识转变状态，是由于人在漂浮中启动了次级认知程序去处理信息而产生出的一种新体验，这一次级认知程序的启动是对主要认知程序的一种离解。

第三节 设备及使用

1. **漂浮治疗的主要工作程序** 主要程序是沐浴 - 漂浮 - 沐浴。在漂浮前需要找好适应证，提醒漂浮注意事项。漂浮中使用催眠等放松技术，漂浮后可以进行一些心理访谈。

2. **漂浮的主观体验** 漂浮中会有各种特殊的意识转变状态的体验，比如幻觉。漂浮治疗师要引导来访者关注于实质问题的解决而不是幻觉。

第四节 主要疗效因子

1. **限制环境刺激** 信息过载的社会普遍现象导致人们对限制环境刺激的方法有需求。另外，在限制环境刺激之下，人们会启动第二套传导机制。启动第二套刺激传导机制使得成人可以回避旧的已经习得的反应模式，从而拓展了处理问题的思路。

2. **改变认知** 人们会将固定的情绪反应带到所面对的社会 - 心理问题上。一旦认知程序认定为“威胁”，某种固定情绪将被激发，大量促肾腺皮质激素和皮质类固醇被释放出来。漂浮治疗可以改变这一情况。

3. **微量元素** 七水合硫酸镁溶液作为一种中间的治疗介质，可以通过皮肤吸收和中和有害的碳化合废弃物，而达到治疗效果。另一方面，使用七水合硫酸镁溶液的漂浮治疗对镁缺乏症患者有特别的好处。

4. **物理因素** 漂浮的深度放松，使得肌肉得到在其他环境下得不到的一种休息和修复机会。

第五节 漂浮治疗的适用范围

1. **漂浮与行为紊乱** 社会环境刺激的超负荷导致过多的刺激信息充斥个体认识系统，使个体无法有效应对，从而导致不适当行为的产生。如果个体能够从这种超负荷情况中解脱出来，而被置于刺激较少的环境中，那么个体就能够获得平静并重建自我控制，能够发展或学会更为适宜的行为模式，不适宜行为就会减少或消失。

2. **漂浮与压力管理** 压力的干预技术也被称为是二级干预技术。压力管理的目的是减少压力症状的严重性，防止心理压力演变为器质性病变。

3. **漂浮与缓解疼痛** 漂浮治疗改变了个体对疼痛的认知，就是说改变了疼痛的神经标志，从而有效地缓解疼痛。

4. **表现提升和个人成长** 漂浮过程引入视觉化训练后，个人表现的提升是非常明显的。

第六节 漂浮疗法的治疗技术

1. **漂浮治疗技术的治疗安排** 常见的治疗安排是每周漂浮 1～2 次，每次漂浮 45 分钟～1 小时，持续 8～16 周。完成治疗后效果可以继续持续 8 个月以上。

2. **漂浮结合心理访谈治疗** 整个心理访谈不一定要有预先制订的内容计划。常见的漂浮心理访谈的开场一般是患者叙述漂浮体验，但漂浮体验并不是访谈的重点，只是一个开场。

3. **漂浮结合催眠暗示治疗** 一些没有能力启动次要认知程序的患者，在漂浮治疗的环境中，能够通过漂浮设备获得启动次要认知程序的能力，从而提高了自己的催眠感受性。

4. **漂浮结合生物反馈训练** 常见的漂浮治疗中进行的生物反馈训练是呼吸训练。漂浮中的呼吸训练技术可以有很多种，医师可以在常见的呼吸训练技术中自主选择。国内有一些漂浮治疗医师采用正念呼吸训练和漂浮治疗结合。

5. **漂浮结合音乐治疗** 在漂浮治疗过程中，人的注意力很集中，很容易集中到音乐的意象中去从而达到音乐治疗的效果。另外一方面，音乐治疗的心理治疗作用与漂浮治疗的物理治疗作用结合产生叠加：人的身体趋于深度放松时进行音乐治疗，产生了心理和身体的两重效果。

6. **漂浮结合视觉化训练** 对过于复杂和需要灵活应变的运动技能，实施视觉化训练的效果一般，但是如罚球等认知成分较多的运动技能，漂浮结合视觉化训练的效果就非常好。

第七节 评价和未来发展

1. **漂浮疗法的评价** 漂浮疗法是一种成本低、效果好、特别适合精神共病和心身类疾病的治疗技术。漂浮的过程让患者有时间去思考和处理心理访谈的内容。这时的孤独不是带来焦虑和痛苦，而是带来和平与和谐。

2. **漂浮疗法的未来发展** 可以把漂浮治疗的领域和应用进行理论上的扩充，用意识领域的心理学研究成果来论证漂浮治疗的效果，从而获得医学界更广泛的认可和应用。

【难点与注意点】

1. 漂浮治疗的基本原理。
2. 漂浮治疗的起效因子。
3. 漂浮治疗的治疗方式。
4. 漂浮治疗的基本特点。

习 题

一、单项选择题

【A1 型题】

1. 漂浮治疗和催眠有一些共同的临床要素，其中<u>**不包括**</u>

A. 降低的外部刺激　　B. 来访者的积极配合
C. 增加内部聚焦　　D. 对暗示的接受性提升
E. 更多的幻觉

2. 漂浮治疗是一种综合性技术，<u>**不涉及**</u>

A. 物理治疗　　B. 生物化学　　C. 心理治疗
D. 中医学　　E. 休闲娱乐

3. 制造出世界上第一台漂浮设备的国家是

A. 德国　B. 中国　C. 英国
D. 美国　E. 日本

4. 漂浮疗法的创始人是
A. 巴甫洛夫　B. 华生　C. 里立
D. 赫尔　E. 班杜拉

5. 漂浮治疗结合音乐治疗的特殊优势是
A. 来访者对音乐的感受能够随时被观察到
B. 漂浮治疗的时间足够长适合音乐治疗
C. 能够让来访者很容易体会到音乐的意境
D. 能够有机会让来访者参与音乐的创作
E. 在治疗过程中来访者能和治疗师互动

6. 漂浮疗法和感官剥夺技术的相同点是
A. 尽可能降低外部刺激　B. 限制人的活动范围
C. 会有明显的不适感　D. 限制人的触觉
E. 仅仅适用在个别情况中

7. 漂浮液的主要成分是
A. 氯化钠　B. 氯化钠及矿物质元素
C. 七水合硫酸镁　D. 硫酸盐
E. 硫酸镁和氯化钠的混合

8. 视觉化训练对以下运动技能最有效的是
A. 足球运动员的跑位训练　B. 提升运动员自信心的训练
C. 长跑运动员的耐力训练　D. 篮球运动员的传球练习
E. 高尔夫运动员挥球动作的训练

9. 漂浮液的作用<u>不包括</u>
A. 治愈皮肤病　B. 补充人体所需微量矿物质元素
C. 缓解疼痛　D. 使人体浮起
E. 帮助维持人体正常温度

10. 漂浮治疗的时长是
A. 依据来访者的时间而设置　B. 在30分钟以内最佳
C. 一般30～90分　D. 最好在90分钟以上
E. 依据来访者的个人偏好而设置

11. 漂浮疗法常在疗养机构、康复休闲场所使用，对这种应用的评价是
A. 漂浮疗法是心理学的一种疗法，不应该应用于非医疗领域
B. 漂浮疗法如果应用在一般的康复领域没有效果
C. 漂浮疗法只适用于患者
D. 漂浮疗法只有一部分可以用于大众康复、疗养、休闲领域
E. 漂浮疗法在医疗领域、非医疗领域的运用都有很好的效果

12. 一位中年妇女，在一次漂浮治疗过程中，看到自己飞翔在空中。对这一体验的正确评论是
A. 这是一种精神分裂病症的表现

B. 这是一种自身内源性的幻象

C. 说明这位中年妇女的精神病患被激发出来

D. 在治疗中出现幻觉是一种很少见的现象

E. 心理治疗医师需要集中焦点对这一幻象进行精神分析

13. 在欧洲，很多医师将漂浮治疗应用于治疗关节炎等长期疼痛，这是因为

A. 热的漂浮液对关节炎有很好的治疗效果

B. 漂浮治疗能缓解衰老

C. 漂浮治疗能治疗所有的长期疼痛

D. 漂浮治疗能从生理、心理多方面缓解患者的疼痛问题

E. 漂浮治疗的主要效果在漂浮液中

【A2 型题】

14. 一位年轻女性，很要强，因为心智不成熟加上境遇不佳，工作上的投入没有得到应有的回报，所以放弃了第一份工作，之后的 5 年越来越自我封闭。现在不但不能工作，也害怕任何的亲密关系。在治疗中，这一来访者相对来说<u>**不需要**</u>的一个方法是

A. 转变认知　　B. 创伤修复　　C. 接纳自己

D. 倾诉　　E. 转移注意力

15. 一家民营综合性医院，计划开设心身医学科，接受心身疾病类患者。但是医院医生资源有限，只有一名心理治疗医生。最后该医院引进了漂浮治疗设备。对于引进漂浮设备的决策，下面叙述最正确的是

A. 为了治“未病”

B. 为适应心身疾病愈加普遍、医学模式转变的需要

C. 为了解决心理医生太少、治疗需求太多的矛盾

D. 为增进医患关系的需要

E. 为患者节省开支的需要

【A3/A4 型题】

（16～17 题共用题干）

一位心理治疗医师经常使用单独的漂浮疗法，最近她试图将漂浮疗法和其他她所掌握的疗法结合起来为来访者带来治疗。她考虑使用：①漂浮治疗 + 曼陀罗绘画治疗；②漂浮治疗 + 放松治疗；③漂浮治疗 + 催眠治疗。

16. 这位心理治疗医师考虑将漂浮治疗结合其他治疗方式的原因是

A. 漂浮治疗是一种针对一种特定问题的治疗方式，因此结合其他治疗方式，才能治疗病患多种、复杂的心理疾病

B. 漂浮治疗的效果有限，必须要和其他治疗方式相结合

C. 漂浮治疗只是整个治疗过程的起始，其他治疗方式才是治疗过程的主体

D. 漂浮治疗是综合治疗方法，对不同的病患，可以根据其需求结合其他治疗方法，取得更好的效果

E. 漂浮治疗形式比较单一，不能满足来访者需求

17. 对于上述所说的 3 种治疗的结合方式的特点和考虑，不正确的描述是

A. 漂浮治疗结合曼陀罗绘画治疗，适合所有的来访者

B. 漂浮治疗结合放松治疗，会带来更深的放松体验和效果

C. 漂浮治疗结合催眠治疗，最好是在漂浮中的后期进行
D. 漂浮治疗还可以结合其他治疗方法
E. 漂浮治疗可以单独使用，也可以综合其他疗法使用

（18～20题共用题干）

每个人都可以作出自己的决定，都有自我实现的倾向。来访者需要调整对自己和对环境的认知，来制订出客观的目标，从而一步步实现目标，降低焦虑等情绪。如果能提供和常规不同的适当的环境，他（她）将有机会重新审视自己和他人，从而调整和控制自己的行为，达到良好的主观选择与适应。因此，治疗中特殊的环境布置和设置是非常重要的因素之一。心理治疗医师并不一定要去分析来访者内心压抑在潜意识中的心理症结，而是帮助来访者关注当下，体验当时的感受。

18. 上述论述符合下列理论中的
A. 精神分析心理治疗　B. 催眠治疗
C. 漂浮治疗　D. 生物反馈治疗
E. 支持治疗

19. 这种心理治疗的理论最类似于下列理论中的
A. 森田疗法　B. 沙盘疗法　C. 团体治疗
D. 认知治疗　E. 放松疗法

20. 有助于来访者更多地关注当下的环境设计是
A. 环境刺激限制的环境　B. 陌生的环境
C. 有家人在场的环境　D. 自然环境
E. 休闲环境

【B1型题】

（21～23题共用备选答案）

A. 意识状态的改变　B. 内啡肽释放　C. 物理因素
D. 限制环境刺激　E. 微量元素

21. 来访者希望纠正身体体态不正，漂浮治疗可以起效的是
22. 来访者希望能提高运动技能，漂浮治疗可以起效的是
23. 来访者希望能够缓解身体疼痛，漂浮治疗可以起效的是

二、多项选择题

1. 漂浮治疗的主要疗效因子包括
A. 以患者为中心　B. 限制环境刺激　C. 改变认知
D. 微量元素　E. 物理因素

2. 漂浮疗法的主要治疗过程包括
A. 沐浴　B. 漂浮过程　C. 放松
D. 睡眠　E. 沟通

3. 漂浮治疗的基本原理包括
A. 心身医学理论　B. 意识理论
C. 新离解性理论　D. 神经化学的相关原理
E. 神经生物学的相关原理

4. 漂浮治疗起效的适应证包括
   A. 焦虑症　B. 幽闭恐惧症　C. 强迫症
   D. 失眠　E. 人格分裂
5. 漂浮治疗中的主观体验包括
   A. 失重感　B. 自我的迷失　C. 内心的空灵
   D. 与环境交融　E. 想象被激发

三、名词解释

1. 漂浮治疗（flotation therapy）
2. 新离解性理论（neo-dissociation theory）
3. 身心耗竭综合征（burn-out syndrome，BOS）
4. 视觉化训练
5. 信息焦虑

四、简答题

1. 限制环境刺激主要在哪些方面起效？
2. 人的意识出现意识转变状态的特征是什么？
3. 漂浮治疗的主要工作程序是什么？
4. 漂浮治疗中进行视觉化训练起效的原因有哪些？
5. Lilly 博士认为漂浮治疗是如何起作用的？

五、论述题

1. 对漂浮治疗的评价有哪些？
2. 漂浮治疗在现代社会中的应用前景如何？

参 考 答 案

一、单项选择题

【A1 型题】

1. B　2. E　3. D　4. C　5. C　6. A　7. C　8. E　9. A　10. C
11. E　12. B　13. D

【A2 型题】

14. B　15. B

【A3/A4 型题】

16. D　17. A　18. C　19. E　20. A

【B1 型题】

21. C　22. A　23. B

二、多项选择题

1. BCDE　2. ABCE　3. ABCDE　4. ACD　5. ACDE

三、名词解释

1. 漂浮治疗（flotation therapy）：是一种结合理化、各种心理治疗技术、推拿技术，使人体处于漂浮状态，达到深度放松、大脑与躯体功能改善的综合治疗方式。

2. 新离解性理论（neo-dissociation theory）：每个人都具有一系列认知系统，它们按级别排列，可以分为主要认知程序和次级认知程序。催眠具有使各个认知系统互相离解的作用。

3. 身心耗竭综合征(burn-out syndrome，BOS)：心理能量在长期奉献给别人的过程中，被索取过多，而产生极度的心身疲惫和情感枯竭。

4. 视觉化训练：在暗示语的指导下，在头脑中反复想象某种运动动作或运动情境，从而提高运动技能和情绪控制能力的方法。它也被称作表象训练（motive training)、表象演练、意想演练或想象训练等，是运动心理学研究的重要内容。

5. 信息焦虑：一些人由于处理的信息量过大而出现各种身体或心理上的不适，这就是信息过载现象。信息过载引发了特殊的心理问题，心理学上称之为信息焦虑。

四、简答题

1. 答题要点：①迅速地诱发患者进入倒退状态，使患者能重新体验早年的创伤，从而摆脱其不良影响。②使患者能获得较高的领悟力，更清楚地认识自己的问题，并为这些问题的解决想出适当的办法。③增进患者同治疗者间的关系。④使患者自己深刻地认识到自己的有害于健康的行为或反应，出现行为改变。

2. 答题要点：①对时间感知的扭曲：加速、减慢或停滞。②躯体感觉、形体感改变：身体与外界的界限消失，身体的各部分变形、消融。③改变的认知模式出现导致的更深的个人的洞见出现。④高度暗示性。

3. 答题要点：①找好适应证；②做好体检：排除皮肤病、性病、妇女月经期；③检查漂浮仪，检查水温及各控制开关；④嘱患者淋浴；⑤嘱患者入池，必要时加漂浮辅助器(如浮枕)；⑥关灯，讲指导语，有些患者第一次有些恐惧可以晚些关灯；⑦选择并实施治疗方案；⑧讲结束语；⑨再次淋浴，穿衣。

4. 答题要点：①漂浮中人的视觉化能力甚至比处于催眠状态时都强得多，这时的意象更接近真实，更像梦一样。②当个体所处环境变得单一和安静时，外源性刺激减少，内源性刺激就会得到更多的注意，易于人去掌握视觉化技巧。

5. 答题要点：Lilly 博士认为，人的意识就是一台计算机，这台计算机根据不同情况调用不同程序。人的基础信仰，是这一电脑系统的元程序。通过漂浮，人可以将最深的这一套元程序调出到显意识中。当人们了解自己的元程序后，就可以对这一元程序进行重新的编程，从而变得更自由和更有意识。

五、论述题

1. 答题要点：漂浮疗法是一种成本低、效果好、特别适合精神共病和心身类疾病的治疗。漂浮的过程让患者有时间思考和处理心理访谈的内容。这时的孤独不是带来焦虑和痛苦，而是带来和平与和谐。

2. 答题要点：现代社会中人们的焦虑和压力加深，需要各种技术去帮助人们缓解压力和焦虑，在这种环境中漂浮治疗是非常适用的。可以把漂浮治疗的领域和应用进行理论上的扩充，用意识领域的心理学研究成果来论证漂浮治疗的效果，从而获得医学界更广泛的认可和应用。

(朱 凯 胡佩诚)

第十六章　眼动脱敏再加工疗法

学习纲要

【本章学习目的与要求】

目的：通过本章的学习，了解眼动脱敏再加工疗法（EMDR）的发展历史及应用，掌握EMDR疗法的概念、基本程序和步骤，熟悉EMDR疗法的基本理论和主要治疗技术，从而全面了解EMDR疗法。

掌握：

1. 掌握EMDR疗法的概念。
2. 掌握EMDR疗法的基本程序和步骤。

熟悉：

1. 熟悉EMDR疗法的基本理论。
2. 熟悉EMDR疗法的主要治疗技术。

了解：

1. 了解EMDR疗法的历史与发展概况。
2. 了解EMDR疗法的应用。

【本章主要内容】

第一节　EMDR疗法概述

1. **眼动脱敏与再加工（EMDR）**　是一种以眼动等双侧刺激为主的、可以在短短数次访谈之后，便可以在不用药物的情况下，有效减轻心理创伤程度及重建希望的治疗方法。

2. **EMDR的基本理论假设为**　人会遭遇到不幸的事件，但人们也有一种内在的本能去冲淡和平衡不幸事件所带来的冲击，并从中学习，使自己成长和茁壮。

3. **EMDR的适应证**　EMDR是针对PTSD应用心理治疗的首创方法之一，亦用于对各种类型神经症、成瘾行为、人格障碍、分离障碍、躯体形式障碍等各种心理障碍治疗。

4. EMDR疗法在治疗PTSD方面最明显的优势是治疗时程短。

5. EMDR的创立者是弗朗辛·夏皮罗。

第二节　EMDR的基本理论

1. EMDR的理论加速信息处理（accelerated information processing）模式。

2. **EMDR的治疗机制**　通过双侧刺激来激活存在于大脑内的适应性信息加工系统，使来访者在过去的创伤中形成的非适应性的或功能障碍的信息的各个方面转化为适应性的解决方式，形成健康的应急反应模式，接受并适应随之而来的丧失，重新建立同环境的社会和情感联系。

3. 创伤记忆锁定和EMDR双侧刺激作用于脑的部位为杏仁核。

第三节　EMDR的治疗过程和技术

1. 全面治疗模式是指所有痛苦记忆都得到处理，处理的时间点包括过去、现在和未来。

2. EMDR治疗模式分为全面治疗模式和时限模式。

3. **全面治疗模式的目标策略**　①最痛苦的事件：识别出童年最痛苦的10个事件，沿着时间、主题或症状加工。②从过去到现在历时的目标移动，识别主题或症状的最早例子，沿着时间线处理所有的创伤/痛苦事件。③引发痛苦和困扰的当前的扳机点。④未来模版：适应性资源，心理发展和适当的未来的行动。

4. **EMDR治疗的疗程**　可分为8个阶段，包括采集一般病史和制订计划、稳定和为加工创伤做准备、采集创伤病史、脱敏和修通、巩固植入、身体扫描、结束、反馈与再评估。

5. **EMDR主要的几种操作技术**　①稳定化技术（忍受情绪、降低痛苦的技术）；②双侧刺激（bilateral stimulation，BLS）；③情绪反应扫描（affect scan）；④回溯技术（floating back technique）；⑤光流技术（light stream technique）。

【难点与注意点】

1. EMDR的治疗机制。
2. EMDR的治疗模式。
3. EMDR疗程的8个阶段及具体内容。
4. EMDR主要的操作技术。

习　题

一、单项选择题

【A1型题】

1. EMDR的发明人是

A. 沃尔夫　　B. 马森　　C. 莫雷诺
D. 夏皮罗　　E. 哲卡

2. EMDR的最佳适应证是

A. 人格障碍　　B. 性心理障碍　　C. 应激创伤后障碍
D. 抑郁症　　E. 精神分裂症

3. EMDR中用来描述来访者主观不适度的指标是

A. VOC　　B. REM　　C. BLS

D. affect scan　　E. SUD

4. EMDR 中将所有痛苦记忆都得到处理治疗模式是

A. VOC 模式　　B. 全面治疗模式　　C. 时限模式

D. TICES 模式　　E. 症状减轻模式

5. 创伤记忆主要锁定和 EMDR 的双侧刺激主要激活的脑部位是

A. 海马　　B. 边缘系统　　C. 额叶

D. 杏仁核　　E. 颞叶

6. EMDR 的脱敏阶段的核心操作是

A. 建立安全地带　　B. 身体扫描　　C. 双侧刺激

D. 回溯技术　　E. 光流技术

7. 在采集病史后，确定来访者适宜进行 EMDR 治疗，需要确定具体的加工目标(TICES)，即靶标，包括图像、认知、情绪和感觉的工作，这项工作发生在 EMDR 治疗的下列阶段中的

A. 病史采集　　B. 准备阶段　　C. 评估阶段

D. 脱敏阶段　　E. 植入阶段

8. 在脱敏阶段，治疗师引导来访者进行眼动活动(双侧刺激)，直达其回忆目标情景时，SUDS 水平达到

A. 7　　B. 6　　C. 4

D. 1　　E. 0

9. “在你想到最近的事情和消极认知时，注意身体感受的变化，然后让思绪漂移到你的童年时代，当你有同样感受时，什么记忆会出现在你的脑海里？”这段用来获取更多记忆的引导语，运用的技术是

A. 情绪反应扫描　　B. 光流　　C. 回溯

D. 身体扫描　　E. 漂流

10. 来访者完成脱敏和植入阶段后，需要进一步验证任何残留的与靶标相关的困扰是否都已被完全再加工，这时要采取的技术是

A. 身体扫描　　B. 安全地带　　C. 光流技术

D. 回溯技术　　E. 双侧刺激

【A3/A4 型题】

(11～13 题共用题干)

男性，24 岁。两个月前经历一场车祸，目睹了车祸的惨烈场面。目前患者情绪低落，食欲下降，不愿与人说话，无心做事。车祸惨烈的场景时常浮现在脑海，晚上无法入睡，有恐惧感，为此苦恼，前来就诊。

11. 在对患者的治疗过程中确定 EMDR 治疗需要处理加工的靶标(比如关于车祸的画面、身体感觉、情绪等)的阶段是

A. 病史采集阶段　　B. 准备阶段　　C. 评估阶段

D. EMDR 的脱敏　　E. 资源植入

12. 治疗的准备阶段和其他阶段，可以对患者实施的稳定化技术包括

A. 回溯技术　　B. 身体扫描　　C. 光流

D. 安全地带　　E. 双侧刺激

13. 对患者头脑中车祸现场画面的再加工处理，可以用

A. 蝴蝶拥抱　　B. 回溯技术　　C. 深呼吸放松

D. 情绪扫描　　E. 双侧眼动刺激

【B1 型题】

（14～16 题共用备选答案）

A. 眼动　　B. 蝴蝶拥抱　　C. 想象刺激

D. 身体扫描　　E. 回溯

14. 最常用的双侧刺激是

15. 适合盲人采用的双侧刺激的形式是

16. EMDR 的最早双侧刺激形式是

（17～18 题共用备选答案）

A. 安全地带　　B. 回溯　　C. 光流

D. 情绪扫描　　E. TICES

17. 稳定化技术包括

18. 评估阶段的目标描述是

二、多项选择题

1. EMDR 的操作技术包括

A. 稳定化技术　　B. 空椅子技术　　C. 情绪反应扫描

D. 回溯技术　　E. 双侧刺激

2. 稳定化技术包括

A. “安全地带”技术　　B. 内在帮助者　　C. 情绪扫描

D. 回溯技术　　E. 蝴蝶拥抱

3. EMDR 的再加工组合阶段是指

A. 准备阶段　　B. 评估阶段　　C. 身体扫描

D. EMDR 的脱敏　　E. 资源植入

4. EMDR 需要加工的目标包括

A. 图像　　B. 感觉　　C. 认知

D. 情绪　　E. 行为

5. EMDR 全面治疗模式的目标策略包括

A. 最常发生的事件

B. 最痛苦的事件

C. 沿着时间线处理所有的创伤 / 痛苦事件

D. 引发痛苦和困扰的当前的扳机点

E. 未来模版

三、名词解释

1. 眼动脱敏与再加工疗法（EMDR）

2. 双侧刺激（bilateral stimulation，BLS）

3. 主观不适度量表（SUD）

4. 回溯技术（floating back technique）

5. 蝴蝶拥抱（butterfly embrace）

6. 安全地带技术

7. 身体扫描（“观照”）

四、简答题

1. EMDR 的治疗机制是什么？

2. EMDR 适应证包括哪些？

3. EMDR 的全面治疗模式的目标策略是什么？

4. 主要稳定化技术有哪些？

5. 如何建立“安全地带”？

五、论述题

1. 详述 EMDR 治疗的程序或步骤。

2. EMDR 治疗的主要技术有哪些？

参考答案

一、单项选择题

【A1 型题】

1. D　2. C　3. E　4. B　5. D　6. C　7. C　8. E　9. C　10. A

2. 解析：EMDR 是针对 PTSD 应用心理治疗的首创方法之一。

3. 解析：主观不适度（subjective units of discomfort，SUD）是指创伤事件后患者体验到的心理痛苦或困扰程度，分为 0～10 级（没有困扰为 0 分，最大困扰为 10 分）。

4. 解析：全面治疗模式（comprehensive treatment）是指所有痛苦记忆都得到处理，处理的时间点包括过去、现在、未来。

5. 解析：EMDR 中运用的双侧刺激能够在大脑创造一种类似快速眼动睡眠的状态。因此，激活杏仁核和其他的脑区，这样先前被锁定在杏仁核的记忆就可以被释放并开始进行整合。

7. 解析：评估阶段中 EMDR 需要加工的目标，TICES：Target=Image，Cognition，Emotion，Sensation，即靶标包括：图像、认知、情绪和感觉。

8. 解析：脱敏阶段的目标是使靶标体验再加工到一种适应性的解决方案，SUDS 降为 0 分。

9. 解析：消极认知来源于记忆，回溯技术可以帮助来访者找到相关的记忆，辨认出这些导致问题反应的根源，才能更好地理解当前的反应，而不是无意识地受我们难以掌控的情感所任意驱使。

10. 解析：身体扫描阶段的目标是验证任何残留的与靶标相关的困扰是否都已被完全再加工，完成和目标事件相联系的残余的创伤和痛苦材料的加工，直至患者只体验到中性或正性的躯体感觉。

【A3/A4 型题】

11. C　12. D　13. E

11. 解析：评估阶段中，治疗师需要引导患者选择需要被再加工的靶标（如图像、情绪、躯体感觉和认知等）。

12. 解析：安全地带技术是一项最基本的稳定化技术，通常在准备阶段就要进行。

13. 解析：对创伤情景记忆直接处理是在眼动脱敏加工阶段，运用双侧眼动刺激对记忆信息进行适应性再加工。

【B1 型题】

14. A 15. B 16. A 17. A 18. E

17. 解析：安全地带技术是一项最基本的稳定化技术，通常在准备阶段就要进行。

18. 解析：EMDR 需要加工的目表：TICES：Target=Image，Cognition，Emotion，Sensation，即靶标包括：图像、认知、情绪和感觉。

二、多项选择题

1. ACDE 2. ABE 3. CDE 4. ABCD 5. BCDE

三、名词解释

1. 眼动脱敏与再加工疗法（EMDR）：是一种以眼动等双侧刺激为主的、可以在短短数次访谈之后，便可以在不用药物的情况下，有效减轻心理创伤程度及重建希望的治疗方法。

2. 双侧刺激（bilateral stimulation，BLS）：是 EMDR 操作组成中的一部分，其主要形式包括双侧眼动、双侧音调和双侧手掌轻拍膝盖或肩膀等信号形式。

3. 主观不适度量表（SUD）：根据主观不适度发展出来的量表，用来评估患者的创伤影像、想法和记忆为何，分辨出何者严重，何者较轻。

4. 回溯技术（floating back technique）：帮助来访者引导出更多的回忆，通过使用消极认知来帮助来访者获得具体的记忆，同时还能让来访者更好地理解到底是什么在控制自己的表现。

5. 蝴蝶拥抱（butterfly embrace）：来访者可自行操作的双侧刺激的一种形式，即先把左双臂在面前交叉，右手放在左肩上，左手放在右肩上，然后双手在两个肩膀轻轻拍打，慢慢拍打，大概 4～6 次。

6. 安全地带技术：在开始创伤暴露之前，需要给当事人建立一个心理上的安全地带或安全岛，以便在治疗过程中面对创伤回忆可能带来的严重情绪冲击和心理不适时，其可以选择随时回到这个心理上的安全之地。

7. 身体扫描（“观照”）：是标准 EMDR 治疗流程中最后的再加工阶段，通过几组双侧刺激操作让患者聚焦于对所有残留的躯体感觉的再加工。

四、简答题

1. 答题要点：EMDR 通过双侧刺激眼动（可选刺激还有交替击双手、交替的嘀嗒声等）来激活存在于大脑内的适应性信息加工系统，使来访者在过去的创伤中形成的非适应性的或功能障碍的信息的各个方面（表象、情绪、认知、躯体不适）转化为适应性的解决方式，形成健康的应急反应模式，接受并适应随之而来的丧失，重新建立同环境的社会和情感联系。

2. 答题要点：EMDR 是针对 PTSD 应用心理治疗的首创方法之一，亦用于对各种类型神经症、成瘾行为、人格障碍、分离障碍、躯体形式障碍等各种心理障碍治疗。

3. 答题要点：①最痛苦的事件：识别出童年最痛苦的 10 个事件，沿着时间、主题或症状加工。②从过去到现在历时的目标移动，识别主题或症状的最早例子，沿着时间线处理所有的创伤 / 痛苦事件。③引发痛苦和困扰的当前的扳机点。④未来模版：适应性资源，心理发展和适当的未来的行动。

4. 答题要点：①安抚技术：与增加安全感或自我力量有关的，比如：内在帮助者、安全地带、大树、内心花园、光柱等；②分离技术：与创伤经历保持距离的技术，如保险箱、屏幕技术、遥控器、火车比喻（想象坐在火车上，那些感觉、想法等只是窗外走过的图像）等。

5. 答题要点：建立“安全地带”的基本步骤：①图像想象；②情绪和感觉；③强化；④双侧刺激（4～6 次）；⑤确定引导词；⑥自我引导；⑦在困扰情绪中引导；⑧在困扰情绪中自我引导；⑨强化。

五、论述题

1. 答题要点：EMDR 治疗的疗程可分为 8 个步骤，包括采集一般病史和制订计划、稳定和为加工创伤做准备、采集创伤病史、脱敏和修通、巩固植入、身体扫描、结束、反馈与再评估。

2. 答题要点：①稳定化技术（忍受情绪、降低痛苦的技术）；②双侧刺激（bilateral stimulation，BLS）；③情绪反应扫描（affect scan）；④回溯技术（floating back technique）；⑤光流技术（light stream technique）。

（张红静　王新起）

第十七章　生物反馈疗法

学习纲要

【本章学习目的与要求】

目的：通过本章学习，了解生物反馈疗法的发展历史和基本理论依据，能熟知生物反馈疗法的特点，了解治疗前的准备工作、适用范围和禁忌证。能初步学会简单的生物反馈疗法的一般性训练、仪器优劣的辨别方法。

掌握：

1. 反馈、生物反馈、生物反馈疗法的概念及其区别。
2. 生物反馈疗法的基本原理。
3. 一般性训练的操作方法。
4. 生物反馈疗法的分类及适应证。
5. 禁忌证。

熟悉内容：

1. 理论基础。
2. 生物反馈的作用原理。
3. 家庭治疗级技巧性训练方法。
4. 生物反馈治疗效果评估。

了解：

1. 生物反馈疗法的发展简史。
2. 生物反馈疗法的设备准备及治疗前准备。
3. 生物反馈疗法的评价。

【本章主要内容】

第一节　概　　述

1. 生物反馈疗法的发展简史。

2. 反馈、生物反馈、生物反馈疗法的概念

（1）反馈（feedback）技术：是指将控制系统的输出信号以某种方式返输回控制系统，以调节控制系统的方法。

（2）生物反馈（biofeedback）：完成生物反馈有两个必须具备的条件：首先需具备能够将生物信息转换为声、光、图像等信号的电子仪器；其次，需有人的意识（意念）的参与。

（3）生物反馈疗法（biofeedback therapy）：是通过现代电子仪器，将个体在通常情况下不能觉察到的内脏器官生理功能予以描记，并转换为数据、图像或声、光等反馈信号，使个体根据反馈信号的变化了解并学习调节自己体内不随意的内脏功能及其他躯体功能，达到防治疾病的目的。

3. 生物反馈疗法的理论基础。

4. 生物反馈疗法的基本原理：①自我调节；②生物反馈与控制论。

5. **生物反馈疗法形成的基本条件**　靶反应（target response，简称 R）、强化刺激（reinforcing stimulus，简称 S）、工具（instrument）。

6. 生物反馈的作用原理。

第二节　生物反馈疗法的过程与方法

1. **生物反馈疗法的过程**　设备准备、治疗前准备、一般性训练、技巧性训练、家庭治疗、生物反馈治疗效果评估。

2. **生物反馈分类**　肌电生物反馈、脑电生物反馈、手指温度生物反馈、血压生物反馈、心率生物反馈等。

第三节　生物反馈疗法的应用与评价

1. **应用范围**　心理咨询、心身疾病、康复医学。

2. 对生物反馈疗法的评价。

【难点和注意点】

1. 反馈、生物反馈、生物反馈疗法的概念及区别。
2. 生物反馈疗法形成的基本条件。
3. 生物反馈的作用原理。
4. 生物反馈治疗效果评估。
5. 各种生物反馈疗法的操作方法及适用范围。

习　题

一、单项选择题

【A1 型题】

1. 最先将生物反馈应用于临床的是
   A. Jacabson　　B. 夏皮诺（Shapiro）　　C. 米勒（Miller，N.E）
   D. 巴甫洛夫　　E. 斯金纳

2. 对于生物反馈治疗效果，下列说法正确的是
   A. 肌电生物反馈放松训练后，随着放松能力提高，其肌电信号应逐渐提高
   B. 患者的主观感受不能作为参考标准评估治疗效果
   C. 可以通过观察记录、训练日记和各项客观指标进行评估
   D. 仪器显示指标是最可靠的评价标准

E. 以上都不对

3. 目前临床应用最多、发展最早、最为成熟的生物反馈疗法是

A. 肌电生物反馈　B. 脑电生物反馈　C. 血压生物反馈
D. 心率生物反馈　E. 皮温生物反馈

4. 生物反馈的治疗关键是

A. 患者的主动意识活动　B. 先进的仪器设备　C. 娴熟的治疗技术
D. 温婉的指导语　E. 以上都是

5. 生物反馈疗法又称为

A. 物理生物反馈训练法　B. 电子生物反馈训练法
C. 光子生物反馈训练法　D. 心理生物反馈训练法
E. 以上都不对

6. 依据传统医学观点，被称为随意肌的是

A. 骨骼肌　B. 心肌　C. 平滑肌
D. 以上都不对　E. 以上都对

7. 以下神经调节中，属于人体的主要调节方式的是

A. 体液调节　B. 神经调节　C. 器官组织调节
D. 温度调节　E. 以上都不对

8. 生物反馈疗法的最终目的是

A. 调整机体的生理、心理活动　B. 改变不良的生理、心理模式
C. 缓解紧张情绪，提高应激能力　D. 预防疾病
E. 治疗疾病

9. 根据控制论的观点，维持人体调节作用平衡的是依靠

A. 中枢神经系统　B. 反馈信息　D. 电信号
D. 化学信号　E. 体温

10. 神经反射中被称为较高级的是

A. 条件反射　B. 非条件反射　C. 经典条件反射
D. 操作性条件反射　E. 以上都不是

11. 温度生物反馈电极的材料是

A. 热敏元件　B. 银或金制的电极
C. 对汗腺功能影响较小的材料　D. 通用材料
E. 以上都对

12. 放松性肌电生物反馈的基线电位单位是

A. V　B. mV　C. μV
D. pV　E. kV

13. 当个体出现焦虑、情绪紧张时，脑电生物反馈仪器显示的脑电波变化是

A. β波增加，α波消失　B. β波消失，α波增加
C. β波增加，α波增加　D. β波消失，α波消失
E. 以上都不对

14. 一般性训练治疗周期及频率是

A. 2～3周或更长时间，每周2～3次

B. 4～8 周或更长时间，每周 2～3 次
C. 2～3 周或更长时间，每周 3～5 次
D. 4～8 周或更长时间，每周 3～5 次
E. 2～8 周或更长时间，每周 3～5 次

15. 兴奋性训练每次训练及休息时间分别是
A. 训练 3 分钟，休息 5 分钟　　B. 训练 5 分钟，休息 5 分钟
C. 训练 3 分钟，休息 3 分钟　　D. 训练 5 分钟，休息 3 分钟
E. 随个人喜好，3～5 分钟均可

16. 家庭治疗频率一般为
A. 一日 1～2 次，每次约 30 分钟　　B. 一日 2～3 次，每次约 20 分钟
C. 一日 3～4 次，每次约 15 分钟　　D. 一日 4～5 次，每次约 10 分钟
E. 以上均可

17. 心率生物反馈仪表刻度及其意义分别是
A. 0～100，成功的程度　　B. 0～150，成功的程度
C. 0～150，心率　　D. 0～100，心率
E. 100～150，心率

18. 不伴有焦虑情绪的失眠患者可使用的治疗是
A. 脑电生物反馈　　B. 肌电生物反馈　　C. 心率生物反馈
D. 皮温生物反馈　　E. 血压生物反馈

19. 以下生物反馈疗法中，常用于治疗儿童多动症的是
A. 脑电生物反馈　　B. 肌电生物反馈　　C. 心率生物反馈
D. 皮温生物反馈　　E. 血压生物反馈

20. 在偏头痛的治疗中主要采用
A. 脑电生物反馈　　B. 肌电生物反馈　　C. 心率生物反馈
D. 皮温生物反馈　　E. 血压生物反馈

21. 关于生物反馈仪，下列说法**不正确**的是
A. 生物反馈仪的性能和治疗的好坏直接关系到治疗效果的优劣
B. 生物反馈仪的灵敏度越高越好
C. 信噪比越大表示仪器越好
D. 不同生物反馈仪的工作范围不同
E. 以上都对

22. **不适合**运用生物反馈治疗的是
A. 原发性高血压　　B. 失眠　　C. 急性期精神病
D. 偏头痛　　E. 消化性溃疡

23. **不属于**生物反馈仪的反馈信号的是
A. 声音　　B. 光　　C. 图像
D. 疼痛　　E. 以上都对

24. 控制论认为，一个完整的控制系统中有多种信息联系方式，**不对**的是
A. 电信号　　B. 化学信号　　C. 机械信号
D. 反馈信号　　E. 语音信号

25. 以下**不可以**作为靶反应的是

A. 皮肤温度　　B. 血压　　C. 心率

D. 口唇颜色　　E. 脑电波

26. 以下**不可以**作为强化刺激的是

A. 声音　　B. 光线　　C. 仪表读数

D. 疼痛　　E. 图像

27. 常见的生物反馈电子仪器**不包括**

A. 脉搏血压反馈仪　　B. 呼吸反馈仪　　C. 脑电反馈仪

D. 皮温反馈仪　　E. 心电生物反馈仪

28. 放松性肌电生物反馈通过指导语的引导，训练患者主动降低该肌肉的张力，同时注意反馈信息的变化，其中**不正确**的是

A. 电位的下降　　B. 声音响度　　C. 指示灯颜色

D. 肌肉的张力　　E. 以上都不对

29. 心率生物反馈**不能**用于治疗以下疾病中的

A. 室性早搏　　B. 心动过速　　C. 心房颤动

D. 心室颤动　　E. 房性期前收缩

30. 生物反馈疗法的禁忌证**不包括**

A. 稳定期精神病患者　　B. 严重智力缺陷者

C. 被动求治，不合作者　　D. 冲动、毁物、兴奋不合作者

E. 有自杀、自杀观念者

二、多项选择题

1. 人体实现自我调节主要有三种方式，包括

A. 神经调节　　B. 体液调节　　C. 器官组织调节

D. 内分泌调节　　E. 体温调节

2. 生物反馈疗法形成的基本条件有

A. 靶反应　　B. 强化刺激　　C. 工具

D. 反射　　E. 以上都是

3. 对生物反馈仪的基本要求是

A. 精准　　B. 可靠、稳定　　C. 高效

D. 便捷　　E. 廉价

4. 技巧性训练包括

A. 强化刺激　　B. 体会肌感　　C. 全神贯注

D. 技能转换　　E. 认知放松

5. 训练日记内容要包含生物反馈治疗所有项目，帮助医生分析病情及制订方案。其总体原则是

A. 具体　　B. 详尽　　C. 重点突出

D. 层次分明　　E. 越多越好

6. 可以使用生物反馈疗法治疗的心身疾病有

A. 原发性高血压　　B. 支气管哮喘　　C. 偏头痛

D. 消化性溃疡　　E. 急性期精神疾病患者

7. 生物反馈疗法的适应证包括
A. 各种睡眠障碍　　B. 急性期精神疾病患者
C. 出现幻觉妄想的患者　　D. 有自杀风险者
E. 各类伴有紧张、焦虑、恐惧的神经症

8. 生物反馈疗法的治疗前准备有
A. 充分了解病情　　B. 适宜的治疗环境　　C. 先进的治疗设备
D. 治疗前评估　　E. 优秀的治疗师

9. 训练体位包括
A. 坐位　　B. 半卧位　　C. 仰卧位
D. 俯卧位　　E. 以上都不对

10. 生物反馈治疗效果评估包括
A. 放松能力评价　　B. 治疗效果评价　　C. 训练速度评价
D. 第三方评价　　E. 以上都对

三、名词解释

1. 反馈
2. 生物反馈
3. 生物反馈疗法
4. 经典条件反射
5. 操作性条件反射
6. 强化刺激
7. 靶反应
8. 反馈信息

四、简答题

1. 生物反馈疗法形成的基本条件有哪些？
2. 判断生物反馈仪能否满足治疗需求的指标有哪些？
3. 生物反馈疗法的治疗前准备有哪些？
4. 一般性训练的步骤有哪些？
5. 技巧性训练中常用的训练技巧有哪些？
6. 简述常用的生物反馈分类。
7. 简述生物反馈疗法的适用范围。
8. 简述生物反馈疗法的禁忌证。

五、论述题

1. 试述人体自我调节的三种方式。
2. 试述生物反馈的作用原理。

参考答案

一、单项选择题

【A1型题】

1. B　2. C　3. A　4. A　5. B　6. A　7. B　8. D　9. B　10. B

11. A 12. C 13. A 14. B 15. D 16. B 17. A 18. A 19. A 20. D
21. B 22. C 23. D 24. D 25. D 26. D 27. B 28. D 29. D 30. A

9. 解析：根据控制论的观点，人体是靠反馈信息的调节作用维持平衡的。

11. 解析：温度生物反馈电极需要迅速而准确地反映温度变化，故采用热敏元件制成；而皮肤电生物反馈仪直接与皮肤接触，因而选用对汗腺功能影响较小的材料；而脑电、心电生物反馈仪往往使用银或金制的电极，配以特制的导电胶。

15. 解析：兴奋性训练根据反馈信号加强肌肉收缩，逐渐加强肌电电压，最终达到目标值以上。一般每次训练5分钟，肌肉收缩75～100次，休息3分钟，如此重复4次，通过反复训练，逐渐撤掉生物反馈仪进行训练。

二、多项选择题

1. ABC 2. ABC 3. ABCD 4. ABCD 5. ABC 6. ABCD 7. AD
8. ABD 9. ABC 10. AB

三、名词解释

1. 反馈：是指将控制系统的输出信号以某种方式返输回控制系统，以调节控制系统的方法。

2. 生物反馈：完成生物反馈有两个必须具备的条件。首先需具备能够将生物信息转换为声、光、图像等信号的电子仪器；其次，需有人的意识（意念）的参与。只有同时具备这两方面的条件，才能形成完整的反馈环。正是由于此过程中加入了人的主观意识，所以称生物反馈。

3. 生物反馈疗法：是通过现代电子仪器，将个体在通常情况下不能觉察到的内脏器官生理功能予以描记，并转换为数据、图像或声、光等反馈信号，使个体根据反馈信号的变化了解并学习调节自己体内不随意的内脏功能及其他躯体功能，达到防治疾病的目的。

4. 经典条件反射：也称为巴甫洛夫条件反射，是指一个刺激和另一个带有奖赏或惩罚的无条件刺激多次联结，可使个体学会在单独呈现该刺激时，也能引发类似无条件反应的条件反应，是一种低水平的条件反射。

5. 操作性条件反射：操作性条件反射又称工具性条件反射，是一种由刺激引起的行为改变，是通过某种活动、某种操作才能得到强化而形成的条件反射。

6. 强化刺激：是由生物反馈仪在主体反应出现时立即显示出来的各种信号。

7. 靶反应：是实验者和受试者均希望得到的一种特异反应，又称主体反应，是被训练的患者由体内引发出的一种自主且持续的信息。

8. 反馈信息：人们把被控制部分输回控制部分的信息，称为反馈信息。

四、简答题

1. 答题要点：靶反应、强化刺激、工具。

2. 答题要点：仪器的工作范围、灵敏度、线性度、频响与带宽、音噪比、稳定性、隔离度、反馈方式。

3. 答题要点：充分了解病情、适宜的治疗环境、充足的心理准备、治疗前评估。

4. 答题要点：训练前准备、松弛训练、兴奋性训练、指导语、记录及总结。

5. 答题要点：强化刺激、体会肌感、全神贯注、技能转换、认知放松。

6. 答题要点：肌电生物反馈、脑电生物反馈、手指温度生物反馈、血压生物反馈、心率生物反馈。

7. 答题要点：在心理咨询与治疗中的应用、在心身疾病治疗中的应用、在康复医学中的应用。

8. 答题要点：各类急性期精神病患者；严重智力缺陷者；有自杀、自杀观念、冲动、毁物、兴奋不合作者；训练过程中出现头晕、头痛、恶心、血压升高、幻觉、妄想等症状者；被动求治，不合作者。

五、论述题

1. 答题要点

（1）人体实现自我调节主要有三种方式，即神经调节、体液调节、器官组织调节。

（2）神经调节的概念：是人体的主要调节方式。中枢神经系统通过传入神经纤维与外感受器连接，通过传出神经纤维与骨骼肌、内脏器官连接。在中枢神经参与下，机体对内、外环境刺激产生自我调节和适应性反应，这种神经调节过程即为反射。

（3）体液调节的概念：人体内分泌腺分泌多种激素，通过血液循环输往全身，具有调节人体新陈代谢、生长、发育、生殖等重要功能，使血液激素的浓度维持着相对恒定水平，激素过多或不足都会引起功能紊乱甚至是疾病。

（4）器官组织调节的概念：是指身体内外环境发生变化时，这些器官和组织不依赖神经体液调节而产生的适应性反应。一般来说，人体内环境自身调节机制十分复杂，虽然调节范围有限，但对人体内环境平衡具有重要意义。

2. 答题要点

（1）意识上水平的概念：受大脑皮质与脊髓控制的随意活动领域，称为意识上水平。

（2）意识下水平的概念：受皮质下和自主神经系统控制的不随意活动领域，称为意识下水平。

（3）应激生理反应：当机体感知到外部信息时，会产生各种情绪及心理反应，这些情绪及心理反应经过边缘系统及下丘脑与垂体的加工，将引起相应的应激生理反应。

（4）生物反馈训练的作用：如果引入生物反馈训练，个体则能够在电子生物反馈仪的帮助下，间接感知体内的信息变化，经过有意识的学习和训练，形成对内部信息的情绪和心理反应的感知，同时将感知信息通过边缘系统以及下丘脑和垂体反馈给机体，形成新的应激生理反应。

（5）目的：达到修正应激反应的作用。

（赵希武）

第十八章　表达性心理治疗

学 习 纲 要

【本章学习目的与要求】

目的: 学习掌握几种表达性治疗的理论、方法及操作程序。

掌握:

1. 音乐治疗的定义及内涵。
2. 音乐治疗的基本程序。
3. 音乐治疗的三个层次、两种形式。
4. 绘画治疗的定义及内涵。
5. 绘画治疗的特点和基本程序。
6. 舞蹈治疗的定义及内涵。
7. 舞蹈治疗的基本理论。
8. 游戏治疗的定义及内涵。
9. 游戏治疗的基本理论。
10. 心理剧的基本理论及治疗过程。

熟悉:

1. 音乐疗法的作用与机制。
2. 音乐疗法与一般心理疗法的异同点。
3. 音乐疗法的基本技术。
4. 绘画治疗的基本理论及理论取向。
5. 儿童绘画心理发展阶段;绘画治疗的基本技术。
6. 舞蹈治疗的基本技术。
7. 舞蹈治疗的治疗程序。
8. 心理剧的基本技术。
9. 心理剧的治疗程序。
10. 心理剧的应用研究。

了解:

1. 音乐治疗的发展历史。
2. 音乐疗法的适应证、原则、注意要点。
3. 绘画治疗对治疗师的要求。

4. 绘画治疗的历史背景及形成和发展。
5. 绘画治疗在我国的发展现况。
6. 舞蹈治疗的历史与发展。
7. 舞蹈治疗的应用与评价。
8. 游戏治疗的历史与发展。
9. 游戏治疗的应用与评价。
10. 心理剧的历史发展和评价。

【本章主要内容】

第一节　音乐治疗

1. 音乐治疗的定义及三方面内涵（系统干预过程，运用音乐有关的各种形式，音乐素材、患者、治疗师）。

2. **音乐治疗四方面机制**　物理机制，心理机制，生理机制，社会机制。

3. **音乐疗法与一般心理疗法的异同点**　①相同点：医患关系融洽为前提，两法均有交流和表达情感作用；②不同之处在于：治疗手段和对大脑的影响不同，前者主要影响右脑，后者影响左脑。

4. **音乐疗法理论取向**　精神分析主要强调音乐能够绕过意识的语言稽查而达到个人精神深层，能促进非言语性的交流，促进潜意识能量释放；行为主义将音乐视为条件反射的“强化物”；认知疗法认为音乐可以提高患者认知水平；存在主义以音乐为载体，帮助患者建立起成功的同化；人本主义认为音乐能增强其自我意识、探索和发展个人潜能。

5. 音乐治疗在不同的治疗环境和治疗条件下，根据不同的治疗目标，由浅到深分三个层次：支持性层次、认知和行为层次、分析和体验层次。

6. **音乐治疗的形式**　个体音乐治疗适用于较深层的心理分析与治疗，治疗师与患者在平等合作基础上，共同探讨、分析、挖掘和理解患者的内心深层世界，甚至潜意识矛盾；集体音乐治疗强调的是小组成员之间的动力关系，特点在于为患者提供一个“小社会”的环境，促进自己的社会交往和与人沟通的能力。

7. **音乐疗法的基本程序**　评估与确定患者问题所在→制订长期和短期的治疗目标→根据治疗目标制订与患者的生理、智力、音乐能力相适应的音乐活动计划→音乐活动的实施并评价患者的反应。

8. **音乐治疗的基本技术**　被动音乐治疗法强调的中心是聆听音乐以及由聆听音乐所引起的各种生理心理体验。多用于对非器质性的心理、精神疾病的治疗。常见方法有：歌曲讨论，音乐回忆，音乐同步，音乐想象，音乐引导想象。主动音乐疗法又称参与式音乐疗法，患者是执行者的角色，具体方法有歌曲演唱及音乐演奏操作等。使患者在演奏、演唱中情绪高涨、心理充实，并逐步建立适应外界环境的能力，最大限度地调动身心各部分功能的发挥，最终达到康复目的。常用技术分即兴演奏式音乐治疗和再创造式音乐治疗。

9. **音乐治疗的应用与评价**

（1）音乐治疗应遵守与一般心理治疗相同的治疗原则：真诚、保密、中立、回避。此外，还有一些特殊的治疗原则：循序渐进原则、学习与启发原则、体验原则等。

（2）音乐治疗注意要点：了解当事人的背景资料，确定治疗用的乐曲，治疗前的语言指导，应选择一个安静和光线柔和的地方，要有较好的音乐播放设备，每次接受音乐治疗的时间不应持续过长。

（3）音乐治疗的治疗手段与一般心理治疗有所不同；但由于音乐乃人之天性，所以音乐治疗的对象极为广泛，除上述一般心理治疗的适应证外，还应包括智力障碍、心智疾病、戒毒、怯场、临终关怀、孤独自闭症等。

第二节 绘画治疗

1. **绘画治疗的概述** 是以绘画作为治疗师和患者间的中介物来进行治疗，属于艺术治疗（art therapy）的一种。无论绘画治疗的媒材和形式如何多种多样，都是将潜意识内压抑的感情与冲突通过一个完整画面呈现出来，并在这个过程中获得纾解与整合的治疗。

2. **绘画治疗的基本理论**

（1）绘画治疗理论基础：主要是心理投射理论（projection）、大脑功能侧化理论以及升华理论。

（2）绘画治疗作用机制：绘画艺术治疗大师Robin的论述。

（3）诠释绘画的理论：自然写实说、摘要说、人格说、发展说、智慧说、触觉 - 视觉两极说、知觉发展说、知觉记述模式、综合说。

（4）理论取向：精神分析取向；人本主义取向；心理 - 教育取向。

（5）掌握绘画治疗的特点。

（6）儿童绘画心理发展阶段各个时期及绘画心理特点。

3. **绘画治疗的基本程序**

（1）准备工作：绘画治疗室和治疗师的准备工作。

（2）实施步骤：①诊断阶段：诊断方法（非结构性和结构性方法）；②正式治疗阶段：调动积极性、真实表达、互动；③结束阶段：回顾、巩固。

（3）团体绘画辅导与治疗的实施：初期；中期；后期阶段。

4. **基本技术**

（1）常见的绘画技术：画人测试、树木人格图、房 - 树 - 人投射画（HTP 测验）、自由绘画、涂鸦、风景构成法、家庭图及其他技术。

（2）诠释绘画作品的态度：客观、全面。

（3）分析绘画作品：整体、过程、内容。

5. **应用**

（1）绘画治疗的适用人群：语言功能障碍的患者、不想说话的患者、难以用语言表达自己的患者。

（2）绘画治疗应用范围：情绪功能的恢复；社交功能的改善；自我概念的提升；认知功能的恢复；精神症状的改善；躯体症状的改善。

（3）绘画治疗在我国发展现况：教育领域、医疗领域。

第三节 舞蹈治疗

1. **概述** 利用舞蹈或即兴动作的方式治疗身体障碍以及增强个人意识，改善人们心智的一种心理治疗。舞蹈治疗是多学科交叉的产物，让患者通过动作这一非语言形式以释放情绪、探索潜意识，最终实现情感自我、精神自我和认知自我与环境的整合。

2. 基本理论　①身心互相影响；②动作反映人格；③治疗关系至少在一定程度上被非语言信息调节；④动作包含一种象征性功能，可以表达潜意识过程；⑤即兴创作的动作能协助患者体验新的存在方式；⑥舞蹈治疗能再现患者早期客体关系。

3. 基本程序

(1) 初期阶段：了解原因、建立关系、风险评估。

(2) 中期阶段：孵化（表现内心、表达潜意识）、解释（呈现意义、意识化）。

(3) 总结巩固阶段：回顾与评估、处理分离焦虑。

4. 基本技术

(1) 镜像技法（mirroring）：治疗师适时适当模仿患者的动作，有利于关系建立。

(2) 即兴动作（improvisational movement）：创造性和自发性的表现。

(3) 对立性动作（opposite movement）：从动作到心理状态的对立和平衡。

(4) 音乐和道具的配合使用。

5. 应用与评价

(1) 应用：特殊儿童和青少年、老年人、亲子沟通、家庭治疗、精神疾病患者、无法用语言表达自己的患者、正常人群。

(2) 评价：舞蹈治疗是多学科交叉产物，能降低防御和阻抗，其在国外已是一套较为成熟的治疗理论和方法，而在国内发展时间尚短，临床应用及相关研究日渐增多。

(3) 舞蹈治疗在中国的应用。

第四节　游 戏 治 疗

1. 概述　一种运用系统的治疗模式以建立良好人际关系的过程，治疗师在此过程中借助游戏的治疗作用，协助来访者预防或解决某些心理问题，以实现来访者更好的成长和发展。

2. 基本理论

(1) 游戏是儿童自我表达的象征性语言。

(2) 儿童的认知及情绪发展处于未能熟练运用语言表达自我的阶段。

(3) 在游戏中可以获得控制感。

(4) 通过游戏演绎、提升、表达、面对感受。

3. 治疗程序

(1) 第一阶段：建立关系；无目的探索性游戏；收集一般性资料。

(2) 第二阶段：攻击性游戏增加，自发行为明显；不接受攻击性行为但接纳儿童本身。

(3) 第三阶段：涉及关系的游戏开始增加，创造性游戏和欢快情绪占主导；非语言交流增多。

(4) 第四阶段：创造性和涉及关系的游戏占主导，情绪更丰富。

(5) 第五阶段：情节类及角色扮演类游戏成主导，攻击性表达依然；更多用游戏表达自我和家庭，治疗师需协助来访者从中寻找资源。

(6) 第六阶段：涉及关系、角色扮演游戏占主导地位；继续协助来访者发展自我概念。

4. 基本技术

(1) 结构性游戏（structured games）：针对患者不同问题而设计场景。

(2) 沙盘游戏（sandplay）：塑造与内心相对应的象征世界。

（3）视频游戏（video games）：认知行为理论基础。

（4）虚拟现实游戏（virtual reality game）：让患者体验到真实感受。

（5）良好行为游戏（good behavior game）：改善课堂不良行为。

（6）感觉统合训练（sensory integration training）：注意力 - 活动 - 神经系统功能关联轴。

5. **应用与评价**

（1）应用：不仅可用于儿童和青少年，同样可用于成人。

（2）评价：游戏治疗在发达国家被广泛应用，而形成完整体系。游戏具有轻松、目的性低的特点，为各种心身疾病患者提供了自由的环境，使他们被压抑的情绪得以表达，对患者疗效显著。

（3）游戏治疗在中国的应用。

第五节 心理剧治疗

1. **心理剧的概述** 心理剧是创造性治疗的一种形式，它强调个体的自发性和创造性的发展，运用演出的方法，促进个体成长并且使个人的创造潜能最大限度的发挥，它旨在最大激发个体的创造性潜能，从而有效地面对生活中的挑战与机遇。

2. **心理剧的代表人物** 维也纳的精神科医生莫雷诺（Jacob Levy Moreno）、哲卡·莫雷诺（Zerka Moreno）。

3. **心理剧的基本理论** 角色理论（角色定义、角色成分、呈现方式）、一些基本观点。

4. **心理剧基本概念及治疗过程** 暖身、演出、分享、审视。

5. **心理剧的应用研究和评价**

（1）应用：心理剧也适用于临床以外的情景，例如教育或工商业、在建立社群的方案中进行角色扮演，甚至也可以用在日常生活中的问题解决与休闲娱乐。

（2）心理剧与其他剧的区别。

（3）心理剧在中国的应用。

【难点与注意点】

1. 音乐治疗的支持性层次、认知和行为层次、分析和体验层次。

2. 对音乐治疗三方面内涵的把握，不要认为音乐疗法就是听听音乐，放松放松。移情与反移情的现象在个体治疗中常出现，应引起注意。在耳痛、头痛剧烈、情绪极度激动的情况上应暂时避免使用音乐治疗。

3. **绘画治疗的特点** 主要把握住其表达形式、非语言沟通特质、绘画作品所表达的潜意识内容、治疗过程中的转化和升华、绘画治疗的应用范围、具有的空间性和时间性等。

4. **诠释绘画作品的态度** 诠释绘画作品是以客观的态度来评估患者的绘画，因此，在诠释其画作时莫做过多的引导和介入。在诠释画作之前，都应先了解患者的家族史、既往史、发展史和一般生活情况，并观察其实际作画过程。绘画创作的完整过程比简单的一副绘画作品更应该得到治疗师的关注，最好是结合患者一系列或一段时期的绘画作品，进行全面而准确的诠释和评估。

5. **绘画治疗的应用人群及范围** 绘画治疗可以适用于任何人，从黄发小儿到耄耋老人，对绘画治疗表达自我有兴趣的各年龄段的患者，绘画治疗都能发挥其独特的作用。目前绘画治疗在国内外较多应用于以下治疗：患有癌症等的生理疾病、残障人士、创伤和丧失、暴力问题、分离焦虑、适应问题、情感混乱、性问题、物质或药物滥用、神经症、饮食障碍、人格障碍等。

6. **舞蹈治疗的镜像技法**　强调的不仅是患者动作形式上的模仿，还需切身体会患者的感觉或想法，并通过相似的动作来回应患者。注意不能机械照搬患者每一次无心或有心的小动作，如眨眼或咬唇，否则有可能让其感到被招惹或被嘲弄，损害治疗关系。

7. **游戏治疗的应用人群**　游戏治疗不仅可以用于儿童，还适用于包括成人及老年人的各种人群。游戏使成人降低防御和掩饰，有助于其触及内心真正的自我。

8. **心理剧的角色定义及成分**

（1）定义：角色是实际且具体形式存在于自我（self）中，因此角色具有功能性，每一个角色都是由一种行为组成。角色对我们而言是相当重要的，我们经常透过角色来认定自己或他人，因此若要研究一个人，可以从他（她）扮演的各个角色入手。

（2）角色分成三个部分：身心角色，社会角色，心理或自我内在角色。

9. **心理剧治疗程序中的分享的重要意义**　分享是一个让团体可以宣泄并且整合的时间。导演在分享阶段会要求成员分享自己的感受及经验，而不要分析或评论演出者。在分享过程中不是回馈，不鼓励事件分析，但鼓励认同。

习　题

一、单项选择题

【A1 型题】

1. 音乐治疗学作为一门新兴的学科，其诞生的标志是
   A. 20 世纪 50 年代美国成立了国家音乐治疗学会
   B. 亚里士多德是音乐治疗的先驱，他认为音乐剧有情绪宣泄作用
   C. 1974 年世界音乐治疗联合会在美国成立
   D. 1989 年中国音乐治疗学会成立
   E. 1988 年中国音乐学院成立音乐治疗专业，从此我国正式开始培养音乐治疗方面的专业人才

2. 音乐治疗师在治疗时要求一个新来的患者按照自己成长阶段的顺序，选择与每一人生阶段相联系的一段音乐，则形成一个“个人音乐历史”。这属于
   A. 歌曲讨论　　B. 音乐回忆　　C. 音乐同步
   D. 音乐想象　　E. 音乐引导想象

3. 下列关于音乐治疗形式的说法，正确的是
   A. 个体音乐疗法通过音乐活动促进自己的社会交往和与人沟通能力
   B. 集体音乐治疗的治疗师与患者的关系比小组成员之间关系重要
   C. 集体治疗是音乐精神分析学派常常采用的方法
   D. 移情与反移情的现象也是集体治疗中至关重要的
   E. 集体的音乐活动挖掘和分析患者内心深层世界，甚至潜意识矛盾

4. 音乐疗法的心理机制是
   A. 音乐能刺激大脑使分散和负性情绪 α 脑电波转换为呈高度集中或平静状态的 β 脑电波

B. 音乐能打破和改变人们习以为常的固定的认知模式

C. 音乐为患者提供了一个通过音乐和语言交流来表达、宣泄内心情感的机会

D. 音乐能兴奋“快乐中枢”而抑制“痛苦中枢”

E. 音乐有助于调节人类的生物节律

5. 对于即兴演奏式音乐疗法的说法，正确的有

A. 患者对乐器的选择不能显示出他（她）的人格特征

B. 即兴演奏式音乐治疗过程将每一个成员在社会和人际关系中的行为特征和人格特点表现无遗

C. 有情感表达欲望的

D. 患者多选择体积大、音量大的乐器

E. 治疗师在演奏中应始终与患者保持平等地位

6. 关于绘画治疗定义的叙述，正确的是

A. 属于一种独立的治疗方法，不能作为辅助治疗

B. 只有通过笔纸等媒材进行治疗的才称为绘画治疗，其中不包括手工泥塑、剪贴、布艺等

C. 利用非语言工具让潜意识通过一个完整画面呈现出来，在这个过程中的治疗统称为绘画治疗

D. 绘画治疗仅限于有绘画技能的患者，其他患者无法使用

E. 艺术治疗就是绘画治疗

7. 关于绘画的诠释，正确的是

A. 绘画诊断就是绘画治疗

B. 绘画的诠释，诚然并非绘画治疗的全部，但它是引领我们进入患者内心世界的重要途径

C. 在进行绘画诠释时，不需要了解该画作者的家族史、既往史、发展史和在家里或学校的一般生活情况

D. 治疗师可以以个人经验感受对其画作进行感性而主观的诠释

E. 诠释绘画作品时无须考虑患者正处于哪个发展阶段、有何文化因素影响等问题

8. 费克多·罗恩费尔德（Viktor Lowenfeld）以下列某人士的儿童发展理论为基础，发展了“绘画发展阶段说”，开创了艺术教育治疗的新模式。该人士为

A. 玛格丽特·诺姆伯格　　B. 依利诺·乌尔曼

C. 让·皮亚杰　　D. 弗洛伊德

E. 荣格

9. 关于绘画治疗理论基础的描述，正确的是

A. 人类大脑两半球具有功能侧化特性，所以绘画治疗对处理同属右半球控制的情感等问题有很明显的疗效

B. 绘画治疗和罗夏墨迹测验原理一样，运用的是升华理论，是有效、科学的心理测验及心理咨询与治疗的工具

C. 升华指个体将对某个对象的情感、愿望转移到另一个较为安全的对象上，而后者完全成为前者的替代。可以发生在任何环境和范围内

D. 心理投射理论不能用于绘画诊断

E. 著名的罗夏墨迹测验和主题统觉测验的理论基础亦是升华理论

10. 以下关于绘画治疗特点的叙述，正确的是
   A. 绘画治疗具有非语言沟通的特质，治疗的对象没有一般心理治疗广
   B. 在绘画创作的过程中，因为有治疗师在场，患者不能投入事件的主体，防卫心理较强
   C. 绘画作品可为治疗师提供患者的潜意识素材，不必担心影响到患者脆弱的或需要的防卫机制
   D. 绘画作品不具有时间性和空间性。患者无法将所表达的思想和情绪与过去事件、现在和将来联系起来
   E. 绘画治疗用于团体中时，成员与团体分享其作品，唤起或刺激的是各个成员的情绪反应，对于团队的互动和凝聚力无太大改进

11. 以下关于儿童绘画心理发展阶段特点的叙述，正确的是
   A. 绘画技能在青少年时期自然停止，一般成人的绘画技能不超过12岁孩子
   B. 随着年龄的增长，复杂程度也不会随之增加；具有夸张和省略的特点，反映其本人的生活经验和情感世界
   C. 维克多·罗恩费德（Viktor Lowenfeld）将儿童绘画心理发展分为四个阶段
   D. 一般来说，所画的细节越少，表明患者对环境的认知愈深、愈全面，给予的情感和关注也较多
   E. 年龄越大，其肌肉与手、眼逐步协调，绘画技能也越来越好，最终会达到专业绘画人员的水平

12. 以下关于舞蹈治疗的基本理论的描述，正确的是
   A. 身体和心灵是互相影响的
   B. 舞蹈治疗旨在通过提高患者的舞蹈技术来增强其自信心
   C. 舞蹈治疗中禁止言语交流
   D. 舞蹈治疗多用于放松身心，难以在潜意识层面工作
   E. 没有舞蹈功底的患者无法进行舞蹈治疗

13. 舞蹈治疗中，动作所呈现的信息达到意识化的阶段是
   A. 准备　　B. 评估　　C. 孵化
   D. 解释　　E. 回顾

14. 关于舞蹈治疗的镜像技法，正确的描述是
   A. 要求治疗师完整模仿患者所有动作
   B. 强调模仿患者一切有心或无心的小动作
   C. 只需要治疗师进行对患者动作形式上的模仿
   D. 此技术无法实现情感的表达和交流
   E. 该方法能帮助患者自我觉察，同时体验到被认可、信任或理解

15. 为解决儿童不同的问题而设计出一系列特殊情景，使儿童能在其中自由演出，该技术是
   A. 非结构化游戏　　B. 沙盘游戏　　C. 场景游戏
   D. 虚拟现实游戏　　E. 结构化游戏

16. 不试图控制或改变孩子，而是促进孩子自我意识和自我引导的产生的游戏疗法取

向是

A. 精神分析取向　B. 释放疗法取向　C. 关系游戏取向
D. 非指导式游戏取向　E. 认知行为取向

17. 心理剧的创始人是
A. 莫雷诺夫妇　B. 皮亚杰
C. 依蒂斯·克拉曼　D. 玛格丽特·诺姆伯格
E. 维克多·罗恩费德

18. 与心理剧有关的基本理论是
A. 人格发展理论　B. 人际关系理论　C. 角色理论
D. 自发创造理论　E. 心理投射理论

19. 角色分成三个部分，叙述正确的是
A. 社会角色即生活的角色，是我们出生后第一次发展出来的角色
B. 在身心角色中我们无法区分自己与他人的不同
C. 婴儿在两岁半时便发展出心理角色
D. 社会角色是在与妈妈的互动中发展出来的
E. 心理角色是我们想象中的角色，可有可无

20. 关于心理剧治疗中的几个部分，叙述正确的是
A. 分享阶段要求成员分析或评论演出者
B. 在分享过程中不鼓励事件分析
C. 演出中成员应全部上台担任角色
D. 暖身是心理剧的核心
E. 审视可有可无

21. 对于音乐治疗过程的要素，**不恰当**的说法是
A. 目的导向的音乐素材　B. 被治疗者
C. 训练有素的音乐治疗师　D. 患者
E. 音乐演奏乐器

22. 下面关于音乐治疗的描述，**不正确**的是
A. 音乐治疗是一个科学的系统治疗过程
B. 音乐治疗过程用单种方法或流派理论知识
C. 听、唱、器乐演奏、音乐创作、歌词创作、即兴演奏、舞蹈、美术等各种活动都是音乐治疗的形式
D. 音乐治疗过程必须具备3个因素：治疗师、患者、音乐素材
E. 音乐体验是引发音乐治疗的催化剂

23. 下列是各理论派别对音乐疗法的说法，**不正确**的是
A. 精神分析动力学认为音乐作品本身包含对性的象征性反映
B. 行为主义音乐可用作“强化物”去巩固或消除特定行为或情绪反应
C. 人本主义疗法认为音乐治疗过程多环节主导权赋予患者，可增强其自我意识，发掘出改变的潜力
D. 认知疗法认为音乐有助于提高认知水平，改变不合理观念
E. 存在主义认为音乐无须有意识谈话或思考就能体验到它，因此可以增加患者现

实体验的意识

24. 下列关于音乐治疗目标的描述中，**不正确**的是
    A. 帮助治疗对象达到身心健康和社会适应完好
    B. 治愈患者的身心疾病
    C. 矫正、减缓、改善疾病症状
    D. 使求助者获得较好的生命质量和生活质量
    E. 使治疗对象保持较好的健康状态
25. 下列选项**不属于**绘画治疗范畴的是
    A. 素描　　B. 涂鸦　　C. 拼贴画
    D. 书法　　E. 雕塑
26. 以下关于绘画治疗概念的论述中，**错误**的是
    A. 绘画是治疗师和患者间的中介物
    B. 绘画是非语言工具，可将混乱的心、不解的感受变得清晰
    C. 无论绘画媒材的形式如何，都是将潜意识内压抑的感情与冲突通过一个完整画面呈现出来
    D. 绘画治疗是艺术治疗的一种
    E. 艺术治疗仅指绘画治疗
27. 以下关于绘画治疗形成和发展的叙述中，错误的是
    A. 近代绘画治疗的形成起因于 19 世纪 30 年代的精神治疗运动（psychiatric movement）
    B. 玛格丽特·诺姆伯格建立运用艺术表达作为治疗的模式，推动了早期艺术治疗在美国的发展
    C. 让·皮亚杰以费克多·罗恩费尔德的儿童发展理论为基础，发展了“绘画发展阶段说”，开创了艺术教育治疗的新模式
    D. 依利诺·乌尔曼（Elinor Ulman）从事绘画治疗工作，率先将绘画引入心理评估
    E. 依蒂斯·克拉曼和玛格丽特·诺姆伯格的立论观点的不同在于：绘画治疗是否作为独立的心理治疗存在
28. 以下关于绘画治疗准备工作的描述中，**错误**的是
    A. 绘画治疗室如一般的心理咨询室一样具备安静、安全、洁净、舒服等必需条件即可，无须其他要求
    B. 绘画治疗中准备的媒材应尽量齐全，多种多样，可供不同的患者选择和使用
    C. 治疗师也应做相应的要求，不仅要具备一般治疗师的素养，还要具备一定的专业背景和伦理道德与职业素养
    D. 治疗师需同时担任“治疗师、老师和艺术家”的角色，将艺术和心理治疗很好地结合起来
    E. 绘画治疗室应有适用于绘画创作的一些要求，需明亮、通风，要有足够器具和空间可以用于创作、摆放艺术媒材和展示作品
29. 以下关于绘画治疗实施步骤的描述中，**错误**的是
    A. 在正式实施之前，先要收集相关信息，初步作出诊断，以确定治疗的方向和目标

B. 绘画治疗的诊断方法包括两种，非结构性（unstructured）方法和结构性（structured）方法
C. 患者可能会在作品中避免表现其真实的情感或表现虚假的情感，治疗师无须采取其他方法降低患者防御心理
D. 治疗师要善于把握时机引导患者，而不是做过多指导性的介入，让患者按自己的方式来描述和解释自己的作品
E. 结束阶段时，治疗师和患者一起回顾治疗的过程，达到修通的目的，巩固治疗效果

30. 关于团体绘画治疗的叙述，错误的是
A. 一般把团队绘画治疗分为：初期阶段、中期阶段、后期阶段
B. 初期阶段主要目的是加深团体成员之间相互了解，可采用结构型或非结构型绘画形式
C. 中期阶段主要目的是促进团体凝聚力，可让团队共同完成一项绘画任务
D. 后期阶段主要是激励团队成员建立共同目标，共享团队愿景
E. 团体绘画治疗中无须分享每个团体成员的作品，只做个案分析

31. 分析绘画作品时，不需要考虑的是
A. 画面的大小、用笔力度、构图等
B. 治疗师是否有专业的绘画技术
C. 绘画的主题内容
D. 患者投入了怎样的感情色彩，主观叙述如何
E. 患者先画什么，后画什么，是否涂擦反复修改

32. 关于绘画治疗的评价叙述，错误的是
A. 绘画治疗不受患者语言、年龄、认知能力及绘画技巧的限制，可在人们日常生活中自然展开
B. 治疗的实施不受地点和环境的限制，在临床操作上更省时省力，且灵活多变而易于操作，可用于个体或者团体治疗
C. 绘画疗法可以使患者通过正当的方式安全地释放其毁灭性能量，使患者的负面情绪缓解，心灵升华
D. 绘画疗法中患者不会感觉被攻击，抵触情绪较小，容易接受，有利于患者真实信息的收集
E. 绘画治疗应用范围局限，对治疗室及治疗师要求较高，一般很难开展

33. 关于舞蹈治疗的基本理论，错误的描述是
A. 可通过动作的改变影响整体身心功能
B. 动作能反映人格
C. 动作包含象征性功能，可以表达潜意识过程
D. 治疗师模仿患者的动作必定有助于治疗关系的建立
E. 舞蹈治疗能再现患者早期客体关系

34. 关于舞蹈治疗的“孵化”阶段，错误的描述是
A. 以自发性动作表现患者的内部心理活动
B. 动作对患者的意义或启发开始呈现

C. 可表现团体内的共享主题

D. 依靠动作的隐喻性来表现潜意识过程

E. 让患者体验此时此地的感觉

35. 以下关于游戏治疗的论述，**错误**的是

A. 游戏治疗只适用于儿童

B. 游戏治疗能增加治疗的趣味性和吸引力，从而提高患者依从性

C. 游戏使患者降低防御和掩饰

D. 游戏治疗能以象征的形式协助患者表达难以言表的情绪和矛盾

E. 游戏治疗是一种运用系统治疗模式以建立良好人际关系的过程

36. 以下关于释放疗法取向的游戏治疗的论述，**错误**的是

A. 重点在游戏的宣泄效果上

B. 注重治疗师与儿童关系的建立

C. 用游戏重现儿童曾经历过的创伤情景

D. 儿童能控制整个游戏的发展

E. 需要治疗师在一定程度上解读儿童的游戏

37. 以下选项中，**不属于**心理剧过程中的一部分的是

A. 暖身　　B. 分享　　C. 审视

D. 分析　　E. 演出

38. 以下选项中，**不属于**心理剧治疗过程中“暖身”功能的是

A. 导演自身的暖化　　B. 发展一个团体的主题

C. 选出一个主角　　D. 分享并整合

E. 建立团体的凝聚力

39. 以下选项中，**不属于**心理剧演出过程中必备工具的是

A. 主角与辅角　　B. 导演

C. 渲染演出气氛的音乐　　D. 团体

E. 舞台

【A3/A4 型题】

(40～43 题共用题干)

音乐治疗在不同的治疗环境和治疗条件下，根据不同的治疗目标，进行不同层次深度的治疗，即支持性层次、认知和行为层次、分析和体验层次。

40. 下面关于这三个层次说法**不正确**的是

A. 三个层次的临床应用受众面以支持性层次最广，分析和体验层次最窄

B. 支持性层次目标增强正常心理防御机制，促进正确的行为控制能力

C. 认知和行为层次治疗的目标增强正常心理防御机制，促进正确的行为控制能力

D. 分析和体验层次主要目标是针对深层的潜意识活动

E. 三个层次对治疗师要求各有侧重

41. 对于支持性层次，说法**错误**的是

A. 支持性层次目标增强正常心理防御机制，促进正确的行为控制能力

B. 该层次目的是为患者提供情感上的支持、体验成功的机会和缓解焦虑等其他有益作用

C. 对于自我人格基本完整的患者可从该层次音乐治疗中受益，但那些心灵破碎、心理严重退行、患有急慢性精神病患者则不适用

D. 该层次要求治疗师有较高的音乐技巧和对治疗集体的组织控制能力

E. 要尽可能适应各种不同的患者对于音乐的不同爱好和欣赏习惯，因此这就要求治疗师能够熟练地掌握各种不同时代、不同风格音乐

42. 认知与行为层次的说法**错误**的是

A. 在认知与行为层次的治疗中可进行对潜意识矛盾的探索

B. 语言的交流越来越多地成为重要的组成部分

C. 治疗强调暴露个人的思想、情感和人际之间反应的问题

D. 内省层次的音乐治疗体验侧重于帮助患者重新建立自己的价值体系和行为模式

E. 在这一层中，音乐治疗活动的目的是建立和促进正确的行为模式。因此治疗活动的设计是强调认识自己的情感，创造性地解决自己所面临的问题和促使不良行为的改变

43. 以下关于心理分析层次的说法，**错误**的是

A. 对治疗师的语言技巧和运用心理治疗，特别是认知疗法的能力的要求也就随之提高

B. 心理分析层次的治疗是治疗师用来针对心身疾病、抑郁症、人格障碍和神经症的行为症状的

C. 这一层次与内省层次治疗的区别在于要求的患者内省的程度和质量不同

D. 音乐治疗活动是被用来发现、释放和解决那些对个人的人格发展产生消极影响的潜意识矛盾

E. 目的是引发被治疗者对关键的、潜意识的矛盾的领悟和通过在内省中经过对最深层的恐惧和矛盾的领悟，促使人格的转变

（44～45 题共用题干）

男性，16 岁。父母在两年前离异，多年来父亲酗酒并殴打母亲，对此患者一直憎恨父亲，但表现一直很淡漠，隐藏情绪，在家中和学校不主动与人交流，沉默少言。今年升入高中后，由于进入重点高中，学习较以前吃力，压力很大，有轻生念头，随之来到心理治疗室。心理治疗师在了解其基本情况后，对进一步询问患者内心想法感到困难，患者也不愿表达更多内心真实感受。

44. 此时，如果你作为该患者的心理治疗师，你会先采取以下治疗方案中的

A. 对其进行药物治疗

B. 让患者放松，跟着韵律和指导随意涂鸦

C. 对其进行精神分析

D. 约其父母前来一起做家庭治疗

E. 让患者对其经历进行故事叙说，并重新编排和诠释

45. 如果对患者进行绘画治疗，其依据是

A. 患者年纪不大，可以高度配合绘画治疗

B. 患者不愿通过语言表露内心真实情感

C. 患者可能喜欢绘画
D. 患者已经没有其他办法可以交流
E. 绘画治疗可以诊断患者的精神状况

（46～48 题共用题干）

心理剧的基本过程包括暖身、演出和分享。

46. 暖身的功能**不包括**
A. 导演本身的暖化
B. 建立团体凝聚力
C. 发展一个团体出题
D. 让每个人完全沉浸于自己的角色中
E. 选出一个主角

47. 演出中涉及的五项基本要素**不包含**
A. 舞台　B. 导演　C. 主角
D. 配角　E. 观众

48. 分享需遵循的原则**不包括**
A. 不分析　B. 保密　C. 不评价
D. 适当给建议　E. 不比较

【B1 型题】

（49～54 题共用备选答案）
A. 歌曲讨论　B. 音乐回忆　C. 音乐同步
D. 音乐想象　E. 音乐引导想象

49. 常在浅层的支持层次的干预中使用的是
50. 此方法的目的在于引发由音乐所伴随的情感和回忆，是指
51. 逐渐地改变音乐，把患者的生理、心理和情绪状态向预期的方向引导，这是指
52. 治疗师始终引导和控制着音乐想象的全过程，其中包括对音乐的选择、想象情景的设定以及过程中想象进程的发展，这是指
53. 音乐心理治疗中最复杂，也是最强有力的方法。由于这种方法涉及的心理层次很深，在使用不当的情况下可能会给患者造成很大的心理伤害，这是指
54. 治疗师给抑郁患者播放或演奏与他（她）的情绪状态一致的、缓慢忧伤的音乐，当患者的情绪与音乐的情绪产生共鸣后，逐渐改变音乐的情绪色彩，接着安排使用较为明朗抒情的音乐，然后使用节奏较为明确稳定、情绪较为积极的音乐，然后再使用节奏欢快、情绪积极振奋的音乐，这是指

（55～58 题共用备选答案）
A. 心理投射理论　B. 大脑功能侧化理论
C. 升华理论　D. 儿童绘画心理发展阶段理论
E. 自然写实说

55. 使人们开始注意右脑能力的开发与个体心理状态的联系，为人类在艺术心理治疗的实践提供了必要的理论基础的理论是

56. 表明个体可以找到合理的方式发泄未得到满足的性本能，同时也为社会创造了价值的理论是

57. 通过画面的呈现以投射出被测者的内心世界及人格特点，为绘画治疗成为有效科学的心理测验及治疗工具提供理论基础的理论是

58. 基于皮亚杰认知发展理论，根据儿童绘画的特征及其反映出来的心理特点，将儿童绘画心理发展分为几个阶段的理论是

（59～60 题共用备选答案）

A. 评估　　B. 孵化　　C. 解释

D. 回顾　　E. 准备

59. 舞蹈治疗中，以肢体动作表现来访者心理活动的阶段是

60. 舞蹈治疗中，动作所呈现的信息达到意识化的阶段是

（61～64 题共用备选答案）

A. 心理剧　　B. 角色扮演　　C. 社会剧

D. 情景剧　　E. 即兴剧

61. 利用与生活相似的情景，通过角色扮演等心理剧的方法，重现当时的心理活动与冲突，使当事人和参与者认识到其中的主要问题，自已或在参与者的协助下加以解决，促进心理健康发展。用于教育辅导，较浅层次的心理问题、广泛意义的心理教育。这是指上述选项中的

62. 咨询过程中，咨询师为了协助求助者觉察与宣泄情绪、体验相关人物的感觉与想法、学习新行为与预演即将面对的情境，而由求助者扮演相关人物，进入他们的经验之中的技术。狭义上说，是心理剧的一种技术，是心理剧技术在个体咨询中的应用。这是指上述选项中的

63. 主要是探索集体的成分，重点是没有任何特定时间限制，参与者共同去探索大家共有的议题而不是个人的问题，是一个教育性的模式。这是指上述选项中的

64. 是创造性治疗的一种形式，主角个人生活中真实情景重新在团体中演出，促进个体成长并且使个人的创造潜能得到最大程度的发挥，从而有效地面对生活中的挑战与机遇。这是指上述选项中的

二、多项选择题

1. 下列关于音乐疗法的说法中，正确的是

A. Temple 大学教授 K.Bruscia 关于音乐疗法概念是音乐界公认的比较权威的说法

B. 音乐治疗是一个科学的系统治疗过程

C. 音乐疗法是听听音乐，放松放松，其中音乐体验是引发音乐治疗的催化剂

D. 音乐治疗过程必须具备 3 个因素，即有目的导向的音乐素材、患者和训练有素的音乐治疗师。

E. 听、唱、器乐演奏、音乐创作、歌词创作、即兴演奏、舞蹈、美术等各种活动均可作为音乐治疗的手段

2. 音乐疗法的物理学基础包括

A. 旋律培养健康向上的良好情绪

B. 节奏有助于调节人类的生物节律
C. 和声给人以舒适完美感
D. 音乐速度和人的情感运动状态完全同步
E. 调试使人获得深刻的情感体验

3. 音乐疗法的生理学机制有
A. 音乐能直接作用于中枢神经系统主管情绪的中枢，能对人的情绪进行双向调节
B. 音乐对自主神经系统的影响是主要激活交感神经系统，从而提高抗应激作用
C. 音乐刺激乙酰胆碱和去甲肾上腺素的释放
D. 乐音的力度变换、节奏更替易于引起人的情绪反应
E. 音乐治疗增加了 IgA 含量

4. 音乐疗法的心理机制有
A. 音乐造成独具特色的听觉表象
B. 音乐刺激听分析器，易产生联觉与联想
C. 瞬时变化的听觉表象易改变人的认知模式
D. 乐音的力度变换、节奏更替易于引起人的情绪反应
E. 音乐活动为患者提供了一个安详愉快的交往环境，从而提高了患者自信心，促进患者心身健康和社会适应能力发展

5. 音乐疗法的社会学机制包括
A. 音乐疗法提供一个安详愉快的人际交往环境
B. 音乐疗法提供了一个通过音乐和语言来表达、宣泄内心情感的机会
C. 音乐通过对人类行为的渗透力、改造力与控制力，提高其免疫力、抵抗力与代偿力
D. 音乐开拓人的认知领域，会打破和改变人们习以为常的固定认知模式
E. 节奏有助于调整人类的生物节律

6. 以下音乐疗法的功能的说法正确的是
A. 表达情绪情感　　B. 拓宽认知领域
C. 影响人的欣赏能力　　D. 调节血压、心率、心律
E. 镇痛功能

7. 关于音乐疗法的认知与行为层次的说法，正确的有
A. 要求治疗师具有较高的音乐技能和较强的对治疗集体的组织控制能力
B. 语言的交流成为音乐治疗重要的组成部分
C. 治疗强调暴露个人的思想、情感和人际之间反应的问题
D. 对治疗师的语言技巧和运用心理治疗，特别是认知疗法的能力的要求高
E. 在这一层次，音乐治疗活动是被用来发现、释放和解决那些对个人的人格发展产生消极影响的潜意识矛盾

8. 下列关于音乐治疗支持性层次的说法中，正确的是
A. 活动的目标是增强正常的心理防御机制
B. 促进正确的行为控制能力
C. 目的是为患者提供情感上的支持、体验成功感的机会和缓解焦虑等其他有益的作用
D. 治疗师需具有较高的音乐技能和较强的对治疗集体的组织控制能力

E. 侧重于帮助患者重新建立自己的价值体系和行为模式

9. 下列关于音乐治疗认知和行为层次的说法正确的是

A. 一般以8～12人的小组集体形式为宜

B. 音乐活动的内容是主要针对情感和思想观念来安排的

C. 重点集中在对现实生活的体验和可观察的行为上

D. 进行对潜意识矛盾的探索

E. 对治疗师的语言技巧和运用心理治疗，特别是认知疗法的能力的要求也较高

10. 下列关于音乐治疗分析和体验层次的说法，正确的是

A. 这一层次主要目标是针对深层的潜意识活动

B. 治疗强调暴露个人的思想、情感和人际之间反应的问题。治疗的注意力主要集中在对现实的体验

C. 这一层次与内省层次治疗的区别在于要求患者内省的程度和质量不同

D. 集中在患者的过去经历或人格内部的结构或矛盾冲突

E. 要求治疗师必须受过高级水平的训练和督导

11. 下列关于音乐治疗形式的说法，正确的是

A. 集体治疗是音乐精神分析学派常常采用的方法

B. 移情与反移情的现象也是集体治疗中至关重要的

C. 集体的音乐活动促进自己的社会交往能力

D. 集体的音乐活动中，小组成员之间的动力关系远远比治疗师和个体成员之间的动力关系更为重要

E. 集体的音乐活动小组以8～12人为宜

12. 对于治疗程序，正确的描述是

A. 评估与确定患者问题所在

B. 制订长期和短期的治疗目标

C. 根据治疗目标制订与患者的生理、智力、音乐能力相适应的音乐活动计划

D. 音乐活动的实施并评价患者的反应

E. 及时地、动态地判断患者的各种反应状态

13. 以下音乐疗法与一般心理疗法的说法，正确的是

A. 两法的共同点：良好的医患关系是使治疗得以顺利开展的基础

B. 两种疗法都具有交流和传达情感的作用

C. 一般心理治疗的手段是语言

D. 在脑的功能中，音乐和语言并非密切相关

E. 左半球是人的音乐中枢，右半球主导语言活动

14. 对于音乐治疗的说法，正确的是

A. 医生实施音乐治疗前需了解当事人的背景资料，确定治疗用的乐曲

B. 音乐治疗的效果或体验到的生理与心理反应直接取决于其欣赏者所具有的音乐修养和文化程度的高低

C. 在耳痛、头痛剧烈、情绪极度激动的情况上应暂时避免使用音乐治疗

D. 音乐治疗应选择一个安静和光线柔和的地方

E. 音乐治疗要有较好的音乐播放设备

15. 音乐治疗的适应证包括
   A. 神经症　B. 社会适应不良
   C. 耳痛、头痛剧烈、情绪极度激动　D. 亚健康状态
   E. 智力障碍
16. 与主动音乐治疗法**不符合**的是
   A. 以结果为取向，患者必须克制自己的反集体行为，学习和适应在集体活动中适当的角色，并努力与他人合作
   B. 以过程为取向，患者克服自身的生理或心理障碍，努力学习音乐技能，最终获得音乐上的成功
   C. 即兴演奏式音乐治疗，患者对乐器的选择显示出他（她）的人格特征
   D. 即兴演奏的个体治疗可帮助患者利用自发随意的演奏来抒发和宣泄自己的情感
   E. 集体的即兴演奏中，每一个成员在社会和人际关系中的行为特征和人格特点便十分生动地表现无遗
17. 对于音乐疗法的理论取向，说法正确的是
   A. 精神分析取向认为音乐的特点在于能够绕过意识的语言稽查而达到个人精神深层，能促进非言语性的交流，促进潜意识能量释放
   B. 行为主义取向认为音乐可用作“强化物”，去建立或终止特定条件反射
   C. 认知疗法取向认为音乐有助于提高认知水平，促进思维发展，进而改变错误观念，代之以合理认知
   D. 完形疗法认为音乐治疗过程中建立起来的医患关系、患者自由选择歌曲和音乐活动的形式都把主导权赋予患者，可增强其自我意识，发掘出改变的潜力
   E. 存在主义以音乐为载体，在治疗过程中，音乐在满足人的多方面需求发挥积极作用，促使建立现时行为的责任心，对未来计划做出合理规划
18. 音乐疗法分为
   A. 支持性层次　B. 认知和行为的层次　C. 分析和体验的层次
   D. 集体治疗层次　E. 个体治疗层次
19. 下列关于集体即兴演奏式音乐治疗的说法，正确的是
   A. 患者对乐器的选择显示出他（她）的人格特征
   B. 即兴演奏的结果可能是和谐—杂乱—新的和谐
   C. 每次合奏后都是由治疗师引导进行讨论，每个人都谈出自己的感受和对他人演奏的感觉
   D. 每个人都在这个环境中学习如何在社会中寻找和确立一个为他人所接受的地位和角色
   E. 这是一个学习适应社会生活和人际关系的很好的机会和环境
20. 下列关于个体即兴演奏式音乐治疗的说法，正确的是
   A. 主要是建立起良好的治疗关系，及帮助患者利用自发随意的演奏来抒发和宣泄自己的情感
   B. 治疗师在演奏中应始终处于辅助、引导、支持、启发的角色，不应喧宾夺主
   C. 为患者提供一个安全的宣泄内心情感的环境，即使这种情感是不正常的或是非

理性的，治疗师也应予以接纳、理解

D. 一个学习适应社会生活和人际关系的很好的机会和环境

E. 每次演奏之后都要进行讨论，帮助患者澄清和确定在音乐中表现出的情感

21. 属于绘画治疗中诠释绘画作品的理论学说包括

A. 自然写实说　B. 人格说　C. 摘要说

D. 发展说　E. 知觉记述模式

22. 儿童绘画心理的发展阶段分为

A. 涂鸦期　B. 形式化前期　C. 感觉动作期

D. 伙伴关系期　E. 形式化期

23. 分析绘画作品应着手于下列方面中的

A. 颜色　B. 画面大小　C. 画面位置

D. 笔触力度　E. 绘画过程

24. 以下关于儿童绘画心理的描述，正确的有

A. 绘画通过手部的反复运动，可以促进儿童的手腕、肘和手指各个关节的协调运动，促进眼、手和整个身体的协调发展

B. 绘画造型和色彩的运用，还可以促进视知觉的发展，从而促进儿童的感觉统合

C. 在绘画过程中儿童可以抒发情感，表达反抗，满足想象和创造的欲望，发泄不满，学习自我表现和控制

D. 绘画还是一种比语言文字发展更早的视觉语言，可以训练直觉认知，扩大表现的语言能力

E. 对于儿童来说，绘画就是一种富有想象力的、可以满足某种愿望的游戏

25. 关于绘画治疗的评价有

A. 绘画疗法不受患者语言、年龄、认知能力及绘画技巧的限制

B. 治疗的实施不受地点和环境的限制

C. 绘画疗法可以使患者通过正当的方式安全地释放毁灭性能量，使患者焦虑得到缓解，心灵得到升华

D. 成人的绘画技能不可能超过 12 岁孩子

E. 绘画疗法中患者不会感觉被攻击，容易接受，有利于真实信息的收集

26. 常见的绘画治疗的技术有

A. 画人测试　B. HTP 测验法　C. 风景构成法

D. 树木人格法　E. 涂鸦法

27. 诠释绘画作品应考虑以下问题中的

A. 你所认同的心理治疗取向是什么

B. 你的患者（画的作者）正处在哪个发展阶段

C. 是否有文化因素的影响

D. 学习绘画技巧是否对心象的形成有所助益

E. 是否有生理、医学或药物的使用等因素影响其创作的过程

28. 绘画治疗的适用人群包括

A. 对于用绘画治疗表达自我感兴趣的各年龄阶段的患者

B. 特别适用于语言功能障碍的患者

C. 不想说话的患者
D. 对绘画治疗有抵触或者由于生理原因无法使用绘画媒材的患者
E. 难以用语言表达自己的患者

29. 绘画治疗的应用范围主要有
A. 情绪功能的恢复　　B. 社交功能的改善
C. 自我概念的提升　　D. 认知功能的恢复
E. 精神症状的改善及躯体症状的改善

30. 绘画治疗在我国主要应用于
A. 灾后心理干预　　B. 精神疾病的辅助治疗
C. 成瘾患者的辅助治疗　　D. 肿瘤患者的康复治疗
E. 教育领域的应用

31. 舞蹈治疗的基本技术包括
A. 镜像技法　　B. 即兴动作
C. 对立性动作　　D. 音乐和道具的配合使用
E. 动作评比

32. 舞蹈治疗适用于
A. 特殊儿童和青少年　　B. 老年人　　C. 精神疾病患者
D. 正常人群　　E. 家庭治疗

33. 游戏治疗的理论观点包括
A. 游戏是儿童自我表达的象征性语言
B. 从发展角度看，儿童缺乏相应的认知能力及语言使用能力
C. 从情感角度看，他们还不能一边专注于自己的感受一边考虑如何用语言的方式表达自己的感觉
D. 在游戏中儿童可获得控制感，这种控制感能满足其在情感发展和精神健康方面的需求
E. 儿童能通过游戏演绎、提升、表达和面对感受

34. 游戏治疗主要包括的理论取向有
A. 精神分析取向　　B. 释放疗法取向　　C. 关系游戏取向
D. 指导式游戏取向　　E. 认知行为取向

35. 心理剧中角色呈现的方式有
A. 角色担当　　B. 角色分享　　C. 角色挑选
D. 角色扮演　　E. 角色创造

36. 心理剧开始的暖身作用有
A. 建立团体的凝聚力　　B. 发展一个团体主题
C. 导演自身的暖化　　D. 选出主角，并准备演出
E. 催化创造性潜能

37. 关于心理剧的应用研究的叙述正确的有
A. 心理剧最大的优点是将患者外化的冲动行为转化为更具建设性的心灵演出
B. 心理剧的方法整合了认知分析的模式与经验分享的参与层面
C. 演心理剧的方法还可以应用在发展人类潜能的挑战上

D. 心理剧也适用于教育或工商业、在建立社群的方案中进行角色扮演，甚至也可以用在日常生活中的问题解决与休闲娱乐

E. 心理剧对于治疗较缺乏智力、言语表达的患者是很有用的（例如小孩、精神病患者、不良青少年等）；同时，也对于习惯过于理智化的人有帮助

三、名词解释

1. 音乐治疗（musical therapy）
2. 音乐同步
3. 主动音乐疗法（active music therapy）
4. 音乐回忆
5. 艺术治疗
6. 绘画治疗
7. 心理投射理论（projection）
8. 舞蹈治疗
9. 孵化（hatching）
10. 游戏治疗
11. 身心角色（psychosomatic roles）
12. 社会角色（socio roles）
13. 心理（自我）内在角色（psycho dramatic/intrapsychric）

四、简答题

1. 简述音乐治疗学定义强调的三方面内涵。
2. 简述音乐治疗的程序。
3. 接受式音乐治疗分哪几个种类？
4. 以过程为取向和以结果为取向的创造式音乐疗法有何不同？
5. 音乐治疗与一般心理疗法有何区别与联系？
6. 试述音乐疗法的治疗目的。
7. 绘画治疗的取向模式有哪些？
8. 一般应从哪几个方面分析绘画作品？
9. 诠释绘画作品时应有怎样的态度？
10. 列举国内外常用的绘画技术。
11. 绘画治疗对治疗师的基本要求有哪些？
12. 维克多·罗恩费德的儿童绘画的心理发展理论分为哪几个阶段？
13. 简述舞蹈治疗的基本理论。
14. 简述舞蹈治疗中期阶段的两个细分阶段。
15. 简述游戏治疗的基本理论观点。
16. 简述游戏治疗的主要理论取向。
17. 心理剧中分享的重要意义。
18. 简述心理剧的角色理论。
19. 列举一些在心理剧治疗中运用的技术。

五、论述题

1. 音乐治疗分几个层次，这几个层次的区别是什么？

2. 如果你是一名绘画治疗师，给患者进行一次绘画治疗要实施的基本步骤有哪些？

3. 试述心理剧治疗的基本过程有哪些，并指出需要注意的地方。

参考答案

一、单项选择题

【A1 型题】

1. A	2. B	3. C	4. B	5. B	6. C	7. B	8. C	9. A	10. C
11. A	12. A	13. D	14. E	15. E	16. D	17. A	18. C	19. B	20. B
21. E	22. B	23. E	24. B	25. D	26. E	27. C	28. A	29. C	30. E
31. B	32. E	33. D	34. B	35. A	36. E	37. D	38. D	39. C	

1. 解析：本题考查音乐治疗的发展历史。20 世纪 50 年代，美国成立了国家音乐治疗学会，标志着音乐治疗作为一门新兴的学科由此诞生了。

4. 解析：每天积极聆听 10～15 分钟的豪华、新奇的巴洛克音乐或者优雅、精致的莫扎特音乐，能使意识分散或负性情绪的β脑电波转换为呈高度集中或平静状态的α脑电波。

5. 解析：有情感表达欲望的患者多选择旋律乐器；治疗师在演奏中应处于辅助、引导、支持、启发的角色。

7. 解析："绘画诊断"是以客观的态度来评估患者的绘画，绘画治疗是建立在对个案全面了解的基础上通过绘画形式对患者进行的治疗，绘画诊断属于绘画治疗的一部分。

11. 解析：一般来说人类绘画有如下特征：随着年龄的增长，复杂程度也逐渐增加；具有夸张和省略的特点，反映其本人的生活经验和情感世界；年龄越小，其肌肉与手、眼协调差，以后逐步协调；与整个精神生活的发育是平行关系。维克多·罗恩费德（Viktor Lowenfeld）将儿童绘画心理发展分为五个阶段。

22. 解析：本题旨在考查对音乐疗法定义内涵的理解，音乐治疗是一个科学的系统治疗过程，治疗师系统的、有目的的干预是音乐治疗的首要前提。音乐治疗师在这一过程运用各种不同方法和流派理论知识，而不是单一简单的疗法完成三个阶段工作，即评估、干预和评价。

23. 解析：存在主义视音乐为载体，可帮助患者建立起成功的同化，从而增强患者对自我价值和能力的感受；同时也给患者面对现实的勇气，建立现时行为的责任心，对未来计划做出合理规划，故选 E。

24. 解析：本题考查音乐治疗的目的，音乐治疗要达到的目标有两个：一对于有生理躯体疾病患者，治疗目的在于治疗、矫正、减缓、改善疾病症状，适应当前的状态，获得较好的生命质量和生活质量；二是对于无身心疾患者则要促使其保持较好的健康状态，保持精力充沛，从容不迫，处事乐观，态度积极，体重适当，体态匀称，睡眠良好，反应敏捷。对于很多躯体疾病是很难通过音乐疗法来治愈的，还得靠药物，选 B。

26. 解析：狭义的艺术治疗即指绘画治疗，广义的绘画治疗指所有的艺术表现形式的治疗，包括视觉艺术、音乐、舞蹈、戏剧、文学、书法等形式。

29. 解析：患者可能还是会在作品中避免表现其真实的情感或表现虚假的情感，治疗师常会使用结构性的方法或建议患者更换艺术媒材，引导其进入真实表达的状态。

30. 解析：团体绘画治疗中应分享每个团体成员的作品，请每个成员介绍自己的情况和作品，加深成员之间的相互了解，以便明确成员的治疗目标。

【A3/A4 型题】

40. C 41. C 42. A 43. A 44. B 45. B 46. D 47. D 48. D

【B1 型题】

49. A 50. B 51. C 52. D 53. E 54. C 55. B 56. C 57. A 58. D
59. C 60. B 61. D 62. B 63. C 64. A

二、多项选择题

1. ABDE	2. ABCDE	3. ABCE	4. ABC	5. ABC	6. ABCDE
7. BCD	8. ABCD	9. ABC	10. ACDE	11. CDE	12. ABCDE
13. ABCD	14. ACDE	15. ABDE	16. AB	17. ABCE	18. ABC
19. ABCDE	20. ABCE	21. ABCDE	22. ABDE	23. ABCDE	24. ABCDE
25. ABCE	26. ABCDE	27. ABCDE	28. ABCE	29. ABCDE	30. ABCDE
31. ABCE	32. ABCDE	33. ABCDE	34. ABCE	35. BDE	36. ABCDE
37. ABCDE					

8. 解析：本题考查对音乐治疗层次的理解，选 ABCD，E 描述的是认知与行为层次。

9. 解析：本题考查对音乐治疗认识和行为层次，答案 ABE，C 描述的是支持性层次，D 描述的是分析和体验的层次。

10. 解析：本题考查对音乐治疗分析和体验层次，答案 B 描述的是分析和体验的层次，选 ACDE。

13. 解析：左半球是人的语言中枢，右半球主导音乐活动。

15. 解析：在耳痛、头痛剧烈、情绪极度激动的情况下应暂时避免使用音乐治疗，选 ABDE。

17. 解析：D 阐述的是中立疗法。

25. 解析：绘画技能在青少年时期自然停止，一般成人的绘画技能不超过 12 岁孩子，但不包括专业学习绘画的人。

三、名词解释

1. 音乐治疗（musical therapy）：音乐治疗是一个系统的干预过程，在这个过程中，治疗师利用音乐体验的各种形式，以及在治疗过程中发展起来的，作为治疗的动力的治疗关系来帮助被治疗者达到健康的目的。

2. 音乐同步：治疗师使用录制好的音乐或即兴演奏音乐来与患者的生理、心理状态同步。当患者与音乐产生共鸣后，逐渐地改变音乐，把患者的生理、心理和情绪状态向预期的方向引导，以达到治疗目的。

3. 主动音乐疗法（active music therapy）：主动音乐疗法又称参与式音乐疗法。主动性音乐治疗活动中，患者是执行者的角色，具体方法有歌曲演唱及音乐演奏操作等。使患者在演奏、演唱中情绪高涨、心理充实，并逐步建立适应外界环境的能力，最大限度地调动身心各部分功能的发挥，最终达到康复目的。主要分再创造式音乐疗法和即兴演奏式音乐疗法。

4. 音乐回忆：治疗师要求患者选择一个或数个歌曲或乐曲在小组中播放。这些歌曲或乐曲都是他在自己的生活历史中有着特别意义的。此方法的目的在于引发由音乐所伴随的情感和回忆。

5. 艺术治疗：广义的艺术治疗（art therapy）指所有的艺术表现形式的治疗，包括视觉艺术、音乐、舞蹈、戏剧、文学、书法等形式。狭义的艺术治疗即指绘画治疗。

6. 绘画治疗：是以绘画作为治疗师和患者间的中介物来进行治疗，属于艺术治疗（art therapy）的一种。

7. 心理投射理论（projection）：是用非语言的象征性工具对自我潜意识的表达，是一种类似自由意志物在意识中的反映。

8. 舞蹈治疗：利用舞蹈或即兴动作的方式治疗身体障碍以及增强个人意识，改善人们心智的一种心理治疗。

9. 孵化（hatching）：以自发性动作表现患者内部心理活动或团体内的共享主题。主要依靠动作的隐喻性来表现潜意识过程。同时强调给患者留有空间，让其体验此时此地的感觉。

10. 游戏治疗：一种运用系统的治疗模式以建立良好人际关系的过程。治疗师借助游戏的治疗作用，协助患者预防或解决某些心理问题，以实现患者更好的成长和发展。

11. 身心角色（psychosomatic roles）：指的是生活的角色，它是我们出生后第一次发展出来的角色。Moreno 认为当我们刚出生时，我们无法区分自己与他人的不同。

12. 社会角色（socio roles）：社会角色指的是我们开始与他人（妈妈、朋友）产生互动，而我们第一个社会角色是与照顾者互动逐渐发展出来的。

13. 心理（自我）内在角色（psycho dramatic/intrapsychric）：是心理的、内心的，也就是内在的角色。如思考者、解决问题者、发明者。而心理角色经常在我们所想的生活世界中出现，如英雄、芭蕾舞剧的第一女主角等。而且心理角色在我们的生活中占有极其重要的位置，借由它可以让我们深思熟虑、反思以及发明。

四、简答题

1. 答题要点：音乐治疗是一个科学的系统治疗过程，治疗师系统的、有目的的干预是音乐治疗的首要前提。音乐治疗师在这一过程运用各种不同方法和流派理论知识，而不是单一简单的疗法完成三个阶段工作，即评估、干预和评价。音乐治疗运用一切与音乐有关的活动形式作为手段，如听、唱、器乐演奏、音乐创作、歌词创作、即兴演奏、舞蹈、美术等各种活动，而不仅仅是听听音乐，放松放松，其中音乐体验是引发音乐治疗的催化剂。音乐治疗过程必须具备 3 个因素，即有目的导向的音乐素材、被治疗者和训练有素的音乐治疗师。

2. 答题要点：

（1）评估与确定患者问题所在。

（2）制订长期和短期的治疗目标。

（3）根据治疗目标制订与患者的生理、智力、音乐能力相适应的音乐活动计划。

（4）音乐活动的实施并评价患者的反应。

（5）由于各种音乐活动可帮助患者发展其听觉、视觉、运动、语言交流、社会认知与自助能力和技术以及自我情感能力的表达，故应及时地、动态地判断患者的各种反应状态。

3. 答题要点：歌曲讨论、音乐回忆、音乐同步、音乐想象、音乐引导想象。

4. 答题要点：

（1）以过程为取向（process orientation）时，治疗的中心在于音乐活动的过程，即患者在演奏演唱和技能学习过程中所表现的行为和相互间的反应。在集体的音乐演奏演唱时，患者必须克制自己的反集体行为，学习和适应在集体活动中适当的角色，并努力与他人合作。

（2）以结果为取向（result orientation）时，治疗的中心则集中在音乐行为的结果，患者克服自身的生理或心理障碍，努力学习音乐技能，最终获得音乐上的成功。

5. 答题要点：

相同之处：良好的医患关系是使治疗得以顺利开展的基础；两种疗法都具有交流和传达情感，沟通人们内心世界的作用，从而矫正患者的情绪和行为障碍，使人们最终达到心身和谐与健康，社会适应良好。

不同之处：音乐疗法与一般心理疗法不同之处在于治疗手段和对大脑的影响不同。一般心理治疗的手段是语言，要通过谈话进行治疗，语言不仅能改变人的认识，而且能使行为、情绪发生有利的变化；而音乐治疗的手段是音乐，主要通过聆听、表演等音乐活动进行治疗，它主要通过物理作用、生理作用和心理方面的途径，对人体产生积极的作用。大脑两半球分工理论认为，左半球主导逻辑思维、数学计算和分析判断，认识过程的理性认识阶段、抽象思维、求同思维智力活动的控制中枢在左半球。左半球是人的语言中枢。右半球是形象思维、求异思维的控制中枢，是人类创造力的心理基础，情绪和行为也由右半球控制，形象知觉、空间感知、直觉思维与大脑半球右侧有关，右半球主导音乐活动。由此可见，音乐治疗与一般心理治疗在手段上的不同，实际上反映了音乐与语言对大脑两半球影响不同，其作用有较大的差异。

6. 答题要点：音乐治疗师的治疗旨在帮助患者达到身心健康和社会适应完好，其要达到的目标有两个：一是对于有生理躯体疾病、创伤、残疾、障碍等治疗对象，治疗目的在于治疗、矫正、减缓、改善疾病症状，如果是某些危重病如肿瘤、痼疾，治疗师则要帮助患者适应当前的状态，使患者获得较好的生命质量和生活质量；二是帮助治疗对象保持较好的健康状态，保持精力充沛，从容不迫，处事乐观，态度积极，体重适当，体态匀称，睡眠良好，反应敏捷。

7. 答题要点：

（1）精神分析取向：以弗洛伊德和荣格的精神分析理论为基础，在此模式中，绘画成为非语言的沟通媒介。认为患者所创造的绘画作品是其心理问题的无意识表达，并在绘画治疗过程中将移情揭示出来，追溯患者过去发生的心理问题。因此，这一取向的治疗师在促进创作性发生的同时，十分重视对绘画过程和作品意义的解读。

（2）人本主义取向：以人本主义为理论基础，认为患者本身具有自我指导完善的能力。治疗师在绘画治疗过程中为患者营造出利于其自我成长的氛围，让其欣赏自己的作品，并揭示出作品中不同层次的含义。通过这个过程，可以丰富个体主观经验，学会用新角度看待自身和外部世界，可能实现患者持久的改变，让患者逐步认识接纳自我，最终达到自我整合。

（3）心理 - 教育取向：以认知理论、行为主义理论及发展心理学相关理论为基础，将绘画过程与心理发展阶段相对应，采取恰当的艺术心理教育，对存在认知、行为或情绪障碍的患者提供治疗，帮助其症状得以改善。主要用于情绪紊乱和心智发育迟滞的儿童、青少年的治疗。

8. 答题要点：分析一幅绘画作品，可以从三个层面去分析：一是从整体上分析，包括其画面的大小、笔画的力度、构图、颜色等；二是从绘画的过程分析，包括先画什么、再画什么、是否有涂擦、花了多长时间等；三是从画的内容上分析，要分具体主题，如画人、画树、画房子等。

9. 答题要点：诠释绘画作品是以客观的态度来评估患者的绘画，不可只通过患者仅有的绘画资料做出诊断，诠释绘画作品对于个案的全面了解是在建立良好治疗关系的基础之上，扩大治疗的思考领域，强化“绘画即是治疗”这一理念的认识。在绘画治疗中进行诠释时应注意考虑下列几个问题：

(1) 你所认同的心理治疗取向是什么？它(们)能否与绘画治疗的理论相结合？

(2) 你的患者(画的作者)正处在哪个发展阶段？

(3) 是否有文化因素的影响？

(4) 学习绘画技巧是否对心象的形成有所助益？

(5) 是否有生理、医学或药物的使用等因素影响其创作的过程？

10. 答题要点：画人测试、树木人格图、房-树-人投射画、自由绘画、涂鸦、风景构成法、家庭图、其他技术(如杂志图片拼贴画、诊断系列测验等)。

11. 答题要点：绘画治疗师不仅要具备一般治疗师的素养，还要具备一定的专业背景和伦理道德与职业素养。没有艺术背景的治疗师可注意更多的艺术实践，收集有治疗效用的绘画作品，以弥补个人绘画能力的不足。此外，治疗师需同时担任“治疗师、老师和艺术家”的角色，这样才能很好地将艺术和心理治疗结合起来，给予患者心灵的升华和帮助。

12. 答题要点：涂鸦期、形式化前期、形式化期、伙伴关系期、模拟写实期。

13. 答题要点：

(1) 身体与心灵是互相影响的，因此可通过动作的改变以影响整体身心功能。

(2) 动作能反映人格。

(3) 治疗关系至少在一定程度上被非语言信息调节，比如治疗师模仿患者的动作有助于治疗关系的建立。

(4) 动作包含一种象征性功能，可以表达潜意识过程。

(5) 即兴创作的动作能协助患者体验新的存在方式。

(6) 舞蹈治疗能再现患者早期客体关系，这主要通过非语言中介以实现。

14. 答题要点：

(1) 孵化(hatching)：以自发性动作(authentic movement)表现患者内部心理活动或团体内的共享主题。主要依靠动作的隐喻性来表现潜意识过程。同时强调给患者留有空间，让其体验此时此地的感觉。

(2) 解释(interpretation)：动作对患者的意义或启发开始呈现，其信息逐渐意识化。患者能把动作信息与现实联系起来，对自身有更进一步了解。

15. 答题要点：游戏是儿童自我表达的象征性语言；从发展角度看，儿童缺乏相应的认知能力及语言使用能力；从情感角度看，他们还不能一边专注于自己的感受一边考虑如何用语言的方式表达自己的感觉；在游戏中儿童可以获得控制感；儿童通过游戏可以演绎、提升、表达和面对自己的感受。

16. 答题要点：精神分析、释放疗法、关系游戏、非指导式游戏、认知行为。

17. 答题要点：

(1) 参与演出的成员在分享时，也就是在团体中让他们再次整合(re-integrate)的经历。

(2) 分享另一个极大的意义与价值是可以减少成员在团体中的孤独感觉。当成员看见许多成员与自己有相似的经验，相似的反应与感受时，会让他(她)真正地明白，并得到释放，毕竟自己不再是那个唯一的。特别是其他成员在分享自己的焦虑感、低自尊的感受时，会格外有用。

（3）分享同时也是协助我们去寻找一些替代的方案来解决问题，而这个想法可以变成我们下一个演出的行动，尤其可以在互相分享中发现人们解决问题的方式经常会随着他们的人格及特质以及人际风格而有所不同。这样的理解可以协助参与者对其他不同类型的人有更大的包容。

（4）分享同时也是团体对探索议题作总结的阶段，团体成员会将提出时的情欲慢慢冷却下来，而且到一个认知层次中，同时也帮助成员为团体结束做准备。

18. 答题要点：

（1）角色定义：Moreno 认为角色是实际且具体形式存在于自我中，因此角色具有功能性，每一个角色都是由一种行为组成，角色对我们而言是相当重要的，我们经常透过角色来认定自己或他人。事实上，Moreno 认为我们是由生活中所扮演的各个角色组成，因此若要研究一个人，可以从他扮演的各个角色入手。

（2）角色成分：Moreno 进一步将角色分成三个部分，包括身心角色、社会角色和心理（自我）内在角色。

（3）角色呈现的方式：Moreno 定义呈现角色的三种方式，即角色担当、角色扮演和角色创造。

19. 答题要点：辅角、替身、角色交换、设景、镜照、空椅、独白、旁白、未来投射等。

五、论述题

1. 答题要点：

层次深度、适用范围、治疗目的、治疗重点、对音乐治疗师的要求。

（1）支持性的层次：这是较浅层次，可以面对数十人甚至上百人的集体，适于在中、大型的医疗机构或教育机构中使用。治疗的目标通过各种治疗性的音乐活动，而不是通过心理的内省或心理的分析来达到。支持性音乐治疗活动是为了给患者提供参与和体验治疗过程的机会，强化患者健康的行为。支持性层次的音乐治疗干预对音乐治疗师能力的要求很高，他必须具有较高的音乐技能和较强的对治疗集体的组织控制能力，在众多人群的场合中，既要能够充分地渲染和烘托现场的愉悦气氛。通过音乐活动达到治疗的目的，还要能够牢牢地抓住每一个患者的注意力，并随时处理可能发生的，包括个别患者行为失控在内的意外情况，造成一个有高度组织和结构的治疗环境。另外，还要尽可能适应各种不同的患者对于音乐的不同爱好和欣赏习惯，以此这就要求治疗师能够熟练地掌握各种不同时代、不同风格的音乐。

（2）认知和行为的层次：较支持性治疗更深，一般以 8～12 人的小组集体形式为宜，在各种医疗机构中应用得也较广泛。在这一层次音乐治疗的过程中，语言的交流越来越多地成为重要的组成部分。音乐活动的内容是主要针对情感和思想观念来安排的，并成为音乐活动之后语言讨论过程的主题。治疗强调暴露个人的思想、情感和人际之间反应的问题。治疗的注意力主要集中在对现实的体验，以及治疗师与患者之间的人际反应过程。在这一层次的治疗中患者的心理防御机制和不正常的人际行为都可能受到挑战，而治疗的目的是建立和促进正确的行为模式。在这一层次的音乐治疗体验侧重于帮助患者重新建立自己的价值体系和行为模式，学习新的人际之间的态度和责任感。在这一层次的治疗过程中，语言的使用比重明显增加，因此对治疗师的语言技巧和运用心理治疗，特别是认知疗法的能力的要求也就随之提高。

（3）分析和体验的层次：这是最深层的音乐心理治疗，其主要目标是针对深层的潜意识活动。在这一层次，音乐治疗活动是被用来发现、释放和解决那些对个人的人格发展产生消极影响的潜意识矛盾。在这一层次的治疗中常常被用来引发联想和与患者的现在或过去经历有关的情感，患者的潜意识内容被用来重建新的心理防御机制，深化自我理解，促进自我的冲动控制能力和更加成熟的本能动机和内驱力，进而达到重建人格的目的。心理分析层次的治疗目的是引发被治疗者对关键的、潜意识的矛盾的领悟和通过在内省中经过对最深层的恐惧和矛盾的领悟，促使人格的转变。通常，心理分析层次的治疗是治疗师用来针对心身疾病、抑郁症、人格障碍和神经症的行为症状的。在这一层次上，要求治疗师必须受过高级水平的训练和督导。参与这一层次治疗的患者通常是要向自己的现有人格结构进行挑战的，必须能够，并有足够的治疗动机参与这种通常为长程的治疗。

2. 答题要点：

（1）绘画治疗前的诊断阶段：在正式实施之前，先要收集相关信息，初步作出诊断，以确定治疗的方向和目标。可采用结构性或非结构性方法。

（2）正式治疗阶段：首先可采用一些热身活动或口头鼓励等方式降低患者的防御，调动其创作积极性，以使患者尽快地进入治疗阶段。

之后，若患者还是会在作品中避免表现其真实的情感或表现虚假的情感，治疗师应使用结构性的方法或建议患者更换艺术媒材，引导其进入真实表达的状态。

当患者逐渐进入真实的自我表现后，治疗的重点则转移到治疗师和患者以绘画作品为媒介的互动阶段了。治疗师要善于把握时机引导患者，而不是做过多指导性的介入，让患者按自己的方式来描述和解释自己的作品，实现其无意识和意识的对话，促进患者自我的和谐统一。

（3）结束阶段：结束阶段时，在治疗师的带领下，治疗师和患者一起回顾治疗的过程，达到修通的目的，巩固治疗效果。在这一阶段，治疗师还应妥善处理患者在即将结束时产生的失落感与治疗师分离的焦虑感。

3. 答题要点：

心理剧过程包括：暖身、演出、分享和审视。

（1）暖身是每一个心理剧的第一部分。暖身的作用是用来催化创造性的潜能。在团体过程中“暖身”的功能有：导演本身的暖化；建立团体的凝聚力；发展一个团体主题；选出一个主角；将主角带上舞台准备演出。心理剧导演要协助他们进入团体成员的角色中，并协助团体成员间能在这当下能有所互动，因此当团体成员彼此感到舒适，当团体主题浮现出来时，我们就可以准备演出。

（2）演出是心理剧的第二部分。暖身过后，导演及被选出来的主角，更进一步地将问题从表面带入核心。大多数的心理剧都是在一个经过设计的舞台上演出的。在演出的过程中，其他团体成员，除非是担任角色，否则是不能坐在舞台上的。演出可以直接记下成员所分享的核心议题以及协助参与者在他们所关注的行动中去表达出他们的感受，能有更好的理解，或成员找到以联系出一个新的方法来处理问题。演出是心理剧的核心。

（3）分享可以作为演出的结论，它是相当重要的，分享是一个让团体可以宣泄并且整合的时间。让成员开始反思，同时统整在这整个心理剧中的学习，也是让会员彼此有机会知道刚才的演出与自己的联结是什么，以及他们的想法感受，甚至在自己生活中所出现的相似经验等，而一个成员的分享经常会触发其他成员一些新的感受及洞察。导演在分享阶段会要求成员分享自己的感受及经验，而不要分析或评论演出者。在分享过程中不是回馈，不鼓励事件分析，但鼓励认同。分享的片刻就是要抓住这个学习的过程，让团体的成员去宣泄自己的情绪，或者是得到一些反省。分享的目的也是在倾听别人在相同的过程中，如何在不同的程度上有类似的牵扯，来将主角的经验一般化。在心理剧的这个阶段，适当的分享是一种完成。

（4）审视是在整个心理剧过程完成之后，检查讯息的处理以及运用得宜与否。这是为了团体、主角以及导演，特别是那些正在接受训练的导演，所进行的一种学习过程。

（郭 丽 张红静 王璐洁 王新起）

第十九章　传统文化特色的心理疗法

学习纲要

【本章学习目的与要求】

目的：通过本章的学习，了解与传统文化特色相关的心理疗法的内涵，掌握传统文化特色相关心理疗法的基本理论和操作方法，达到将传统文化与心理治疗有机结合的目的。

掌握：

1. 文化的内涵、特点以及心理疗愈机制。
2. 悟践疗法的三个阶段。
3. 认识领悟疗法的三个步骤。
4. 心理疏导疗法的三个阶段以及面对非理性思维的两个误区。
5. 道家认知疗法“32字诀”。
6. 森田疗法的内涵、基本理论和基本技术。
7. 积极心理治疗的治疗目标，以及对于冲突平衡模式、现实能力与基本能力的理解的论述。

熟悉：

1. 文化对心理治疗的影响层面。
2. 悟践疗法的理论基础。
3. 认识领悟疗法的主要技术。
4. 心理疏导疗法中，克服“怕”字的主要理念，心理疏导疗法的信息反馈流程。
5. 道家认知疗法的五个治疗阶段。
6. 森田疗法的实施方法和各种治疗案例的实施过程。
7. 积极心理治疗干预的五阶段疗法，积极心理治疗辅助性干预技术。

了解：

1. 体现文化影响的三类心理疗愈技术。
2. 悟践疗法的“悟”与“践”的治疗技术。
3. 认识领悟疗法与经典精神分析的异同。
4. 心理疏导疗法的主要治疗技术。
5. 中国现代心理咨询与治疗的发展状况。
6. 森田正马发现和创立森田疗法的过程。
7. 积极心理治疗的发展历史、现状及对于常见疾病的独特解读。

【本章主要内容】

第一节　文化与心理治疗

1. **文化**　文化是人类适应和改造自然的过程中出现的，与自然存在和自然现象相对的人文性存在和现象，是一群人共有的，区别于其他群体的独特行为模式与生活方式。包括：作为群体的人的活动方式、物质财富和精神产品。

2. **文化的特点**

（1）文化通过“人文教化”（enculturation）习得，并经由家庭养育和社会环境——包括学校教育而代代相传。

（2）文化塑造个体的行为，同时也受其成员的观念和行为的影响而被塑造。

（3）连续性是文化的基本特性，但也随时间发展、变化。

（4）文化在宏观层面存在，却在个体的微观水平起作用，所以，“大同而小异”，有时容易因为个别经验被过度泛化、以偏概全而形成“刻板印象”。

（5）文化的影响有时是个体意识得到的，有时却是无意识的。精神分析家荣格甚至认为存在集体无意识。

3. **文化与心理的关系**　一方面，人的心理活动，如观念、激情与意志，创造了文化，凝聚、反映人的价值意识；另一方面，文化又对心理过程和活动赋予意义，进一步塑造人的价值意识，并引导人的心理与行为。

4. **文化对心理治疗的影响层面**　包括①操作技术层面；②社会环境因素层面；③理论层面；④哲学、信仰层面。

5. **三大类心理疗愈作用的疗法**

（1）本土文化中的疗病术（没有主动、明确地采用心理学理论指导疗病实践的所有传统或民间疗病术）。

（2）受文化影响的独特心理治疗（在本土文化基础上，使用心理学理论和方法，有意研发的心理治疗模式）。

（3）文化相关的“通用心理治疗”（近一百年以来发展出来的心理治疗理论和技术）。

第二节　悟践疗法

1. **悟践疗法的产生**　悟践疗法（wujian psychotherapy）是由李心天等人在治疗神经衰弱的“综合快速疗法”基础上创立的心理治疗方法，是中国人将现代心理学理论和心理治疗技术本土化的最早和最成功实践之一，体现了鲜明的中国文化特色和辩证哲学思想。

2. **悟践疗法的理论基础**　人性主义理论和整体健康模式。

3. **悟践疗法的治疗程序**　悟践疗法的总体原则是：把患者看成完整的、有自觉性的人。基于人性的三种属性、个性的三种素质理论，采取心理治疗、生物治疗和社会治疗三方面的综合措施进行整体干预，以恢复患者的整体健康。治疗分为三个阶段。第一阶段：在初次和前期访谈时，帮助患者首先认识到其问题所在的原因和意义，并主动采取针对性的活动以消除消极情绪，如积极服药、放松训练和体育活动。第二阶段：在病情好转过程中，帮助患者再次认识到需要劳逸结合，体力和脑力劳动并重，并坚持贯彻到日常生活中。比如制订标准的作息时间表，根据自身特点安排体力和脑力劳动，让患者从实践中看到自己身心

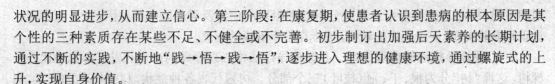

状况的明显进步，从而建立信心。第三阶段：在康复期，使患者认识到患病的根本原因是其个性的三种素质存在某些不足、不健全或不完善。初步制订出加强后天素养的长期计划，通过不断的实践，不断地“践→悟→践→悟”，逐步进入理想的健康环境，通过螺旋式的上升，实现自身价值。

4. “悟”的三个阶段 学习悟践疗法的“悟”，要经过“悟”的准备、过程和效验三个阶段。

5. “悟”与“践”的关系 如果“悟”是在精神层面发生的活动，“践”就是“悟”的实施平台。悟践疗法的“悟”和“践”难以截然分开，正像是人的成长过程中“悟”与“践”每时每刻都在共生，人的成长也是一个持续的、反复的悟践过程。

第三节 认识领悟疗法

1. 认识领悟疗法的适应证 认识领悟疗法可以应用于多种适应证，如各种心理问题(一般心理问题、严重心理问题、神经症性心理问题)、神经症(恐惧焦虑障碍、强迫障碍、以疑病障碍为主的躯体形式障碍、神经衰弱等)、性心理障碍(恋物癖、窥阴癖、露阴癖、摩擦癖等)、进食障碍、习惯与冲动控制障碍等。

2. 认识领悟疗法与经典精神分析的相同处 钟友彬认为，中国人至少在以下两方面的生活习惯，与传统认识、心理动力学的原理相近。

(1) 相信幼年经历或遭遇对人的个性及日后心理健康有重大影响，幼年和成年心理特征有连续关系。

(2) 可以从成年人的观念、作风和行为中看出其幼年时期受到的影响。但如何领悟(方式)、领悟什么(内容)则有所不同。

3. 认识领悟疗法的病理心理观 认识领悟疗法将人在成长发育中的年龄分为实际年龄、生理年龄、智力年龄和心理年龄这四种层次。智力年龄是获得知识、运用知识以及解决问题时必须具备的条件。心理年龄则是思维能力和情感情绪等心理活动随着年龄增长而发育并和年龄相适应的体现，是生活中的需要和刺激是否得到满足的体现。在此基础上，存在着两种心理应对模式：成熟的心理模式和幼稚的心理模式。每个人的童年经历都会形成“幼稚的心理模式”。大多数人随着年龄的增长都会逐渐趋于成熟，形成“成熟的心理模式”，较好地适应成人的工作、学习和生活。但因为某种原因和特殊经历，这种“幼稚的心理模式”没有向成熟发展并一直延续到成年，或者在成年后因为某种诱因从“成熟的心理模式”退回到“幼稚的心理模式”，那么就会对成年人产生影响，出现一般心理问题和各种心理障碍。

4. 认识领悟疗法的三个重点步骤 包括①分析症状的幼稚性；②分析幼稚的心理模式；③促使患者的领悟和成熟。

5. 认识领悟疗法的主要治疗技术 包括①自由联想式的家庭作业；②解释；③澄清；④扩通；⑤类比；⑥领悟。

第四节 心理疏导疗法

1. 心理疏导疗法的基本理论 心理疏导疗法把正常的心理活动比作一渠清流，它原本是清澈畅通的，但是如果经常有泥沙和其他杂物不断淤积，久而久之这渠流水就会被阻塞；只有经过疏导，才能重新畅通无阻。人的心理活动本来也是畅通无阻的，但由于各种内外刺激的不断作用，久之也会产生心理障碍。要恢复正常的心理活动，就必须通过心理的疏通和引导，即心理疏导治疗。通过分析心理阻塞的症结及引起阻塞的原因，引导患者深化认识并勇敢实践，促进认识的转化，逐步克服不健康的心理。

2. **心理疏导疗法的病理模型**　心理疏导疗法将心理障碍的产生和发展形象地比作一棵树，这棵“树”分为根、干、冠（枝叶）三个部分。树冠代表各种症状，树干代表“怕”字，树根则代表性格缺陷，树成长的土壤代表个人所处的社会和自然环境。因此，要治愈心理疾病，就必须除去这棵“树”。具体分为三个阶段：疏通阶段（认识病理之树）、实践锻炼阶段（砍树干，克服怕字）、改造性格阶段（挖树根）。

3. **心理疏导治疗的三个阶段**　疏通阶段（提高认识阶段）、实践锻炼阶段（克服“怕”字阶段）和改造性格阶段（提高心理素质或巩固阶段）。

4. **疏通阶段（提高认识阶段）的过程**　这是一个“不知→知→认识”的过程，也是一个“知己知彼（疾病）”的过程。

（1）建立关系：了解病史，做出初步诊断，介绍疏导治疗方式及治疗设置，提供已治愈案例及资料（隐去个人信息）供患者参考，增强治愈信心。

（2）认识非理性思维的来源，分析非理性思维和性格的关系。

（3）非理性思维的界定。

（4）了解非理性思维的特点。

5. **心理疏导疗法的基本技术和原则**　从事心理疏导治疗的治疗师必须经过专门的训练，具备一定的条件及疏导技能后，才能完成疏导治疗任务。以辨证施治为原则，以中国传统文化和古代心理疏导的思想方法为主导，指导信息反馈与实践，做好患者的心理教育，注重案例示范。

第五节　道家认知治疗

1. **道家认知疗法的主要理念**　道家认知治疗的理论认为：人们的焦虑、抑郁情绪及其行为方式不仅是表面上的认知误区造成的，还有与其文化相关的价值根源。道家认知治疗是改变价值观的治疗。中国人受传统儒家思想的影响，以修身齐家治国平天下为己任，从小就形成对事物积极向上勇于进取的认知模式，因此当人们面对与自己的价值取向相矛盾的事实而产生应激时，就会出现各种心身反应，这也是道家认知治疗更适合中国人的文化根源。

2. **道家认知疗法的五个步骤**　道家认知疗法可以分为五个步骤：①调查患者目前的精神刺激因素，使用的是张亚林、杨德森合编的“生活事件量表”；②了解患者的人生信仰和价值系统，采用张亚林自编的“价值观量表”，以及肖水源、杨德森合编的“中国传统价值观量表”；③分析其心理冲突和应对方式，使用张亚林自编的“心理应付方法量表”；④道家哲学思想的导入，使用的是杨德森总结的 8 项原则、32 个字诀；⑤评估与强化疗效，对比治疗前后各项量表评分的变化以及生化检测指标的变化。取每一步骤关键词的首字母，此治疗程序可简称 ABCDE 技术。其中第四步是治疗的关键和核心。

3. **道家认知疗法的“32 字诀”**　即利而不害，为而不争；少私寡欲，知足知止；知和处下，以柔胜刚；清静无为，顺其自然。

4. **清静无为，顺其自然**　此句是老庄哲学的核心思想之一。老子崇尚“静”，即所谓“非宁静无以致远”，老子的“无为”，不是什么都不做，是与“妄为”的对抗。顺其自然，不要勉强去做那些有悖于自然规律的事情，不要强迫蛮干，不要倒行逆施，不要急于求成。要了解和掌握事物发展的客观规律，因势利导，循序渐进，才能事半功倍、游刃有余。否则的话，就是揠苗助长、劳民伤财、费力不讨好。

第六节　森田疗法

1. **森田心理疗法**　简称森田疗法，是由日本东京慈惠医科大学教授森田正马博士在1919年创立的具有东方文化特色的一种心理疗法，主要用于神经症的治疗。

2. **森田疗法的基本理论**　疑病素质论、精神交互作用、思想矛盾、精神拮抗作用、生的欲望和死的恐怖等。

3. **森田疗法的治疗原则**　“顺应自然（comply with nature）”。

4. **森田疗法的主要特点**　服从精神的自然状态，不问患者的过去，只是重视目前的现实生活，以建设性行动为中心，通过行动改变性格，改善症状。

5. **森田疗法的适应证**　普通神经质（所谓神经衰弱）；强迫观念症（包括恐怖症）；发作性神经症。

6. **森田疗法的基本技术**　解释发病机制、日记指导。

7. **森田疗法的实施方法**　门诊森田疗法、住院森田疗法，另外，还可以读森田疗法的书自助自疗。

第七节　积极心理治疗

1. **积极心理治疗的产生**　积极心理治疗（positive psychotherapy）是20世纪70年代诞生的一种心理治疗方法，创立者为德国治疗师佩塞施基安。该方法独具特色，大量地运用了寓言、传统、故事等经典的文学作品，作为启发和疏导人们心理困惑的手段，在实践应用中颇有成效。

2. **积极心理治疗的重要概念**　“积极”源于拉丁语 positum，含有实际的和潜在的意思。强调应看到事物的全部、全貌，包括实际的和潜在的冲突和疾病，以及每个人实际的和潜在的能力；现实能力是一些社会规范，人们在自己的生活史过程中学习并且发展这些规范。基本能力是每个人与生俱来的，包括认识的能力（知觉）和爱的能力（情绪）。

3. **人性观**　积极心理治疗赋予人以积极形象，认为人的本性是好的，拥有身体能力、智力能力、社会能力和精神能力这4种能力。

4. **对于现实能力与基本能力的理解**　现实能力是一些社会规范或者社会标准，这些社会规范在内容上又可以分为两个基本范畴，即继发能力和原发能力；每个人都毫无例外地具备两种基本能力，即认知能力和爱的能力（感情冲动），它们需要得到现实化和分化，其他所有能力都可以从这两种基本能力中派生出来。

5. **心理病理观**　疾病是心理冲突的体现，是处理自身潜在冲突的积累。

6. **关于冲突的论述**　可以将冲突归纳为4种领域，其中任意一个领域的片面发展或者不健全都可能产生冲突。

7. **积极心理治疗的方法**

（1）五阶段疗法（主导疗法）：观察和拉开距离、调查、处境鼓励、言语表达、扩大目标。

（2）故事和寓言的使用（辅助疗法）：运用故事作为治疗师与来访者之间的媒介，在不与来访者已有观念直接发生冲突的情况下提出改变的建议。由于观点的转变，来访者能够放弃自己不完善的看法，对问题有新的解释。

8. **治疗的基本原则** “希望”“平衡”“磋商”，这是佩塞施基安教授总结积极心理治疗理论体系时所提到的3个关键词，也是运用积极心理治疗技术应遵循的最基本的原则。

【难点与注意点】

1. 文化的概念和特点。
2. 文化意识与理解的心理学。
3. 悟践疗法中，“悟”与“践”的治疗技术的理解与掌握。
4. 认识领悟疗法主要治疗技术的掌握与运用。
5. 心理疏导疗法的三个阶段。
6. 心理疏导疗法病理模型的理解。
7. 对道家认知疗法五个治疗步骤的理解。
8. 森田疗法的基本理论、技术、实施方法和适应证。
9. 积极心理治疗对于现实能力、冲突、积极的理解。
10. 积极心理治疗的五阶段疗法。

习　　题

一、单项选择题

【A1型题】

1. 认识领悟疗法的创立者是
   A. 钟友彬　B. 杨德森　C. 鲁龙光
   D. 张坚学　E. 李心天
2. 悟践疗法的基础理论包括下列内容中的
   A. 对患者完全的接纳　B. 生本能与死本能
   C. 人性主义理论与整体健康模式　D. 操作性条件反射
   E. 意识与潜意识
3. 心理疏导疗法认为，可以将大多数心理障碍者的非理性思维概括为
   A. 焦虑　B. 烦恼　C.“怕”字
   D. 歪曲认知　E. 惊恐
4. 道家认知疗法的理念比较适用于
   A. 身处顺境者　B. 身处逆境者　C. 隐居避世者
   D. 积极进取者　E. 消极退缩者
5. 心理疏导疗法认为主要和患者的病理心理有关的是
   A. 家庭　B. 性格　C. 亲子关系
   D. 神经递质　E. 心理 - 社会刺激因素
6. 关于“悟”与“践”的关系，下列描述正确的是
   A.“悟”为“践”的基础　B.“践”为“悟”的基础
   C.“悟”与“践”互为因果，无法割裂　D.“悟”与“践”无关
   E.“悟”与“践”有关，但联系并不紧密
7. 森田疗法的创立时间是

A. 1899年　B. 1909年　C. 1919年
D. 1929年　E. 1939年

8. 森田疗法的治疗原则是
A. 顺应社会　B. 顺应自然　C. 顺应他人
D. 顺应规则　E. 顺应潮流

9. 与森田疗法的指导思想有共同之处的中国传统思想学派是
A. 儒家思想　B. 法家思想　C. 道家思想
D. 佛家思想　E. 墨家思想

10. 以下属于强迫观念症的是
A. 失眠症、头痛　B. 易兴奋、易疲劳　C. 心悸发作
D. 社交恐怖　E. 劣等感、不必要的忧虑

11. 积极心理治疗认为，每个人与生俱来都有两种基本能力，即爱的能力和
A. 现实能力　B. 认识能力　C. 爱的能力
D. 原发能力　E. 继发能力

12. 积极心理治疗认为，派生出原发能力的是
A. 认识能力　B. 爱的能力　C. 现实能力
D. 继发能力　E. 信任能力

13. 当个体面对烦恼时，选择努力工作，认为收入增加就能解决很多问题，这种逃避采取的反应方式是
A. 成就/职业　B. 躯体/健康　C. 未来/直觉
D. 联系　E. 人际关系

14. 积极心理治疗的目标是
A. 消除来访者身上的症状
B. 充分发挥来访者身上的潜能
C. 帮助来访者发展其与生俱来的能力，从而保持其日常生活的平衡
D. 消除来访者潜意识中存在的冲突
E. 改变来访者错误的行为模式

15. 积极心理治疗的创立者是
A. 塞利格曼　B. 弗洛伊德　C. 佩塞施基安
D. 巴甫洛夫　E. 罗杰斯

16. 习以治惊中“习”的意思<u>不包括</u>
A. 习性　B. 习惯　C. 练习
D. 实践　E. 锻炼

17. 悟践疗法的社会治疗<u>不包括</u>
A. 家务活动　B. 脑力活动　C. 文娱活动
D. 社交活动　E. 练习气功

18. 道家思想的真谛<u>不包括</u>
A. 认识自然规律　B. 积极进取，内圣外王　C. 顺应自然规律
D. 外柔内刚　E. 不战自胜

19. 心理疏导治疗“不知→知→认识→实践→效果→再认识→再实践→效果巩固”的治

疗模式中，关于“知”与“认识”，下列说法**不正确**的是

A. “知”是认知，“认识”是领悟

B. “知”是了解，“认识”是领悟

C. 认识是经过实践后更深层次的“知”，具有领悟的含义

D. 提高“知”的阶段，往往指知识的掌握和了解，缺少“认知”的转化

E. 在“认识”的阶段，代表着一种“认知”的转化

20. 下列**不属于**幼稚的心理模式的是

A. 男性对女性用过的袜子有着强烈的收集愿望

B. 被人碰过的地方就想洗 10 次

C. 一次海鲜过敏后，就怀疑自己的身体出了问题

D. 被蛇咬过后，很长一段时间不敢再走到那里

E. 碰到认为不吉利的数字就想避开

21. 下列**不属于**认识领悟疗法治疗步骤的是

A. 了解患者的症状　　B. 引导患者自由联想

C. 分析患者的症状　　D. 介绍两种心理模式

E. 向患者解释症状的根源

22. 关于森田疗法，以下说法**不正确**的是

A. 认为神经质的基础是疑病素质

B. 源自创立者自身的体验

C. 是一种具有东方文化特色的心理疗法

D. 认为生的欲望是人的根本欲望

E. 20 世纪初 70 年代传入我国

23. 以下**不属于**神经质的疑病素质的是

A. 内省力强　　B. 精神外向　　C. 求全欲强

D. 疑病倾向　　E. 过分敏感

24. 以下对于积极心理治疗论述**错误**的是

A. 积极心理治疗的理论基础是积极心理学

B. 积极心理治疗是一种整合的模式

C. 积极心理治疗重视文化的多元性

D. 积极心理治疗的主导疗法包括五个阶段

E. 积极心理治疗在治疗中将神话、寓言作为辅助性的治疗方式

25. 积极心理治疗的原则**不包括**

A. 积极　　B. 希望　　C. 磋商

D. 平衡　　E. 开放

【A3/A4 型题】

（26～28 题共用题干）

女性，50 岁，家庭主妇。患焦虑症 3 年。经常过分担心、紧张害怕，整日坐立不安，经常头疼头晕，失眠多梦。现在使用道家认知疗法治疗该患者。治疗师让患者在一定时间内记住道家认知疗法的“32 字诀”并理解，即利而不害，为而不争；少私寡欲，知足知止；知和处下，以柔胜刚；清静无为，顺其自然。

26. 下面**不符合**道家认知疗法理念的是
A. 认识自然规律　B. 胜者为王　C. 顺应自然规律
D. 外柔内刚　E. 不战自胜

27. 以下**不属于**道家“32字诀”的内容是
A. 顺其自然　B. 少私寡欲　C. 清静无为
D. 抱一守中　E. 利而不争

28. 顺其自然的“自然”的主要意思**不包括**
A. 自然规律　B. 社会规律　C. 个体习惯
D. 人性特点　E. 生理规律

【B1型题】

（29～30题共用备选答案）
A. 精神内向　B. 内省力强　C. 求全欲过强
D. 疑病倾向　E. 过分敏感

29. “容易过度检点自己的缺点和弱点”的特征，属于

30. “对生活事件容易出现过度反应”的特征，属于

二、多项选择题

1. 文化的特点包括
A. 通过“人文教化”(enculturation)习得
B. 塑造个体的行为，同时也受其成员的观念和行为的影响而被塑造
C. 连续性是其基本特性，但也随时间发展、变化
D. 在宏观层面存在，却在个体的微观水平起作用
E. 文化的影响有时是个体意识得到的，有时却是无意识的

2. 认识领悟疗法与心理分析的相同处是
A. 认为病态的行为是无意识的心理活动所致
B. 认为病态的恐惧是心理防御机制的表现
C. 强调情结对于患者疾病的作用
D. 承认幼年的创伤体验有可能成为成年后疾病的根源
E. 强调治疗师解释的重要性

3. 心理疏导治疗中，患者对治疗信息进行加工处理的过程包括
A. 编码　B. 联系　C. 反思
D. 转化　E. 理解

4. 悟践疗法作为一种成功的中国化理论，受到的影响来自于
A. 中国传统文化和传统医学思想　B. 西方心理学理论流派
C. 马克思主义哲学观　D. 认识领悟疗法
E. 药物治疗方法

5. 道家认知疗法的应对方式包括
A. 压抑或否认　B. 逃避责任　C. 物质滥用
D. 发泄　E. 消遣娱乐

6. 悟践疗法为实现患者的整体健康，注重
A. 心理治疗　B. 家庭协作　C. 生物治疗

D. 社会治疗 E. 药物治疗

7. 疑病素质的表现包括

A. 精神内向 B. 内省力强 C. 求全欲过强

D. 疑病倾向 E. 过分敏感

8. 森田疗法的特点包括

A. 服从精神的自然状态 B. 不问患者的过去

C. 只重视目前的现实生活 D. 以建设性行动为中心

E. 通过行动改变性格、改善症状

9. 利用积极心理治疗对来访者进行干预时，为了客观地认识他人，并消除导致冲突的行为，需要进行

A. 观察和书写 B. 克制批评

C. 调查 D. 排斥无关的第三方参与

E. 言语表达

10. 积极心理治疗的干预技术包括

A. 五阶段疗法 B. 鉴别分析调查表的使用

C. 故事和寓言的使用 D. 对于梦的解析

E. 以来访者为中心疗法

三、名词解释

1. 文化(人类学的定义)
2. 理解的心理学
3. 次级焦虑
4. 幼稚的心理模式
5. 逃避
6. 习以治惊
7. 解释
8. 精神内向
9. 精神交互作用(mental interaction)
10. 现实能力
11. 关系人

四、简答题

1. 按曾文星的分类法，世界各地有心理疗愈作用的疗法被分为哪三类？
2. 认识领悟疗法的治疗步骤是什么？
3. 认识领悟疗法的优缺点是什么？
4. 请简述心理疏导治疗的三个阶段。
5. 请简述ABCDE技术。
6. 请简述道家认知疗法中的几种应对方式。
7. 门诊森田疗法有哪些基本步骤？
8. 森田疗法中认为生的欲望包含哪几点？
9. 住院森田疗法的禁忌证包括哪些？
10. 积极心理治疗的主导疗法包括哪几个阶段？

五、论述题

1. 论述文化对心理治疗的影响层面。

2. 论述积极心理治疗的冲突平衡模式。

参考答案

一、单项选择题

【A1 型题】

1. A　2. C　3. C　4. B　5. B　6. C　7. C　8. B　9. C　10. D
11. B　12. B　13. A　14. C　15. C　16. A　17. E　18. B　19. A　20. D
21. B　22. E　23. B　24. A　25. A

5. 解析：心理疏导疗法认为患者的病理心理主要由非理性思维导致。所有非理性思维，基本可以用“怕”字概括，主要表现为怕“万一”或怕“不完美”。因为“怕”的持久化，造成大脑神经细胞兴奋与抑制的失调，才导致出现了各类症状。

14. 解析：与传统的心理治疗方法相比，积极心理治疗并不将重点放在特定症状的消除上，而是对这些症状做了重新的解读，试图发现这些症状对应的来访者的现实能力，并发挥这些能力，保证个案日常生活的平衡。选项 B 是人本主义治疗的目标之一，潜能的概念与现实能力的概念并不相同。

23. 解析：此题考查对神经质的疑病素质的理解情况。精神内向的人精神活动偏重于自我内省，对身体的异常、精神的不快等特别在意，并为此而担心，不能释怀，容易陷入自我束缚的状态。精神外向的人精神活动趋向外界，追逐外在的事物，目的明确，对人热情，有时表现轻浮。所以，弗洛伊德曾说过：“精神内向者易患神经症，精神外向者易患歇斯底里。”因此，本题选择 B。

24. 解析：积极心理治疗并不是当代积极心理学在心理咨询与心理治疗领域的应用。从已有的文献来看，积极心理学众多论述中几乎从没有提及佩塞施基安及其思想观点；从时间上来说，积极心理治疗的实践也要早于积极心理学的出现。从某种意义上来说，积极心理治疗还应算作积极心理学产生的思想来源之一。所以，本题选择 A。

【A3/A4 型题】

26. B　27. D　28. C

【B1 型题】

29. B　30. E

二、多项选择题

1. ABCDE　2. ABD　3. BCDE　4. AC　5. ACDE　6. ACD　7. ABCDE
8. ABCDE　9. ABD　10.ABC

三、名词解释

1. 文化（人类学的定义）：是人类适应和改造自然的过程中出现的，与自然存在和自然现象相对的人文性存在和现象，是一群人共有的，区别于其他群体的独特行为模式、生活方式。包括：作为群体的人的活动方式、物质财富和精神产品。

2. 理解的心理学：探讨精神内部有意义的关系，如研究动机“为了什么而产生”和“如何产生”；研究情绪与意志、认知与外显行为的关系。

3. 次级焦虑：成年人处在困境中或遇到严重的心理冲突时产生的焦虑，称为次级焦虑。

4. 幼稚的心理模式：儿童对事物的分析以想象为依据，分不清幻想和现实，由此产生的情感反应和行为也不以事实为依据，称幼稚的心理模式。

5. 逃避：因为“怕”而躲避正常的事物或表现出不当行为。

6. 习以治惊：即面对恐惧的事物，多看、多听、多接触、多实践，恐惧感就会逐渐减少直至消失。

7. 解释：运用精神分析理论和心理动力学原理来分析和阐明患者的认知、情感和行为的原因、心理病理机制、发生和演变过程以及认识领悟疗法的原理、治疗设置、方法步骤和可能达到预期效果等。

8. 精神内向：是指精神活动偏重于自我内省，注意固着于自身，对身体的异常、精神的不快等特别在意，并为此而担心，不能释怀，被自我内省所束缚，陷入自我束缚状态。

9. 精神交互作用（mental interaction）：是指对于某种感觉，如果集中注意它，这个感觉就变敏感，如此更加使注意固着在这感觉上，感觉与注意持续地交互作用，使这个感觉如滚雪球似地越来越过敏的精神过程。

10. 现实能力：现实能力是一些社会规范或者社会标准，人们在自己成长的过程中学习并且发展这些规范。同时，这些规范也在这个过程中获得其个人意义。此外，现实能力在心理层面的意义可由于一个人的生活史而发生变化，同时获得自己特定的意义。

11. 关系人：即一个人若因亲密的个人关系而在思想和行为方面均以某人为参照，后者便是前者的关系人。自童年早期开始，个体的发展主要受关系人的影响。

四、简答题

1. 答题要点：①本土文化中的疗病术；②受文化影响的独特心理治疗；③文化相关的“通用心理治疗”。

2. 答题要点：①了解患者的症状和症状发展历程；②回忆相关童年经历；③分析症状的幼稚性；④分析幼稚的心理模式；⑤促使患者的领悟和成熟。

3. 答题要点：优点：①按照中国文化背景、中国人的性格特点采用了适合这些情况的方法与解释；②强调以成熟的心理模式代替幼稚的心理模式，这种解释反映了传统的自然观，即顺应自然而发展的要求，这一过程可以改造患者的人格；③把工作的重心集中在患者的意识领域，引导患者改变信念，更为正确地认识自己，认识自己的行为。缺点：①从理论上讲，认识领悟疗法还未达到真正成熟的程度；②从治疗疗效上讲，各种因素的分析研究亦未真正进行过。

4. 答题要点：①疏通阶段；②实践锻炼阶段；③改造性格阶段（挖树根）。

5. 答题要点：①调查患者目前的精神刺激因素；②了解其人生信仰和价值系统；③分析其心理冲突和应对方式；④道家哲学思想的导入；⑤评估与强化疗效。

6. 答题要点：①压抑或否认；②倾诉；③升华；④物质滥用；⑤发泄；⑥自我惩罚；⑦超脱和自慰；⑧消遣娱乐。

7. 答题要点：①排除躯体病，明确神经质的诊断；②解释发生机制；③指导患者接受自己的症状；④嘱患者不要谈论症状；⑤社交恐怖者，不要回避人；⑥写日记；⑦每周治疗1次，每次1小时左右。

8. 答题要点：①健康地生存；②更好地生活；③被人尊重；④求知欲强，向上努力；⑤成为伟大的人、幸福的人；⑥不断发展。

9. 答题要点：①合并严重躯体病或躯体严重衰弱者；②精神病、癔症、严重抑郁伴有自杀企图者、冲动控制力差，曾有过暴力、犯罪、性变态等行为者；③对焦虑忍耐性不强而借助药物、酒精来解决问题者；④生活自理能力差及 14 岁以下少年；⑤本人无求治动机者。

10. 答题要点：①观察和拉开距离；②调查；③处境鼓励；④言语表达；⑤扩大目标。

五、论述题

1. 答题要点：①操作技术层面；②社会环境因素层面；③理论层面；④哲学、信仰层面。

2. 答题要点：

（1）可以将冲突归纳为 4 种领域，其中任意一个领域的片面发展或者不健全都可能产生冲突。当人们面临难题、感到忧虑不安、生活在持续的紧张之中，或者感到生活没有意义，都可以通过 4 种方式表达出来，即：躯体 / 健康、成就 / 职业、联系 / 人际关系、未来 / 直觉。

（2）当个体面对压力和烦恼时，可能会在这 4 种反应方式中寻找自己偏好的一种，以此去化解和处理生活中的冲突与矛盾。

（3）在 4 种反应方式中寻求一个平衡点，将精力尽量合理分配到 4 个领域中，有助于个体保持积极的心理状态，有效应对现实生活中的矛盾和冲突。

（赵旭东　高　玥　刘兴来　胡远超　马希权）

第二十章　心理治疗督导

学习纲要

【本章学习目的与要求】

目的：掌握督导相关的基本概念、基本理论，以及督导的原则、目标；熟悉对心理治疗师的要求，督导师在督导工作中的注意事项以及督导对心理治疗师的帮助；了解督导形式的分类以及督导师的培养问题。

掌握：

1. 督导的概念。
2. 个别督导、团体督导和现场督导的概念。
3. 督导的目标。

熟悉：

1. 心理治疗对治疗师的要求。
2. 督导师在督导工作中的注意事项。
3. 督导的原则。

了解：

1. 督导重要性的原因。
2. 督导形式的分类。
3. 督导师的培养。

【本章主要内容】

第一节　督导概述

1. **督导**　是指心理治疗师在有经验的督导师的指导帮助下，实践咨询技巧，监控治疗服务质量，改进治疗工作，提高自身专业水平的过程。

2. **督导的意义**　健全的心理治疗督导制度是心理治疗行业高质量的一种保证。国内的心理治疗行业培训的程序不规范，心理治疗从业人员缺乏足够的实践经验，需要有经验的督导师的指导。

3. **督导重要性的原因**　心理治疗的特点；规范和程序的重要性；心理治疗的实践性。

第二节 督导的作用与自我体验

1. **督导的作用** 督导主要可以从以下四个方面促进治疗师的成长：人格素质、伦理道德素质、专业训练以及倦怠应对。

2. **自我体验与终身学习** 治疗师要对自己有清晰的认识，知道自己的优缺点，更要知道自己的缺点对治疗的影响。心理治疗师是需要终身学习的职业。

第三节 督导的原则与实施

1. **督导的基本原则** 心理治疗中的知情同意，治疗师对患者的理解，治疗师与患者的关系以及治疗师与督导师的关系。

2. **督导师对治疗师的评论内容** 治疗师对患者的理解程度，患者相对治疗师的关系，治疗师相对患者的关系以及治疗师相对督导师的关系。

3. **督导形式的分类** 可以根据不同的分类方式进行分类。

4. **影响督导师选择督导方式的原因** 被督导者的学习目标；被督导者的经验水平和发展问题；被督导者的学习风格；督导师对被督导者的期望目标；督导师的理论取向；督导师自身的督导经验方面的学习目标。

5. **督导实施过程中需要注意的问题** 治疗方法的选择；督导的发展模型。

6. **督导的目标** 通过督导过程，能让治疗师对心理治疗有新的理解，并把这些传递给患者；与此同时，也伴随着交流互动模式的改进，提高心理治疗的质量。

7. **督导师的培养** 目前国内督导师在数量和质量上都存在不足，必须要有合理的培养制度和灵活的操作方案才能培养出合格的督导师。

【难点与注意点】

1. **督导的意义** 健全的督导制度是心理治疗行业高质量的保证。国内的心理治疗行业培训不规范；心理治疗从业人员缺乏足够的实践经验，需要有经验的督导师的指导。

2. **心理治疗行业对心理治疗师的要求** 主要包括四个方面：人格素质、伦理道德素质、专业训练以及倦怠应对。

3. **督导师在督导工作中的注意事项** 心理治疗中的知情同意，治疗师对患者的理解，治疗师与患者的关系以及治疗师与督导师之间的关系。

4. **影响督导师选择督导方式的原因** 被督导者的学习目标；被督导者的经验水平和发展问题；被督导者的学习风格；督导师对被督导者的期望目标；督导师的理论取向；督导师自身的督导经验方面的学习目标。

习　题

一、单项选择题

【A1 型题】

1. 督导开始发展起来，得到心理学界承认的时间是

A. 1905—1910 年　　B. 1915—1920 年　　C. 1925—1930 年

D. 1925—1940 年　　E. 1945—1950 年

2. 在1959年，用国际象棋的开局、中局和残局来类比形容督导的三个步骤的是

A. Borders 和 Leddick B. Stoltenberg 和 Hogan

C. Bernard 和 Goodyear D. Eckstein 和 Wallerstein

E. Walker 和 acobs

3. 美国心理学会（APA）规定取得心理学博士学位后，申请心理咨询的资格需要被督导的心理健康服务的经验必须至少具有

A. 1年1000小时 B. 1年1500小时 C. 2年2000小时

D. 2年3000小时 E. 3年2000小时

4. 根据督导的情境不同，督导的实施可以分为

A. 2种形式 B. 3种形式 C. 4种形式

D. 5种形式 E. 6种形式

5. 成为一个好的心理治疗师应该具备的首要条件是

A. 人格素质 B. 道德素质 C. 专业训练

D. 理论知识 E. 实践技能

6. 关于倦怠应对，以下说法正确的是

A. 倦怠是指在生活中，个体面对长期的情绪和人际关系紧张源而产生的一种反应

B. 心理治疗师是倦怠发生率最高的人群

C. 为了更好地采取措施预防和应对倦怠，治疗师首先需要了解导致倦怠发生的原因

D. 在对倦怠的体验上，男性更容易体验到强烈的情绪耗竭

E. 倦怠的原因包括与患者有关的因素，如社会支持缺乏、应对策略不充分等

7. 督导师进行督导时评论内容最主要的是

A. 治疗师对患者的理解程度 B. 患者相对治疗师的关系

C. 治疗师相对患者的关系 D. 治疗师相对督导师的关系

E. 督导师对患者的理解程度

8. 督导的形式分为全职督导、临时性督导两类的依据是

A. 根据督导师的情况可以分为两类 B. 根据时间安排

C. 根据督导师与治疗师的关系 D. 根据督导的情境不同

E. 根据督导方法的不同

9. 关于督导的作用，以下说法正确的是

A. 治疗师个人的心理健康水平对心理治疗的效果影响不大

B. 心理治疗师的个人心理问题需要督导师进行系统心理治疗

C. 督导师不能改变心理治疗师的治疗策略

D. 督导师可以帮助心理治疗师提高心理治疗的技能

E. 督导师的作用主要是对心理治疗师进行理论指导

10. 大五人格的五个维度<u>不包括</u>

A. 外倾性 B. 宜人性 C. 尽责性

D. 精神质 E. 开放性

11. 关于督导，以下说法<u>错误</u>的是

A. 督导制度是培训合格心理治疗师的过程中必不可少的一部分

B. 督导制度是心理治疗师职业素质的保证

C. 督导工作应该在心理治疗师参加治疗工作后开始

D. 督导师的指导范围包括治疗师的人格、道德及知识背景以及治疗的方法技巧、理论选择、个案咨询的方案等

E. 督导师可以帮助治疗师解决部分自身的心理困惑，预防和应对倦怠的发生

12. 心理治疗对治疗师的要求，以下说法**错误**的是

A. 治疗师的人格是心理治疗工作的支柱，是治疗关系中最关键的因素

B. 治疗师与患者不得建立治疗以外的任何关系

C. 建立治疗关系之前，治疗师应该让患者清楚地了解心理治疗工作的性质特点、优势和局限以及患者拥有的权利和义务

D. 在美国，心理治疗相关的专业工作者必须具备理学博士或者教育学博士学位

E. 在欧洲，一名心理治疗工作者必须获得博士学位

13. 关于倦怠应对，以下说法**错误**的是

A. 倦怠是指在工作中，个体面对长期的情绪和人际关系紧张源而产生的一种反应

B. 心理治疗师在工作中要投入大量的情感，并承受多方面的压力，容易产生倦怠现象

C. 造成治疗师倦怠的因素很多，大致可以归纳为两个方面

D. 角色模糊、角色冲突、机构目标过高而使得压力过大等可以导致治疗师产生倦怠

E. 督导不仅能有效帮助治疗师应对倦怠，还能尽早地提醒治疗师，从而避免倦怠的产生

14. 在督导工作中，督导师需要注意的问题**不包括**

A. 心理治疗中的知情同意　　B. 治疗师对患者的理解

C. 患者与治疗师的关系　　D. 治疗师与督导师之间的关系

E. 督导师与患者之间的关系

15. 博德斯和莱迪克提出的影响选择具体督导方法的原因**不包括**

A. 被督导者的学习目标　　B. 被督导者的经验水平和发展问题

C. 督导师对被督导者的期望目标　　D. 督导师的理论取向

E. 患者的心理问题

16. 督导对心理治疗师的帮助**不包括**

A. 促进治疗师的个人成长　　B. 帮助治疗师释放心理压力

C. 有效帮助治疗师的治疗技能提高　　D. 帮助治疗师解决家庭困扰

E. 帮助治疗师调整治疗策略

【A3/A4 型题】

（17～18 题共用题干）

督导制度是培训合格心理治疗师的过程中必不可少的一部分，也是治疗师职业素质的保证。在进行督导时，督导师需要注意督导师与治疗师的关系以及督导形式的问题。

17. 督导师与治疗师的关系**不是**

A. 合作　　B. 互动　　C. 共同提高

D. 教授　　E. 相互促进

18. 根据督导的情境不同，督导的实施分为不同的形式，在实际工作中**不常用**的是

A. 个别督导　B. 团体督导　C. 现场督导

D. 全职督导　E. 临时性督导

【B1 型题】

（19～21 题共用备选答案）

A. 全职督导　B. 上级督导　C. 个别督导

D. 团体督导　E. 现场督导

19. 督导师对被督导者进行的一对一的督导方式，被督导者通过自我报告、案例记录或者录音、录像的方式呈现自己的心理治疗过程，由督导师对其进行定期或者不定期的督导，以促进被督导者的职业发展的是

20. 由一个或几个督导师同时对一个被督导者群体进行的定期或者不定期的督导方式是

21. 督导师对被督导者心理治疗过程进行直接观察，并在治疗现场通过耳机、打电话和咨询间断等方式进行的一种督导方式是

二、多项选择题

1. 督导重要性的原因包括

A. 心理治疗的特点　B. 规范和程序的重要性　C. 心理治疗的理论性

D. 心理治疗的实践性　E. 心理治疗的要求高

2. 心理治疗行业对治疗师的要求主要包括

A. 人格素质　B. 伦理道德素质　C. 专业训练

D. 倦怠应对　E. 实践技能

3. 对于心理治疗师的要求，从人格角度来说，一个好的治疗师具备的特点包括

A. 心理健康　B. 道德素质　C. 乐于助人

D. 慷慨大方　E. 沉稳干练

4. 根据督导师与治疗师的关系，督导的形式可以分为

A. 全职督导　B. 临时性督导　C. 上级督导

D. 同级督导　E. 个别督导

5. 斯托尔滕贝格、霍根等人对治疗师掌握专业水平进行了分阶段评估和描述，他们将治疗师的专业水平分成不同的层次，以下说法正确的是

A. 第一层次：治疗师的专业水平，依赖、模仿，只关注技巧的获得。缺乏自我觉察，缺乏对他人的觉察。高自我关注，低他人关注。对理论与技术无法统合思考

B. 第二层次：治疗师在独立与自主之间徘徊，对自我和对方观察增加，渴望独立，不再死守程序，模仿性减少，较多自信

C. 第三层次：治疗师已经能深刻理解并运用各种心理治疗方法，有很好的专业信念和判断力。并对“自我”有很好的理解，但性质与第一层次的高自我关注有本质区别

D. 第四层次：治疗师已经形成个人的治疗风格，治疗个性化，具有熟练的跨领域整合的能力，深知自己的优点与不足

E. 督导师在首先判断出治疗师所处专业层次后，再根据这个专业层次的特点加以针对性指导，并促进治疗师向更高一个层次发展，以提高治疗师的专业水平

三、名词解释

1. 督导
2. 倦怠
3. 个别督导
4. 团体督导
5. 现场督导
6. 同级督导
7. 全职督导
8. 临时性督导

四、简答题

1. 心理治疗行业对治疗师的要求有哪些？
2. 心理治疗师职业倦怠的影响因素有哪些？
3. 督导师在督导工作中需要注意哪些问题？
4. 心理治疗师的职业道德具体包括哪几个方面？
5. 督导的基本原则有哪些？
6. 影响督导师选择督导方式的原因是什么？

五、论述题

1. 试述督导对治疗师的作用。
2. 试述心理治疗师应如何应对职业倦怠的发生。

参考答案

一、单项选择题

【A1 型题】

1. C　2. D　3. D　4. B　5. A　6. C　7. A　8. B　9. D　10. D
11.C　12. E　13. C　14. E　15. E　16. D

9. 解析：此题考查对于督导作用的理解。治疗师个人的心理健康水平对心理治疗影响较大；对心理治疗师的个人心理问题进行系统心理治疗并不是督导师的工作职责；督导师可以改变心理治疗师的治疗策略；督导师的作用主要是对心理治疗师进行实践指导。故答案选 D。

【A3/A4 型题】

17. D　18. C

【B1 型题】

19. C　20. D　21. E

二、多项选择题

1. ABD　2. ABCD　3. AC　4. CD　5. ABCDE

三、名词解释

1. 督导：是指心理治疗师在有经验的督导师的指导帮助下，实践咨询技巧，监控治疗服务质量，改进治疗工作，提高自身专业水平的过程。

2. 倦怠：是指在工作中，个体面对长期的情绪和人际关系紧张源而产生的一种反应。

3. 个别督导：是指督导师对被督导者进行的一对一的督导方式，被督导者通过自我报告、案例记录或者录音、录像的方式呈现自己的心理治疗过程，由督导师对其进行定期或者不定期的督导，以促进被督导者的职业发展。

4. 团体督导：是指由一个或几个督导师同时对一个被督导者群体进行的定期或者不定期的督导方式。一般认为被督导者群体的人数以6～12人相对较好。

5. 现场督导：是指督导师对被督导者心理治疗过程进行直接观察，并在治疗现场通过耳机、打电话和咨询间断等方式进行的一种督导方式。

6. 同级督导：也称互导，是指同水平、同级别的治疗师之间的督导。

7. 全职督导：是一种持续的、持久的、定期的系统督导。

8. 临时性督导：是一种短期的、有一定针对性的、间断的督导。

四、简答题

1. 答题要点：①心理治疗师的人格素质；②伦理道德素质；③专业训练；④倦怠应对。

2. 答题要点：①与患者有关的因素，例如工作负荷过大、情感投入之类治疗技巧的频繁使用等。②治疗师个人特征方面的因素，如社会支持缺乏、应对策略不充分等。③与工作环境有关的因素，例如治疗师角色模糊、角色冲突、机构目标过高而使得压力过大等。

3. 答题要点：①心理治疗中的知情同意；②治疗师对患者的理解；③患者与治疗师的关系；④治疗师与督导师之间的关系。

4. 答题要点：①治疗师不能因为任何因素而歧视患者。②建立治疗关系之前，让患者清楚地了解心理治疗工作的性质特点、优势和局限以及患者拥有的权利和义务。③治疗师应与患者对治疗的重点进行讨论并达成一致。④治疗师与患者不得建立治疗以外的任何关系。⑤当治疗师认为自己不适合为某个患者进行治疗时，应明确表明并转介他人。⑥严格遵守保密原则。

5. 答题要点：心理治疗中的知情同意，治疗师对患者的理解，治疗师与患者的关系以及治疗师与督导师的关系。

6. 答题要点：被督导者的学习目标；被督导者的经验水平和发展问题；被督导者的学习风格；督导师对被督导者的期望目标；督导师的理论取向；督导师自身的督导经验方面的学习目标。

五、论述题

1. 答题要点：督导主要可以从以下四个方面促进治疗师的成长：人格素质、伦理道德素质、专业训练以及倦怠应对。

2. 答题要点：第一，治疗师自己要有意识地调整、平衡工作和生活，对可能来临的倦怠有所准备。第二，及时进行督导，督导不仅能有效帮助治疗师应对倦怠，还能尽早地提醒治疗师，从而避免倦怠的产生。第三，治疗师与服务机构的管理者和同事建立良好的关系。第四，工作之余，治疗师要多与健康的人交往；工作时要理智地选择心理治疗理论和方法；善于学会超然于事外；也善于改变或调节环境中的压力因素而自我放松。第五，对于过于困难的个案还没有准备好解决时，可以先放一下，这样也是对个案负责。第六，经常进行自我测验、定期检查和澄清心理治疗的角色、预期和信念，检查自己从事心理治疗的动机。第七，拥有一定的私人时间和自由，拥有自我生活目标。总之，当倦怠来临时，治疗师要采用积极的应对策略，而消极的应对策略如回避问题、拒绝思考等应对策略，不仅无助于倦怠程度的降低，相反会使治疗师的倦怠程度越来越严重。

（郝树伟）

45